大数据与人工智能
在健康医疗中的应用

袁 方　任海玲　编著

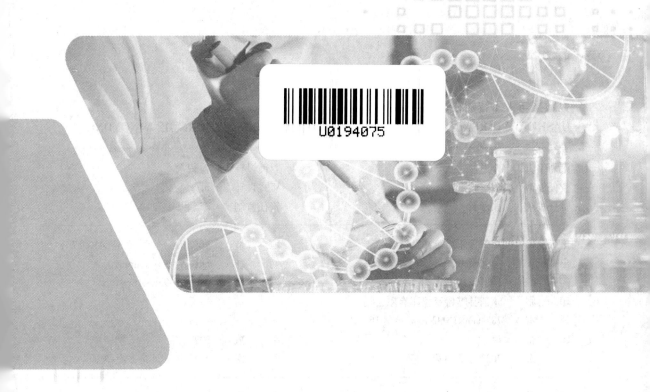

郑州大学出版社

图书在版编目（CIP）数据

大数据与人工智能在健康医疗中的应用／袁方，任海玲编著. — 郑州：郑州大学出版社，2023.3（2024.6 重印）

ISBN 978-7-5645-9553-1

Ⅰ.①大… Ⅱ.①袁…②任… Ⅲ.①医学 - 数据处理 - 研究②人工智能 - 应用 - 医学 - 研究 Ⅳ.①R319②R-058

中国国家版本馆 CIP 数据核字（2023）第 045644 号

大数据与人工智能在健康医疗中的应用
DASHUJU YU RENGONG ZHINENG ZAI JIANKANG YILIAO ZHONG DE YINGYONG

策划编辑	李龙传	封面设计	曾耀东
责任编辑	薛晗	版式设计	苏永生
责任校对	张彦勤	责任监制	李瑞卿

出版发行	郑州大学出版社	地　　址	郑州市大学路 40 号（450052）
出 版 人	孙保营	网　　址	http://www.zzup.cn
经　　销	全国新华书店	发行电话	0371-66966070
印　　刷	永清县晔盛亚胶印有限公司		
开　　本	787 mm×1 092 mm　1 / 16		
印　　张	14	字　　数	292 千字
版　　次	2023 年 3 月第 1 版	印　　次	2024 年 6 月第 2 次印刷

书　　号	ISBN 978-7-5645-9553-1	定　　价	59.00 元

前　言

　　科技创新是解决矛盾的关键。人工智能作为新一轮科技革命和产业变革的核心驱动力量，可以在医药研发、临床诊疗、健康管理、疫情研判等领域发挥重要作用。其在医疗健康领域的应用，将推进健康技术革新和医疗服务模式的转变，促进供给侧医疗成本的降低与医疗服务效率的提高；同时，将有助于形成同质、标准、易于延展的医疗服务体系，优化资源配置，保障需求侧，特别是偏远地区民众，人人享有高质量、高标准的同质化医疗服务的权利，促进健康公平性及可及性。

　　医疗大数据和人工智能技术对医疗上的"三早"（早发现、早诊断、早治疗）处置具有十分重要的作用，对辅助医生和患者选择最好的治疗方案、降低医疗费用有很大的帮助。本书分别介绍了健康医疗大数据的发展、精准医疗大数据的管理与应用、基于大数据挖掘的电子病历数据分析、大数据在公共卫生领域的应用、医疗健康领域人工智能的信息化基础建设、人工智能在疫情中的应用、人工智能与大数据在传染病预测中的应用等问题。通过研究大量与健康医疗大数据和人工智能相关的资料，将大数据、健康医疗大数据和人工智能、人工智能+健康医疗涉及的基础知识进行了梳理，并汇集了一些典型的成功案例，使读者更贴近实际去了解大数据及人工智能技术在医疗中的应用。

　　未来在人类医学史上，人工智能应该会和显微镜、青霉素等一样，成为一个里程碑式的存在，然而这必将是一个"行路难、行难路、路难行"的过程。从长期的视角来看，我们真心希望，这本书可以为医疗服务等相关企业及研究机构提供一些新的视角，为推动人工智能在医疗健康领域的蓬勃发展增添一份力量，这亦是本书的初心所在。

　　限于作者水平有限，书中难免有疏漏之处，敬请读者批评指正。

编　者

2022 年 11 月

目　录

第一章　健康医疗大数据的发展

信息科技的迅猛发展,使得数据采集方式和数据来源大为扩展,数据存储与处理技术更加高效,数据量呈现爆发式增长、数据规模变得非常庞大、数据类型更加复杂多样。健康医疗是一个数据高度密集的行业,在今天,健康医疗已经迈进数据驱动的时代。无论是卫生政策决策,还是传统意义上的检测、诊断、治疗、康复等健康医疗服务,或是近年来信息网络技术与传统的公共卫生、医疗服务、医疗保障、药品管理、计划生育、综合管理等六大业务的深度融合,以及"互联网+"健康医疗、精准医学、人工智能等新兴领域与健康相关的数据,均建立在对量化数据的生成、采集、挖掘和利用的基础上,其本质就是对健康数据的处理。

第一节　健康医疗大数据的资源化

数据的资源化是指大数据在企业、社会和国家层面成为重要的战略资源。健康医疗大数据的资源化既关系到医疗,更关系到民生。近年来,政府对健康医疗大数据管理与应用的重视程度越来越高,已将其纳入国家大数据战略布局。2016 年,中共中央、国务院印发了《"健康中国 2030"规划纲要》(以下简称《纲要》),健康医疗大数据行业已经起步并发展,《纲要》中明确提出建立和完善全国健康医疗数据资源目录体系,全面深化健康医疗大数据在行业治理、临床和科研、公共卫生、教育培训等领域的应用。同年,国务院办公厅印发《关于促进和规范健康医疗大数据应用发展的指导意见》(国办发〔2016〕47 号),要求顺应新兴信息技术发展趋势,规范和推动健康医疗大数据融合共享、开放应用,并明确提出建立全国健康医疗数据资源目录体系,制定分类、分级、分域的健康医疗大数据开放应用政策规范,稳步推动健康医疗大数据开放。

2016 年 4 月至 2017 年 6 月,由当时的国家卫生计生委(现国家卫生健康委员会)统一牵头组织,国家健康医疗大数据安全管理委员会(大数据办)统一监管的中国健康医疗大数据产业发展集团公司、中国健康医疗大数据科技发展集团公司和中国健康医疗大数据股份有限公司相继筹建,以国有资本为主体的三大健康医疗大数据集团,旨在通过健康医疗大数据应用促进优质医疗资源下沉到基层群众,努力提高人民群众获得感;通过健康医疗大数据支持三医联动、分级诊疗、异地结算和远程服务等,为深化医疗改革注入新动力;通过健康医疗大数据应用发展,创新健康服务新业态,发展健康科技产品,推进覆盖第一、第二、第三产业的全健康产业链的发展,促进数字经济为国民经济增添新动能。

一、健康医疗大数据资源化的建设目标

(一)建立"一个系统"

建立健康医疗大数据资源目录管理系统,基于统一数据模型、从多种用户视角对我国健康医疗大数据资源进行注册和管理,以规范的方式对各级各类卫生计生机构产生的各种信息资源进行标准化编目,对注册的资源目录元数据进行集中管理,促进跨机构、跨地域健康医疗大数据资源的共享、开放与应用。

(二)提供"三类服务"

1. 资源共享服务　通过资源注册和查询,实现单一信息源对其他机构、部门的信息资源共享,从而解决信息的完整性和一致性问题。

2. 公共信息服务　通过资源查询与推送,实现对授权人提供完整个人健康医疗大数据信息或对社会公众提供公共健康医疗信息,从而解决信息的可及性和公开性问题。

3. 辅助决策服务　通过资源查询与调阅,实现多渠道健康医疗信息的采集、汇总、分析与综合应用,为行政管理部门提供多样、科学的决策信息。

(三)解决"四大问题"

(1)依靠对资源目录的编目、注册和发布,解决"有哪些信息资源"的问题。

(2)依靠对资源目录的查询,解决"信息资源在哪里"的问题。

(3)依靠对资源目录的调阅和推送,解决"如何获取信息资源"的问题。

(4)依靠对资源目录的查询、统计、维护、监控,解决"信息资源的应用及管理"的问题。

二、健康医疗大数据资源化的建设内容

(一)健康医疗大数据资源目录关键技术

健康医疗大数据资源目录体系以元数据库为核心,以资源目录分类模型和资源目录细目词表为基础,对全国各级各类卫生计生机构产生的各种健康医疗大数据资源进行分类注册与编目,并利用统一的资源目录管理系统进行资源管理、对外提供服务。

1.健康医疗大数据资源目录的元数据库模型 元数据是关于数据的数据,建立资源目录元数据标准是有效描述信息资源、实现信息资源高效发现和交流的基础。根据我国健康医疗大数据信息资源管理、应用的需求,综合吸收国外大数据资源目录体系构建元素,参考国内其他行业大数据资源归类方法,我国健康医疗大数据信息资源目录元数据库的构建应包括资源内容、资源表示、资源管理、资源责任和资源获取5个维度,各维度元数据分类与元数据项如表1-1所示。

表1-1 五维模型元数据分类与元数据项设置

维度	元数据分类	元数据项
	题名	信息资源名称
资源内容	主要内容的摘要	资源内容简介
	主题词及主题类别	关键词、数据所属业务类型
	资源相关信息	数据库名称、核心数据库表内容
	覆盖范围及空间占用信息	数据覆盖范围、数据量
	将此条记录与其他记录区别开的标志	数据主索引
	将此数据项与其他数据项区别开的标志	数据标识
资源表示	记录资源的文件格式和类型	数据资源格式、数据资源类型
	信息管理系统与数据库信息	信息系统名称、信息系统功能、信息系统架构类型、使用何种数据库系统
	系统使用时间	使用时间
资源管理	安全测评信息	安全等级测评
资源责任	管理人员信息	信息负责部门、联系人、联系电话
	数据来源描述	数据可获得性描述
	数据获取的限制,如收费、网络情况等	自评价情况
资源获取	数据来源、数据采集频次、数据采集起止时间	数据共享范围、数据使用方式、数据分析利用部门、可获得数据链接
	是否向数据使用者收费、系统运行网络	数据安全情况自评价、隐私管理情况自评价、数据质量情况自评价

2.健康医疗大数据资源的分类模型 为加强卫生信息化的顶层设计和卫生计生的资源整合,加强统筹规划和管理,2014年,国家卫生计生委制定了资源整合顶层设计规划——"4631-2工程",即建设国家级人口健康管理平台、省级人口健康信息平台、地市级人口健康区域信息平台、区县级人口健康区域信息平台等4级卫生信息平台,支撑公共卫生、医疗服务、医疗保障、药品管理、计划生育、综合管理等6项业务应用,构建电子

健康档案数据库、电子病历数据库、全员人口个案数据库3大数据库,建立1个融合网络——人口健康统一网络,加强人口健康信息标准体系、信息安全防护体系2个体系建设。

在此基础上,2016年,国家健康医疗大数据资源目录与标准体系研究项目工作组确定了《健康医疗大数据资源分类框架》,将健康医疗大数据资源进行分类,分为类目、亚目和细目3个层次。

按照业务域对亚目进行分类,如下。

类目包括基本业务类6个(公共卫生、计划生育、医疗服务、医疗保障、药品管理和综合管理)、基础信息类1个(全员人口信息数据库、电子病历数据库和健康档案数据库)和新兴业态类1个(移动通信、云计算、物联网和人工智能等新兴技术),共8个大类。

亚目是根据各类目领域的特点,按照业务内容的组成部分或业务流程的先后顺序进行分类,并对每个类目都增加"其他"项作为兜底项。

细目的初步编制是通过面向国家级卫生计生部门、省级卫生计生部门和部分大型医院开展资源调查,将调查数据进行清洗、拆分、归并后逐一规范化命名形成,这将是一个逐步完善的过程。

通过健康医疗大数据资源目录管理系统实现大范围注册后,才可能逐步编目完成一个较为全面、科学的资源目录细目。

3. 健康医疗大数据资源目录的编码模型 依据我国《卫生信息标识体系对象标识符编号规则》和《卫生信息标识体系对象标识符管理注册管理规程》,我国健康医疗大数据资源的根目录为2.16.156.10011.2.100,并分别对类目(2位码)、亚目(2位码)、细目(4位码)和信息资源(10位码)进行编码。

4. 健康医疗大数据资源目录的管理系统 健康医疗大数据资源目录管理系统是全国性、常态化开展健康医疗大数据资源管理、共享与应用的重要支撑,系统建设应以数据资源的注册与管理为基础,以共享应用需求为导向,兼顾系统的安全性、可靠性、规范性、可维护性和可扩展性,实现我国健康医疗大数据资源的综合利用与共享,具体内容如下。

(1)依据元数据标准,利用资源目录元数据库提供元数据管理,依据资源分类标准和资源编码规则构建和维护信息资源数据库,并从应用的角度分别建立资源目录和服务目录,为健康医疗大数据资源的共享与应用提供标准化的数据基础。

(2)对外实现健康医疗大数据资源注册、发布、查询、调阅、推送等功能,对内实现健康医疗大数据资源编目、目录维护、主题统计、共享监测等功能。

(3)功能层各种功能点支撑健康医疗大数据资源目录管理系统提供资源共享、公共信息和辅助决策3类服务,并通过外部网站门户将不同功能和服务进行集成,以统一的界面呈现给用户,通过内部管理系统实现对健康医疗大数据资源的全面管理和对目录管理系统的优化配置。

我国健康医疗大数据资源目录管理体系采用两级架构,分为国家级资源目录中心和省级资源目录中心。省级资源目录中心注册和管理的信息资源需及时向国家级数据资源目录中心注册,保持国家级数据资源目录的完整性。

(二)健康医疗大数据资源目录的管理制度与标准建设

管理制度是保证健康医疗大数据资源目录体系持续、有效、规范运行的基础,应包括如下部分。

1. 健康医疗大数据资源管理与共享相关的行政制度 如资源注册登记制度、分级管理制度和共享规则等。

2. 健康医疗大数据资源目录体系的专项管理制度 如资源目录体系的统筹规划管理、测评管理制度,不同目录层级管理部门之间的信息交换、共享、协调制度和系统维护管理要求等。

3. 健康医疗大数据资源目录的标准体系 从资源目录的框架、技术、数据、分类、编码等多个方面,提出资源目录标准体系并研究制定相关标准,规范化、标准化开展健康医疗大数据资源目录的共享与应用工作。

4. 健康医疗大数据标准体系 在我国健康医疗信息标准体系概念模型和标准体系框架的基础上,依托我国医疗卫生领域在数据资源标准化方面取得的诸多成果,研究借鉴国内外制定的大数据标准体系框架,结合"十三五"以来我国健康医疗大数据资源共享开放和深化应用的需求及卫生业务域数据表达的标准化需求,有序研究制定健康医疗大数据标准体系框架和具体标准,以信息标准为抓手,从数据、技术、安全、管理等多个角度规范健康医疗大数据行业的发展。

第二节　健康医疗大数据的融合共享

"十二五"期间,我国初步建立了全员人口信息、电子健康档案、电子病历等数据库,全国有 27 个省(区、市)建立了省级人口健康信息平台,连同 44 家委属(管)医院分别与国家平台实现联通。逐步建立了涵盖艾滋病、结核病等 22 个疾病监测的传染病疫情网络直报系统和覆盖 13.7 亿人口的全员人口个案数据库。发布人口健康行业信息标准 102 项。2017 年,国家卫生计生委印发《"十三五"全国人口健康信息化发展规划》(国卫规划发〔2017〕6 号),要求在依法加强安全保障和隐私保护的前提下,稳步推动人口健康医疗大数据资源共享开放。依据国家卫生计生委(现国家卫健委)的统一部署,按照"以人为本、创新驱动、规范有序、安全可控、开放融合、共建共享"的原则,"十三五"期间,我国健康医疗大数据资源管理工作取得突破性进展,逐步实现健康医疗大数据的融合共享、开放应用。2021 年工业和信息化部发布了《"十四五"大数据产业发展规划》,针对医疗大数据,也给予了明确指引。规划指出:"完善电子健康档案和病例、电子处方等数据库,加快医疗卫生机构数据共享。推广远程医疗,推进医学影像辅助判读、临床辅助诊断等应用。提升对医疗机构和医疗行为的监管能力,助推医疗、医保、医药联动改革"。

一、健康医疗大数据融合共享的信息安全

对于健康医疗数据,目前无论是主管部门还是卫生健康机构,大都把注意力放在如何保障信息系统及系统内信息的安全,目标是使信息或信息系统免受未经授权的访问、使用、披露、破坏、修改、销毁等,也就是保障信息安全中经典的 CIA 三性:①保密性,即信息不被泄露给未经授权者的特性;②完整性,即信息在存储或传输过程中保持未经授权不能改变的特性;③可用性,即信息可被授权者访问并使用的特性。

数据共享和开放之所以难做,不是因为大家看不到开放共享的好处,而在于健康医疗数据大多数是"能够识别公民个人身份和涉及公民个人隐私的电子信息",这样的数据一旦开放共享,必然存在个人身份和隐私信息泄露的风险。如何在共享和开放中做到趋利避害,是我国发展健康医疗大数据应用必须克服的关口。

(一)英国健康医疗大数据平台 care. data 的经验教训

2012 年,英国通过了《医疗和社会保健法案》,规定由医疗和社会保健信息中心(Health and Social Care Information Centre,HSCIC)向家庭医生收集其掌握的健康医疗数据,再由 HSCIC 负责对外的数据开放利用。

2013 年,健康医疗大数据平台 care. data 正式启动,由英国国家医疗服务体系(National Health Service,NHS)指导 HSCIC 从公立医疗机构和家庭医生处收集医疗数据,建立国家级数据库,同时,允许 NHS 和符合条件的私营公司对数据进行研究。该平台期待通过数据资源的统一归口、共享、分析实现以下目标。①更好地认识病患,研发药物和治疗方式。②认识公共卫生和疾病的发展趋势,保障每个人享有高质量的服务。③在有限预算中更好地分配医疗资源。④监控药物和治疗的安全状况。⑤比较全国各区域的医疗质量。

可以说,care. data 从诞生之日起就被寄予厚望,然而 2016 年 7 月 6 日,NHS 决定从即日起停止 care. data 计划。究其停摆原因,主要是在实际运作过程中存在 3 个方面的信息安全问题。

1. 共享环节 没能尊重各相关方的诉求和立场,更缺乏充分、有效的沟通和宣传。根据《医疗和社会保健法案》,项目采用的默认加入模式在一定程度上剥夺了民众的自主选择权;家庭医生具有法律义务保护患者数据的保密性和安全性,这与必须按照要求将

数据传输至 HSCIC 之间具有与生俱来的矛盾;民众和家庭医生不清楚 HSCIC 会将数据提供给谁及数据会被如何使用。

2.开放环节　没能对外明确数据开放的规则、流程,有意或无意的遮遮掩掩使各方疑问丛生。尽管 care.data 计划反复强调,收集和共享的数据经过了匿名化或伪匿名化处理,数据无法回溯到个人,不存在隐私泄露的担忧,然而实际上,在大数据环境下,数据很可能经过组合、挖掘,可以重新识别出个人。同时,数据集中存储反而导致数据遭破坏、窃取、泄露等安全风险的上升。

3.利用环节　未能清晰界定数据共享开放的用途,始终回避 HSCIC 是否会出售数据盈利、是否允许商业机构获取数据及获取后是否会以此盈利,在媒体曝光之后才被动应对。

(二)我国健康医疗大数据融合共享的信息安全问题

我国同样面临健康医疗大数据融合共享过程中的信息安全风险,至少现阶段在数据共享、开放、利用等规则层面,我国同样没有太多的考虑和制度设计。2017 年,当时的国家卫生计生委印发的《"十三五"全国人口健康信息化发展规划》(以下简称《规划》)明确指出信息资源管理、个人隐私保护、行业与市场监管等方面的政策法规问题日益凸显;信息安全防护体系亟待完善;网络安全防护难度骤增,信息安全监管制度和体系亟须进一步加强。2022 年,国家卫生健康委员会、国家中医药局、国家疾病预防控制局联合发布《"十四五"全民健康信息化规划》,要求要夯实网络与数据安全保障体系,全面落实网络安全和数据安全相关法律法规,完善网络安全和数据安全责任体系和管理制度,构建卫生健康行业网络可信体系。

但是,信息安全和个人隐私到底该如何保护,在 2014 年国家卫生计生委印发的《人口健康信息管理办法(试行)》(以下简称《办法》)、2016 年国务院印发的《关于促进和规范健康医疗大数据应用发展的指导意见》(以下简称《意见》)及 2017 年《规划》中更多的是采用了一种原则性的表述。例如,《意见》提出要建设"统一权威、互联互通的人口健康信息平台",那么医院向平台提供数据之前,是否需要征求患者同意?《办法》规定"人口健康信息的利用应当以提高医学研究、科学决策和便民服务水平为目的",那么药企申请使用数据用于研发新药,是否符合规定?《办法》规定"涉及保密信息和个人隐私信息,不得对外提供",其中"对外"该如何理解?是否意味着医疗系统之外的机构和个人,包括大学、科研机构等都不能利用该数据?《规划》中的"实现数据集中权威监督、授权分级分类分域管理",其中"授权分级分类分域"的标准和内容分别是什么?相关法律依据在哪里?信息安全和个人隐私,是发展大数据利用的两大前提。前者已经引起了各方面的关注。而对后者的保护,更多地要体现在数据共享、开放、利用的过程中,也应获得各界足够的重视。在发展健康医疗大数据应用时,两者应当并重、并行,才能获得普遍支持。

(三)我国健康医疗大数据融合共享的信息安全策略

(1)坚持网络安全与信息化工作同谋划、同部署、同推进、同实施,加快制定人口健康信息化和健康医疗大数据管理办法等法规、政策、制度,加大技术保障力度,强化信息安全管理。

(2)按照相关政策、法规要求,贯彻国家信息安全等级保护制度、分级保护制度和信息安全审查制度,完善安全管理机制。

(3)制定人口健康网络与信息安全规划及健康医疗大数据安全管理办法,加快健康医疗大数据安全体系建设,制定标识赋码、科学分类、风险分级、安全审查规则,落实《卫生计生行业国产密码应用规划》,推进国产密码在安全体系中的应用。

(4)定期开展网络安全风险评估,强化容灾备份工作,完善安全保障体系和运行维护方案,提高行业整体网络安全事件监测及动态感知能力。

(5)完善涉及居民隐私的信息安全体系建设,实现信息共享与隐私保护同步发展,确保系统运行安全和信息安全。

二、健康医疗大数据的共享开放

(一)我国健康医疗大数据共享开放存在的问题

1. 资源统筹和整合利用不足　近年来,我国健康医疗领域已基本融合信息技术,拥有涵盖 90 余万家医疗机构的信息库,超过 20% 的医院拥有以电子病历为核心的信息化管理系统。但是,由于每个医疗机构的医疗信息标准不尽相同,存在重复建设、分散建设和多头管理、多头采集、多系统并立等问题,"信息孤岛""信息烟囱"依然存在,主要体现在 3 个层面。

(1)数据仅限于在某个医疗卫生机构的信息系统中流转,无法与其他医疗卫生机构的数据互联互通。

(2)数据仅限于在健康医疗行业中实现聚合,未打破卫生健康、工信、民政、公安、社保、环保、食品药品监管等部门的壁垒,做到跨部门数据互联共享。

(3)数据仅限于在公共部门内流转,未实现与可穿戴设备、智能健康电子产品、健康医疗移动应用等产生的数据资源对接。

2. 数据质量良莠不齐　当前,我国健康医疗大数据的术语代码类标准不健全,相关标准执行不到位,主要体现在 5 个层面。

(1)疾病诊断编码、临床医学术语、检查检验规范、药品耗材应用编码、数据交互接口等相关代码标准还不健全。

(2)缺乏涵盖数据、技术、管理、安全等方面的人口健康信息化和健康医疗大数据标准规范体系。

（3）基础资源信息、全员人口信息、电子健康档案、电子病历数据等标准和技术规范还不够完善。

（4）数据采集标准机制、数据质量保障机制、数据优化治理机制及标准应用管理机制还不规范。

（5）可信医学数字身份、电子实名认证、电子证照数据访问控制等数字身份管理等尚缺乏，难以做到服务管理留痕可溯。

3. 信息化水平区域发展不平衡　边远、贫困地区的关键信息基础设施薄弱，人口健康信息化自主创新能力和对国家经济增长的拉动作用有待提升。

（二）我国健康医疗大数据共享开放的发展策略

1. 构建统一权威、互联互通的人口健康信息平台　依托国家电子政务外网，统筹公共基础设施和统一数据共享交换，合理构建标准统一、融合开放、有机对接、授权分管、安全可靠的国家、省、市、县四级人口健康信息平台，实现对全国人口健康信息的深度挖掘和统计分析，支撑人口健康管理和决策以及跨区域、跨业务领域信息共享和业务协同。推进互联互通信息标准落地应用，消除信息壁垒，畅通部门、区域、行业之间的数据共享通道，探索社会化健康医疗大数据信息互通机制，实现健康医疗大数据在平台集聚、业务事项在平台办理、政府决策依托平台支撑。

2. 有序推动人口健康信息基础资源大数据开放共享

（1）全面推进全员人口信息数据库建设，实现全员人口信息的预警监测和动态管理，为促进人口与经济社会、资源环境全面协调和可持续发展提供决策依据。

（2）全面推进电子健康档案数据库建设，不断提升公共卫生和基层医疗卫生应用服务水平，满足居民个人健康档案信息查询需求、增强居民自我健康管理能力，提高全民健康水平。

（3）全面推进电子病历数据库建设，以中西医电子病历为核心，依托医院信息平台实现医院内部信息资源整合，通过区域信息平台，实现居民基本健康信息和检查检验结果等医疗机构之间信息实时更新、互认共享。

（4）在三大数据库基础上，加强基础资源信息数据库和健康医疗大数据中心建设，逐步实现医疗机构、医护人员、应急救治、医疗设备、药品耗材、健康管理、产业发展和信息服务等健康医疗基础数据和公共信息资源的集聚整合。

（5）建立统一规范的国家人口健康医疗大数据资源目录体系，按照一数一源、多元校核的原则，实现数据集中权威监督、授权分级分类分域管理，在依法加强安全保障和隐私保护的前提下，稳步推动人口健康医疗大数据资源共享开放。

3. 完善人口健康信息各类基础业务应用系统　统筹完善公共卫生、计划生育、医疗服务、医疗保障、药品供应、综合管理等信息系统，建立健全行业管理、健康服务、大数据挖掘、科技创新、文化发展、疾病防控、健康教育、妇幼健康、食品安全、血液管理、综合监督、卫生应急、药物政策、信息宣传、中医药管理等覆盖全行业、涉及健康医疗大数据全产业链的所有信息系统,基于人口健康信息平台建立数据集成、互联互通、业务协同、开放共享的业务系统,促进医疗、医保、医药信息联动,实现人口健康信息化和健康医疗大数据各类基础业务应用系统的协同共享。

4. 健全统一的人口健康信息化和健康医疗大数据标准体系

(1)建立完善统一的疾病诊断编码、临床医学术语、检查检验规范、药品耗材应用编码、数据交互接口等相关标准,健全涵盖数据、技术、管理、安全等方面的人口健康信息化和健康医疗大数据标准规范体系,修订完善基础资源信息、全员人口信息、电子健康档案、电子病历数据标准和技术规范,完善标准应用管理机制,推动信息标准应用发展。

(2)加强大数据质量体系建设,规范数据采集,保障数据质量,优化数据治理。

(3)推进网络可信体系建设,强化健康医疗大数据应用发展所需的数字身份管理,建设全国统一标识的医疗卫生人员、医疗卫生机构电子证照和数字认证体系,实现可信医学数字身份、电子实名认证、电子证照数据访问控制,积极推进电子签名应用,推动建立服务管理留痕可溯、诊疗数据安全运行、多方协作参与的健康医疗管理新模式。

5. 促进人口健康信息化服务体系协同应用

(1)依托区域人口健康信息平台,实现对公共卫生网底数据的规范采集、传输、存储和分析应用,加强信息共享和服务协同体系、医保业务协同体系、药品管理业务协同体系、计划生育业务协同体系、综合监管业务协同体系等公共卫生业务协同体系建设。

(2)提升现代化医院信息治理能力,加快医院临床信息系统与管理信息系统的深度融合,逐步扩大和规范数据采集范围,保障数据质量,实现基于医院信息平台的信息系统集成与数据统一管理。

(3)鼓励各类医疗卫生机构、相关研究机构加强健康医疗大数据采集、存储,统一上报并规范接入国家健康医疗大数据中心,加强应用支撑和运维技术保障,打通数据资源共享通道,规范健康医疗大数据应用,推动健康医疗大数据资源开放共享。

6. 推进健康医疗大数据临床和科研应用

(1)依托现有资源建设一批临床医学数据示范中心,集成基因组学、蛋白质组学等国家医学大数据资源,构建临床决策支持系统。

(2)加强疑难疾病和慢性病管理等重点方面的研究,强化人口基因信息安全管理,推动精准医疗技术发展。

(3)围绕重大疾病临床用药研制、药物产业化共性关键技术等需求,建立药物不良反应预测、创新药物研发数据融合共享机制,建立以基本药物为重点的药品临床综合评价体系。

(4)充分利用优势资源,优化生物医学大数据布局,依托国家临床医学研究中心和协同研究网络,系统加强临床和科研数据资源整合共享,提升医学科研及应用效能。

7. 强化人口健康信息化与大数据风险预警和决策应用

(1)利用现有的健康医疗大数据资源,采用先进的信息通信、数据融合及地理空间技术,强化突发公共卫生事件监测预警、紧急医学救援、综合指挥调度能力。

(2)以居民健康档案整合慢性病管理信息,强化动态监测与监管,实现数据交换和信息共享。

(3)加强重症精神疾病患者危险行为预警评估分析,完善传染病监测预警机制,加强流行病学分析、疫情研判和疾病预防控制。

(4)推进妇幼保健与计划生育服务管理资源整合与业务协同,实现妇女、儿童全生命周期医疗保健服务跨区域动态跟踪管理。

(5)构建国家和省、市食品安全风险监测信息系统,实现食源性疾病信息的实时上报,形成网络互联、信息共享的食品安全风险监测数据库。

8. 培育健康医疗大数据发展新业态

(1)加强数据存储清洗、挖掘应用、安全隐私保护等关键技术攻关。

(2)鼓励社会力量创新发展健康医疗大数据,促进健康医疗业务与大数据技术深度融合,加快构建健康医疗大数据产业链,大力推进健康与养老、旅游、互联网、健身休闲、食品、环保、中药等产业融合发展。

(3)发展居家健康信息服务,规范网上药店和医药物流第三方配送等服务,推动中医药养生、健康管理、健康文化等产业发展。探索推进智能健康电子产品、健康医疗移动应用等产生的数据资源规范接入人口健康信息平台。

(4)充分发挥人工智能、虚拟现实、增强现实、生物三维打印、医用机器人、可穿戴设备等先进技术和装备产品在人口健康信息化和健康医疗大数据应用发展中的引领作用,推动新产品、新技术在以"全息数字人"为愿景,集计算机深度学习技术、疾病预防、卫生应急、健康保健、日常护理中的应用,促进由医疗救治向健康服务转变,实现以治疗为中心向以健康为中心的转变。

9. 构建"互联网+健康医疗"服务新模式

(1)引导优质医疗资源下沉到基层、到农村、到家庭,鼓励社会力量参与,整合线上线下资源,依托健康医疗大数据,规范和促进健康医疗新模式形成、发展和应用,大力推进互联网健康咨询、网上预约分诊、移动支付和检查检验结果查询、随访跟踪、健康管理等服务应用。

(2)利用新兴信息技术支持就医流程优化、人工智能辅助诊断等医疗服务模式创新,建立医院、社区、公众三者共同参与的健康管理模式,建设适应居民多层次健康需求、上下联动、衔接互补的健康医疗大数据应用服务体系,健全慢性病患者、专病患者、健康、亚健康人群的授权分级分类分域管理体系和规范，为建成面向全体居民、覆盖全生命周期的健康医疗大数据监控管理和疾病预防体系提供支撑。

（3）实施以远程医疗服务为核心的健康中国云服务计划，构建健康医疗大数据服务集成平台，开启远程医疗服务新模式，提供远程会诊、远程影像、病理结果、心电诊断服务，健全检查结果互认共享机制，向全体居民提供优质、便捷、高效、公平的基本医疗和健康服务提供支撑。

10. 打造信息化助力分级诊疗就医新秩序　加强基层人口健康信息化建设，推动健康医疗大数据应用，落实基层首诊制度，支持双向转诊服务，强化社会监督，为居民提供方便可及、优质高效的服务，进一步拓展基层卫生信息系统中医学影像、远程心电、实验室检验等功能，推广基层医疗智能诊断系统，通过引入成熟度较高且适应基层医疗机构的智能诊断系统，并与基层卫生信息系统集成应用，切实提升基层服务能力和医务水平，逐步实现"首诊在基层、大病去医院、康复回社区"的新型医疗秩序，为推动分级诊疗制度落地奠定坚实基础。

11. 推广区域人口健康信息化和大数据应用试点示范　推广居民健康卡普及应用，促进和完善区域内健康医疗大数据信息共享、业务协同，创新资源集约、流程科学、服务规范的卫生健康服务模式，方便居民获得优质高效的医疗卫生服务，培养居民健康管理理念，改善看病就医感受，健全以内部管理、外部监管、绩效考核、政府补偿为核心的监管体系，形成全国整体示范效应。加大政策支持扶持力度，积极开展健康医疗大数据工程建设试点。同时，在全国选择10个设区的市和100个县开展"十市百县"区域人口健康信息化建设试点活动，及时总结试点经验，推广扩大成功做法和实际效果。

12. 全民健康保障信息化工程

（1）以基础资源信息、全员人口信息、居民电子健康档案和电子病历四大数据库为基础，建设公共卫生管理、医疗健康公共服务、基本药物制度运行监测评价、卫生服务质量与绩效评价、人口统筹管理和综合管理等业务应用系统，实现互联互通、业务协同。

（2）加快推进省统筹区域人口健康信息平台建设，按照平台功能指引要求，加强信息共享，提高重大疾病防控和突发公共卫生事件应急能力及妇幼健康服务管理、综合监督和公众健康保障水平，实现全国上下联动、"三医"业务协同。建立覆盖全国医疗卫生机构的健康传播和远程教育视频系统。

（3）推动完善全球公共卫生风险监测预警决策系统，建立国际旅行健康网络，为出入境人员提供旅行健康安全保障服务。

13. 健康医疗大数据应用发展工程

（1）加强国家健康医疗大数据中心及产业园建设试点，研究制定政府支持政策，从财税、投资、创新等方面对健康医疗大数据应用发展给予必要支持。

（2）推广运用政府和社会资本合作（PPP）模式,鼓励和引导社会资本参与健康医疗大数据的基础工程、应用开发和运营服务。

（3）鼓励政府与企事业单位、社会机构开展合作,探索通过政府采购、社会众包等方式,实现健康医疗大数据领域政府应用与社会应用相融合。

（4）发挥已设立的有关投资基金的作用,充分激发社会资本参与热情,鼓励创新多元投资机制,健全风险防范和监管制度,支持健康医疗大数据应用发展。

（5）加强人口与家庭大数据的集成分析研究,服务人口发展综合决策。

14. 基层信息化能力提升工程

（1）围绕支持公共卫生、基本医疗、基本药物配备使用等基本医疗卫生服务业务,规范基层医疗卫生机构内部管理、医疗卫生监督考核及远程医疗服务保障互联互通等重要功能,不断加强基层人口健康信息化建设,继续加大投入,提高人员素质,夯实发展基础,努力提升基层服务质量和效率。

（2）完善基层信息管理系统,加强基层标准化应用和安全管理,延伸放大医疗卫生机构服务能力,促进"重心下移、资源下沉"。

（3）坚持以家庭医生签约服务为基础,推进居民电子健康档案和居民健康卡的广泛使用,基本实现城乡居民拥有规范化的电子健康档案和功能完备的健康卡,推动实现人人享有基本医疗卫生服务的医疗改革目标。

15. 智慧医疗便民惠民工程

（1）在全国选择一批基础条件好、工作积极性高、信息安全防范有保障的医院开展示范建设。

（2）以新兴信息技术为基础,明确智慧医疗服务内容,加快医院信息化基础建设,实施国民电子健康信息服务计划,完善居民健康卡应用受理环境,依托医院信息平台应用功能指引,完善基于电子病历的医院信息平台功能,重点完善基于新兴信息技术的互联网健康咨询、预约分诊、诊间结算、移动支付和检查检验结果查询、随访跟踪等服务,为预约患者和预约转诊患者优先安排就诊,全面推行分时段预约。

（3）通过信息技术促进医疗健康服务便捷化程度大幅提升,远程医疗服务格局基本形成。

（4）普及临床决策支持系统、智能机器人等数字化医学工具在医院中的应用,提升医院信息化水平和服务能力。

（5）发挥互联网优势,推进生育证明、流动人口服务管理证明、出生医学证明、医疗卫生机构注册等电子化管理。

16. 健康扶贫信息支撑工程

（1）推动建立农村贫困人口因病致贫、因病返贫个案信息库和动态管理信息系统。

通过人口健康信息化建设,加强贫困人口数据采集和筛查,实现对因病致贫、因病返贫的家庭、患者和病种精准识别全覆盖。

(2)加大健康扶贫脱贫信息支撑力度,优先为贫困人口建立动态管理的电子健康档案和居民健康卡,实现身份识别、授权确认、信息归集、安全认证和金融应用等功能,支撑贫困人口家庭医生签约服务开展,逐步实现基本医保、大病医保、医疗救助和社会慈善救助资金"一站式"结算,为实施"大病集中救治一批、重病兜底保障一批、慢性病签约服务一批"提供信息支撑,将健康扶贫落实到人、精准到病,提升贫困地区和贫困人口共享优质医疗资源健康服务的水平。

第三节　健康医疗大数据下的新兴医疗模式

基于健康医疗大数据,未来的医疗健康服务模式将发生改变,个体的自我健康管理将位于卫生体系中最核心的位置,上层的服务提供、支付体系、患者教育等相关体系建设都需要按这个目标来设计,从而充分发挥个体和家庭的主动性并提高其健康管理的能力。疾病管理的成效,体现在医疗卫生服务成本的降低,更体现在全民健康水平的提高,以及生活质量的提高。

一、精准医疗服务模式

复杂的疾病机制和不断深入的医学研究为未来的医学实践提供了越来越个性化的选项:根据癌症患者的基因特性可以预测某个药物对于这个个体是否有作用;计算机影像技术可以为冠状动脉阻塞的患者提供个性化的植入支架设计;再生医学和干细胞技术能够利用自体细胞替换或者再生相应的组织。这些技术已经不再是科幻小说的内容,而是正在阔步进入临床实践。特别是基因测序技术的成熟和成本的迅速降低,将给医疗卫生服务带来全新的境界。在之前许多临床过程中依赖试错的方式判断药物或者疗法的有效性,其中的风险必须由患者承担,而分子层面许多知识的建立,会将某些药物为什么只对特定人群有疗效清晰地告诉人们,这样就可以有针对性地提供治疗方案。同时,基于大数据的个性化诊疗决策支持提供了个性化医学的另外一个途径,结合两者来铺就个性化医学之路是今后医学信息学发展的重要趋势。个性化知识的成熟及个性化检查和检测技术的可及性提高,为个性化知识在临床应用提供了前提,但是这样的知识的应用和知识的转化依然面临挑战。

二、慢性病持续管理服务模式

慢性病不但影响人的生活质量,同时也是医疗卫生服务最大的负担,更是致命的主要因素(在美国70%的死亡是由于慢性病)。对于许多慢性病患者,以糖尿病患者为例,在其院外的日常生活中血糖控制才是影响其健康的关键问题,而在传统的医疗服务模式中,只有当患者出现了严重的酮症或者并发症时才会进医院,而且出院之后患者又处于一种无监管的状态。国外存在相对成熟的家庭医生制度,可提供院外延伸的慢性病管理服务,而目前我国的家庭医生制度还没有成型,这已成为目前我国医疗服务体系的一个重要短板。

目前,我国在院外医疗卫生服务上存在严重不足。一位内分泌科临床专家曾经说过这么一段话。"我做了这么久的医生了,每天看很多患者。由于专业和病种的原因,我越来越没有成就感,只有挫败。我的患者大多是治不好的,只能控制,而他们离开医院,我就管不到他们了。几个月下来,半年下来,他们回来看病,一次比一次糟糕,他们自己也不知道发生了什么,我也管不到。从我这里出去一个,这个名单上就加一个,每天积累。无助、无奈、挫败,加上现在压抑的医疗环境,想辞职了。"

通过这段话可以对现有疾病管理模式的弊端了解一二,疾病管理模式的创新是医患共同的愿望。探索创新的服务模式,解决现有服务模式的不足,需要医保政策倾斜,让医疗机构在这些特定慢性病上能够外延服务,构建专职的慢性病院外服务中心,培养专业的疾病管理服务人员,发展相关的数字化医疗、移动医疗和智慧医疗技术,满足这些特定慢性病管理的多方面需求:可以获得患者当前的疾病评估;可以获取患者的历史就医记录;可以在线同患者进行沟通或者干预;可以指导患者合理就医;可以让患者充分了解自己的状况以及相关的干预手段。

三、个体主动健康服务模式

健康自主管理可以定义为个体为自身健康所做的决策和行为。健康自主管理是使个人和家庭认识其疾病、了解相关干预措施和形成健康行为模式的关键。

通过健康自主管理将个性化的医学知识正确地介绍给患者,提供有针对性的疑问解答,记录和监督患者的行为,使其对遵循相关的治疗方案和健康生活行为做出更好的选择,这将大大降低因缺少健康管理带来的患者不断入院及由此带来的额外医疗费用支出。而且从长远来看,多数慢性健康问题都有长期生活因素的影响,而有效控制目前占据主要地位的慢性疾病问题,从预防出发要比治疗更有效。

健康自主管理的核心在于提高个体的医学知识、技能以及健康自主管理的信心。目前有很多面向大众的在线医学知识库,这些知识库成为个体获取知识的主要源泉,这种类型的知识运行于全世界任何地方,任何人在任何时间均可查询。基于这些知识,往往可以缩小患者与医生之间的知识差距。相比通用的知识库,面向特定健康问题的知识库对于健康自主管理的意义更为显著,多个国家面向糖尿病患者开展的在线知识库和管理支持项目也都验证了其效果。健康自主管理正在成为全民健康保障的重要手段。

四、患者参与的医疗服务模式

虽然在很多人的意识中社交网络仅仅是年轻人的玩意儿,但是不可否认的是,这种社交方式将会对社会行为方式产生革命性的影响,当然也会对患者与患者、患者与医疗机构及医疗人员之间的交互产生巨大的影响。最简单的影响就是,患者会选择哪个医院和哪个医生,之前都是通过多方打听得到的消息,如今在线就可以获得相应的信息。而社交网络的出现将会跨越空间限制,把许多被共同健康问题困扰的群体紧密联系在一起,他们可以评价某个医院或医生,可以推荐某个药品或者讲述药品使用中的问题,描述自身健康状态的变化,这些比之前的患者教育要丰富得多、生动得多,更容易影响患者的健康行为。一份研究显示,1/3 的美国成年人利用网络寻求健康问题的答案,另外一个调查显示,51% 的患者认为通过数字通信方式获取医疗服务感觉更被重视,同时 41% 的人认为社交网络会影响他们选择医疗机构和医生。

第四节　人工智能技术在健康医疗大数据中的应用

一、人工智能技术的发展

随着人工智能相关技术的发展和计算机性能的提升,使得对数字化临床数据进行分析成为可能。利用人工智能方法分析医疗大数据被认为能够在发现新的医学知识、调动患者及亲属在医疗中的积极性等方面发挥巨大作用,因此,对其应用的研究已经成为热点。

检索 2006~2015 年间发表于 7 种影响因子(IF)大于 1.5 的国际医学信息学核心期刊的相关文献,通过关键词对比分析,发现 2010 年前后医学信息学文献热点关键词已经发生改变,2010 年以后许多关键词与人工智能相关,这也印证了医学信息学的研究热点已经转到人工智能方面。

人工智能应用于医疗的时代已经到来。有需求、有供给的快速发展市场是新技术兴起需要的核心驱动力。在需求方面,有场景应用和商业模式的驱动;在供给方面,有算法技术的驱动。

二、医学人工智能技术在健康医疗大数据中的应用

在数据爆炸和人工智能分析方法日益进步的当下,医疗从业人员应用新的手段进行医学研究。与传统方式不同,医疗机构现在可以使用人工智能方法发现治疗过程中潜在

的关系、模式、知识,可以有效地发现潜在药物的新疗法或药物不良反应,辅助医生提高诊断精度、预测方案疗效、降低医疗成本、提高医疗水平。

下面将从临床数据、影像数据、社交数据和4个方面的数据进行阐述。

(一)临床数据

一般而言,把一个患者进入医院后诊断、治疗的整个过程称为这个患者的临床过程。临床过程中所包括的各项检查及其结果、用药信息和手术信息等医疗干预的数据构成了临床数据。由于临床数据忠实并且详细记录了患者诊疗过程中发生的各种事件,是人工智能分析的绝佳训练集。目前临床数据在以下4个方面有非常广阔的应用前景。

1.临床医疗大数据在医药研究中的应用　在药品研发中,医疗卫生机构通过对患者的用药情况、身体指标转变、症状特点等大数据进行挖掘分析,根据不同药品的需求情况和治疗效果制订新的研发方案,更好地保证有效的投入产出比,降低生产成本,提高研发成功率。徐华等人从海量电子病历数据中,依据患者的生存分析,发现现存药物的新疗效——治疗癌症的二甲双胍也可以用来治疗糖尿病,且效果要好于传统的胰岛素方法。Ji 等人基于预认知决策模型设计了多种算法用以发现药品不良反应中的低频因果关系,帮助发现了药品的不良反应。

2.临床医疗大数据在个性化诊疗中的应用　通过对大数据研究分析制订的临床决策系统,能够根据医疗知识和临床数据对病例进行分析,根据不同病症提出个性化治疗方案,医生在此基础上再进一步根据实践经验、病症特点、检查检验结果对患者进行治疗,筛选最优的治疗方案,大大降低了误诊率,做到精准治疗。Wang 等人提出基于大数据进行患者相似度分析,并结合药物、费用等其他信息,进行个性化诊疗。

3.临床医疗大数据在风险预测中的应用　疾病风险评估是研究致病危险因素与特定疾病发病率、死亡率之间数量依存关系及规律的技术,被普遍认为是进行疾病防治的核心环节。全面、准确的风险评估是心血管疾病诊疗和管理的基础。在老年群体中,心力衰竭是导致发病致死的主要原因,且治疗心力衰竭花费高昂,美国佐治亚理工学院计算机系 SunJimeng 等人学习纵向病例数据,基于65 336 名患者构建深度循环神经网络,预测心力衰竭患者 18 个月后(或 36 个月后)发生终点事件的概率,提醒医生患者应提早治疗,预防或延缓心力衰竭发病,降低医疗成本;Hu 等人结合机器学习技术,基于电子病历建立急性冠状动脉综合征预测模型,对患者主要不良心血管事件进行预测,为医生提供临床决策支持,辅助医生制订合理的诊疗方案,从而减少患者发生不良事件的概率,营造更为详尽的医疗服务环境。

4.临床医疗大数据在医疗过程挖掘中的应用　医疗过程化是个性化医疗和精准医疗的一个重要阶段。要实现医疗过程化,必须要有丰富的临床知识和获取患者信息的能力。临床的医疗行为往往会被各种信息系统记录下来,通过挖掘与分析,可获得相关知识,这些知识可以为临床人员提供帮助,用于过程的优化和改进,改进后的过程模型可以用于指导医疗实践。随着医学模式的转变,诊疗措施也发生变化。临床医生主要通过人工分析的方法检测并分析诊疗行为的变化趋势,周期长、效率低,且容易出错。殷良英等人提出基于概率主题模型及统计分析的诊断治疗措施变化趋势检测方法,及时发现和分析诊断治疗措施的变化,为改进临床路径提供优化建议,从而提高临床诊疗过程的服务质量。

(二)影像数据

在现代医疗过程中,对很多疾病,医生都需要通过研读患者的医学影像数据辅助诊断。但是受限于医学成像的技术原理,依据图像做出准确的判断并非易事,往往需要依赖医生本人的研读能力,因此需要长期的训练。与此同时,人工观察十分乏味,存在效率较低的缺陷。基于以上原因,依靠人工智能进行自动识别的研究十分火热,科学家希望基于各种方法赋予计算机自动识别病变部位的能力或者自动判别医学影像的病理性质的能力,从而提升各类疾病,特别是癌症的诊疗效果。目前,在这一领域有越来越多的研究人员使用深度学习的方法进行相关研究。

1. 基于卷积神经网络对影像区域分割　众所周知,癌症越早发现越有利于治愈,而癌症的早期发现在很大程度上依赖于计算机断层成像(CT)等成像方法。在图像的自动判别领域,传统的识别方法一般使用经过定制修改的、面向专门问题设计过的算法训练数据进行预测。但是近年来,研究人员发现卷积神经网络是一种新的、不需要定制即可使用的方法。Ginneken(金尼肯)等人提出了一种基于卷积神经网络的判别方法,对 CT 图像中的早期肺癌区域(肺结节)进行识别。他们使用公开数据库提供的 865 份 CT 扫描数据,4 位医生的目视筛选结果为"金标准",基于他们开发的自动识别系统进行判断,对肺结节的识别准确率达到78.5%。他们的研究表明,卷积神经网络在对医学成像数据的判断上有十分广阔的前景。

2. 基于循环神经网络对影像病理进行分析　循环神经网络也用于对医学影像的病理分析,不同疾病的影像数据往往有较明显的差异。研究人员试图使用不同疾病影像数据的海量训练集对神经网络进行监督学习,从而得到能够对医学影像病理具备自动判断能力的模型。Bar 等人基于循环神经网络开发了识别系统,对 X 射线图像的病理进行识别,取得了曲线下面积为 0.87~0.94 的成绩,证明了计算机自动识别 X 射线图像病理的可行性。

3. 基于粒子群优化和人工蜂群算法进行 MRI 图像识别　与基于循环神经网络对影像病理进行分析类似,医生经常使用脑部 MRI 的结果辅助诊断,因此对患者的大脑 MRI 图像进行分类对诊断非常重要。Wang 等人提出了一种基于粒子群优化和人工蜂群的方法对患者的脑部图像进行识别。他们先基于小波变换在 MRI 图像中提取特征,再使用主成分分析法对数据进行处理,然后使用上述两种方法进行训练。最后对训练结果进行测试,发现训练的识别精度为100%。可以预见,人工智能技术将在今后的MRI识别中发挥重要作用。

医学影像分类长期以来都是一个十分热门的领域。多年来,研究人员使用了各种人工智能算法进行训练,试图使计算机能自动识别医学影像的相关信息。以前,研究人员更多使用诸如支持向量机等统计学习方法进行学习。近些年,随着深度学习的兴起,使用循环神经网络、递归神经网络包括遗传算法的文献显著增多,人们期待深度学习把医学影像识别的能力提高到一个新的层次。与此同时人们发现,目前对于影像的分类研究多集中于CT等静态图像,随着技术的发展,超声等动态图像的区域识别或许会成为未来的研究热点。

(三)社交数据

在移动互联网时代下,人与互联网的结合空前紧密。每个人每天都会大量使用社交网络服务(SNS)和搜索引擎,紧密的连接产生了大量的数据,研究人员认为这部分数据中或许蕴藏了提升医疗服务质量的信息。这也是目前最新亟待研究的领域。

1.基于SNS记录的语义的分析　越来越多关心健康的患者和人们正在使用社交媒体分享关于个人健康和医生及治疗的信息。他们通过聊天或分享,从具有相同健康状况的其他同龄人的现实世界经验中学习,得到更多的医疗知识服务他们的生活。而对公共卫生人员而言,如果可以获知患者聊天的主题内容或分享的内容,他们就可以更有针对性地提供服务或教育,提升医疗水平。Huang等人基于潜在狄利克雷分配模型,对来自118位QQ用户的聊天记录进行了分析,从中提取出了孕妇在分娩后一段时间内聊天时的6个主题相关的词汇。

无独有偶,除了QQ这样的私人聊天工具之外,公共平台上的数据信息也可以用于挖掘。Lin调取了美国最大的点评网站Yelp上6 914名消费者对于医院的评价信息,通过自然语言处理(NLP)技术对各个医院的点评信息进行处理,生成每个点评句子的分析树和依赖树,基于处理结果对所有医院的服务质量进行了评分,希望据此对医院服务进行评估,从而达到提升医疗效果的目的。

2.基于搜索引擎的预测　谷歌流感趋势预测是已有的最大规模的大数据应用实践之一。谷歌公司认为每个人的搜索内容代表了他当前需要的信息,因此可以基于某个区域的人查询"流感"的频率判断流感是否已经波及当前区域。基于这个假设,谷歌在几年前向全世界发布了流感区域预测模型。由于传统统计方法在进行数据汇总时耗时巨大,使得公共卫生部门的流感传播数据一般要延迟两周的时间才能发布,但是谷歌公司直接通过每个人利用搜索引擎的搜索内容进行流感波及区域判别,得到了近乎实时的流感传播信息,成功地预测了流感的传播范围。

基于社交媒体进行数据挖掘是一个非常新的领域,相比于影像学资料的数据挖掘已经可以得到非常优秀的结果,基于社交数据的医疗挖掘还处于起步期,哪怕是其中最为著名的谷歌流感趋势预测最后也面临严重的估计失准问题而不得不宣告失败。一方面,社交数据虽然数据量大,但是由于来源杂乱无章,很难对数据本身进行充分的认识从而选择最优的模型进行分析;另一方面,由于很难对数据本身进行充分的认识,也很难对结果的优劣进行评估,非常容易出现过拟合的问题。总体而言,利用人工智能对社交数据进行分析是大势所趋,虽然目前相关研究才刚刚起步,但是相信未来这方面会有很大的发展空间。

(四)组学数据

组学是一个分子生物学概念,主要分为基因组学、蛋白质组学、代谢组学等。"组学"一般指的是研究基因、蛋白质、代谢系统的结构及功能的学科,是一种基础研究。在人类基因组计划已经完成之后,蛋白质组学成为当下的热点。当前,研究者可以较为方便地测定蛋白质的氨基酸序列(一级结构),但是由于蛋白质在特定的空间结构下才能发挥生物活性,蛋白质的空间结构也是必须测得的。以往的研究中,一般依据 X 射线衍射或者核磁共振的方法进行蛋白质空间结构预测,但是这两种方案效率较低,无法满足当今测得蛋白质一级结构的需求呈指数级暴涨的情况下,对空间结构预测方法效率的需求。因此研究者现在更加倾向于使用人工智能的方法对蛋白质的空间结构进行预测。

1.基于统计学习的方法　蛋白质的空间结构预测方法往往是使用统计学习方法加上一定的其他信息后进行比较,如氨基酸序列信息。在常用的机器学习预测模型中,神经网络和支持向量机均具备良好的分类效果,被研究者广泛运用。一般使用支持向量机算法预测蛋白质二级结构时,准确度可以达到 70% 以上。后来,研究人员在预测时使用人工神经网络,并且引入了同源序列对比方法。在这种条件下表现较好的 PS1PRED 方法预测蛋白质结构的平均准确率达到 78%。

2.基于深度学习方法　Jo 等人首次尝试使用深度学习解决蛋白质结构是否折叠的问题。基于深度学习方法预测蛋白质结构是否折叠,就是把蛋白质折叠识别问题视为二进制分类问题,通过无监督学习把一组初始输入特征映射到高层次,最终提高监督学习任务的预测精度。从最终的结果来看,在蛋白质家族层级上,基于深度学习的预测模型的精度达到 85% 左右,进一步提升了预测的精准度。

(袁　方　任海玲)

第二章　精准医疗大数据的管理与应用

第一节　医学大数据发展的基础

　　疾病与健康问题是人类生活中的重大问题,尤其是在人类生存的基本物质和精神条件日趋丰富的当今人类时代背景下。精准医学和大数据的出现是20世纪以来人类得以在分子层面理解生命现象并获得迅速发展的计算机技术支撑的结果。20世纪后半叶,人类普遍获得了基本的生存和卫生条件,寿命得到延长,衰老基础上的慢性非传染性疾病(慢性病)开始成为世界的主要公共卫生问题。寿命得到延长以后,人们提出了更高的身心健康需求;要求控制慢性病的蔓延,要求可以治愈慢性病。以DNA为中心的微观分子世界为认识疾病与健康现象提供了一种新的视角;关于疾病的系统论认为,基因装上子弹,性格瞄准目标,环境扣动扳机;是基因、环境和人的行为共同推进了疾病的产生和演变。因此,精准医学概念诞生,基于人类基因科学和大科学的迅猛发展,试图以大数据/人工智能(AI)技术整合海量的疾病与健康相关信息,为人类出具一种解决复杂疾病问题的豪华方案。

　　需要指出的是,精准医学所指示的方向和大数据技术所提供的工具是未来医疗的一个重要特征,但并不是说组学就是精准医学的全部。如果把疾病比作河流,健康比作堤坝,不仅要研究水分子和泥沙的结构与特性,还要分析上游水土如何流失,气候变迁、水量增减因素、河道及堤坝的结构等综合因素也应考虑其中。疾病是复杂的微观世界和宏观世界交互作用涉及无数非线性过程的生命现象,有一些关乎基因,有一些主要关乎基因或未必关乎基因,而是以外界环境因素为主。还原论并不总是奏效,只是提供了一种思路。精准医学是人类医学发展史长河中无数次激情澎湃中的又一次,当然不是要解决全部问题,更不是无所不能,只是指出了一个方向。在医学的发展史上,精准医学不过是又一次站在科技发展的基础上再次借力推进而已。现代医学自诞生起,就与自然科学和技术的关系十分密切。精准医学其实就像16世纪的解剖学、17世纪的生理学、18世纪的病理解剖学、19世纪的细胞学与细菌学对医学的推动一样,这一次不过是借助了以基因组学为核心的多组学技术和大数据/AI技术再次充实自身而已。

一、医学的发展

人类对疾病与健康问题的认知最初来自直接观察与类比思维,但直接观察局限于表象与宏观,类比思维是一种朴素的哲学思维,两者的局限性决定了传统医学所能达到的高度与深度。人类传统医学的发展历史漫长,有关传统医学的典籍汗牛充栋,为人类认识疾病与健康问题积累了丰富的"矿藏"。2015年诺贝尔生理学或医学奖获得者屠呦呦说,青蒿素的成功研发受到东晋葛洪在《肘后备急方》一书中"青蒿一握,以水二升渍,绞取汁,尽服之"记录的启发。她开始认识到药物提取失败可能与温度有关,她尝试将提取温度控制在60 ℃以下时,疟疾抑制率得到显著提高;在无数次试验后,药物对鼠虐、猴虐的抑制率达到100%。

现代医学肇始于人类的还原论思维模式,在这种思维模式下,人们对人体构造的认识越来越精细,从而更好地解释了疾病与健康问题。在微观层面对细胞内外分子机制的不断探究,阐明了不少疾病现象的微观机制,同时也导致了药物研发模式的变化。伊马替尼的研发成功就是源于对慢性粒细胞白血病微观关键机制的认识。20世纪70年代在该病白血病细胞中观察到Ph染色体,并证实该染色体是9号和22号染色体长臂易位所致。易位后的融合基因 *BCR/ABL* 表达新蛋白质P210,其酪氨酸激酶活性异常活跃,促进增殖,抑制凋亡,该融合基因是白血病细胞的驱动基因。科学家们最终从化合物库中使用高通量技术筛选到了抑制剂伊马替尼,从而使得该病控制率显著提升。

二、生命组学与医学大数据的整合

传统的临床数据包括症状学、体征学和辅助检查;精准医疗数据包括微观世界中海量、多层次的组学信息,生存环境信息(微生态、食物、空气、水等),以及对两者起修饰作用的主体行为信息。

人类有23对染色体,人类基因组共含有30亿个碱基对,其中外显子占总长度的约1.5%。基因有2种,或者编码多肽链,或者编码功能RNA,人类基因组包含20 000～25 000个基因。人线粒体DNA(mDNA)共包含37个基因,其中有22个编码转移核糖核酸(tRNA),2个编码核糖体核糖核酸(12SrRNA和16SrRNA),13个编码多肽。基因不仅与生、长、老、死有关,也是考察疾病与健康现象的基本因素。

在现代医学体系中人们渐渐了解单因素或者寡因素疾病后,开始不得不面对涉及多因素的复杂慢性病,遭遇了医学实践的困境。2001年,多国科学家联合发布了人类基因组图谱及初步分析结果,为深入认识人类自身开启了新的道路。1988年,美国国家研究理事会发表《绘制人类基因组的物理图谱和序列图谱》,2011 年,美国学界发出"迈向精准医学"的倡议,国家智库报告《迈向精准医学:构建生物医学研究的知识网络和新型疾病分类法》正式发表。该报告倡导整合遗传关联研究和临床医学,实现人类疾病精准治疗和有效预警。按照美国国立卫生研究院(NIH)的定义,"精准医学是一种建立在了解个体基因、环境及生活方式基础上的新兴疾病治疗和预防方法。"

2015 年,多国科学家联合完成癌症基因组图谱,发现了近 1 000 万个与癌症相关的基因突变。自有文字记载以来,疾病与健康始终是困扰人类的一个重大公共问题。就像在既往医学发展史上解剖学、细胞学的意义一样,以基因组学为代表的多组学的诞生为解释疾病提供了一种强有力的工具。这些前所未有的信息形成了海量的数据,尽管人类有可能在其中发现战胜疾病、维护健康的方法,深入注释理解其中蕴含的信息并将之与临床数据结合仍有漫长的征程要走。

海量的数据需要大数据管理技术,目前比较成熟的技术有 Hadoop、HPCC、Storm、Apache Drill、RapidMiner、Pentaho BI 等。大数据的管理需要合理的数据管理架构,同时也需要可视化工具和人工智能等关键技术。就像繁重的体力劳动需要借助外来的机器、电力来推动一样,海量的数据也需要借助于外来的智力来处理,这就是人工智能。人工智能的关键技术包括机器学习、知识图谱、自然语言处理、人–机交互、计算机视觉、生物特征识别、虚拟现实、增强现实等一系列不断发展的技术。

人类医学已经进入分子时代,将在新的视角下审视疾病,一如远古时代以症状定义疾病,近代医学以解剖学和病因定义疾病,新的时代将以分子定义疾病与健康。虽然精准医学的完善仍有待时日,精准医学的实践遭遇诸多困境,但无疑精准医学的研究方法给人们突破当前的医学困境指出了一个明确的方向并提供了一种实用的路径。整合整个医疗系统的改进,相信在未来医学服务必定会达到安全、高效、人性的理想状态。

第二节　精准医疗大数据

一、精准医疗数据的含义

在人类认识疾病的初始阶段,主要借助症状描述疾病。科学技术体系兴起之后,开始基于实验室检查和物理化学技术手段认识疾病。当前人们认识到 DNA 系统是人体系统运作的底层机制,随着组学的兴起及对疾病的阐释与干预获得某种成功,基于系统论人们提出了精准医学的概念。精准医学试图以基因、环境和行为数据深化当前对疾病的认知,更大程度上对健康和疾病进行控制。

回顾历史,每一次对人体的认知升级都会带来颠覆性的医疗革命。历史上莫甘尼的病理解剖学、魏尔肖的细胞病理学为人体疾病定义了病灶;巴斯德的细菌学为疾病定义了外来的病因。人类对 DNA 的认知升级催生了精准医学概念的提出,疾病被定义为基因和环境在人的行为因素作用下的复杂生命现象;而症状、体征及各种设备检查所见不过是疾病的表象。

(一)影响疾病的要素及临床数据内含的演变

疾病是一种负性的或者说是特殊的生命伴随现象,可表现为不适或者痛苦的主观体验、功能的减退与寿命的损失。疾病现象的转归受到复杂的多因素调控,1992 年 WHO 在其发布的《维多利亚宣言》中宣称,在引发疾病的诸因素中,内因占 15%,社会因素占 10%,医疗因素占 8%,气候地理因素占 7%,个人生活方式因素占 60%。现有研究显示个人生活方式是基于个体认知主动选择的结果,对其他主要因素甚至对内因——基因的表达也有显著的影响。基因组学及表观遗传学研究显示,人类复杂的行为不仅影响人体生理活动,而且会影响基因组的稳定性和表达。

精准医学有 3 个要素,基因、环境和行为,这 3 个要素高度概括了《维多利亚宣言》中的疾病影响因子。在这 3 个要素中,人的行为方式是占主导地位的,行为可以影响基因的表达,也可以决定对环境的选择。所谓精准医疗数据,应该包括 3 个方面的数据,以基因组学为代表的各种组学数据、环境因素数据及人的行为数据。症状学、体征学及辅助检查是传统临床医学数据三要素,而精准医疗数据是在此基础上基于系统论观点发展起来的新兴数据。症状学是人类认识疾病的最基本原始的信息源,拥有数千年的文献记录积累。体征学是在莫甘尼器官病理学出现后迅速发展起来的,在影像学等现代辅助检查手段出现前具有重要地位。在影像学已进入组学/分子时代的今天,症状学与体征学仍是最基本也是最重要的临床数据,具有其他数据无可取代的地位。在临床实践中,仅凭详细了解患者的症状学演变,即可对多数常见病做出初步诊断;而其他医疗数据的使用则需要根据这 2 种基础数据进行有目的的选择。

(二)疾病描述标准化的演变:ICD 疾病命名体系

人类达到今天对疾病的认识水平,经历了漫长的发展。文明初始人类对疾病的描述是简单而粗糙的,描述往往限于简单的表象观察和主观体验记录。目前所知道的最早的疾病记录见于 4 500 多年前的古埃及莎草纸文献。我国的古代医学在距今 2 000 年左右形成比较完整的系统,出现了《黄帝内经》这部古医学文献集成。该书主要以症状记载和定义疾病,辅以医生的视觉、听觉、触觉和询问病史来记录和分类疾病,并记载有疾病的转归和治法。

现代医学的疾病记录体系因对人体内部结构与致病因素的认识深化而有更加详细的描述,现代疾病是以解剖学为基础,辅以病因、病灶研究和疾病表现形式来定义的。

ICD 是基于当前临床医学成熟成果的疾病命名标准体系,有 100 余年的历史,ICD 起源于 1891 年国际统计研究所的死亡原因分类工作。1893 年,该委员会主席 Jacques Bertillon 提出了《国际死亡原因编目》,此即为第 1 版。1940 年,WHO 主持编写了第 6 次修订版。1994 年,WHO 发布了第 10 次修改版 ICD-10。2010 年,WHO 发布了 ICD-10 更新版本。ICD-10 收录了 26 000 多条疾病记录,该标准主要基于疾病的 4 个主要特征,即病因、部位、病理、临床表现(包括症状、体征、分期、分型、性别、年龄、急慢性、发病时间等),是当今医疗界通用的标准。

(三)人类表型术语集与精准医疗数据

由于分子生物学的巨大进步及其在人类疾病认知和解释上的实用性,疾病治疗学取得了显著的进步。临床医学在近 200 年发生了翻天覆地的变化。面对诸多尚未解决的健康问题,人们将循证医学进一步深化,提出了精准医学的概念,试图在更广阔的数据基础上整合现有证据。精准医学实践遵从循证医学的原则,接受其检验,以确认其有效性。

医疗大数据是一个宽泛的概念,不仅包含传统的患者临床信息,也包含行为数据、行业数据、互联网数据,甚至一切与疾病和健康相关的数据。精准医疗数据试图整合基因组学、蛋白质组学、影像组学,甚至是系统发育基因组学、比较基因组学、多组学或生理组学等数据来加深人们对疾病的认知。组学数据的科学解读是精准医疗数据整合的关键,这就需要在基因数据、临床表型和疾病分型三者间建立映射或连接。为此,2008 年国际生物医药组织联盟成员德国柏林夏洛特医学院与 Monarch Initiative 合作开发了一个名为人类表型术语集(HPO)的项目。

HPO 是一种用以描述人类疾病表型特征的标准词汇表,每个术语描述了一种异常表型。表型是生物体外在表现出来的形态与功能特征,是基因和环境共同作用的结果。术语集是描述专业领域的标准化词汇表及词汇间的语义关系。Monarch Initiative 提供了一个在线数据库,用以浏览、查询生物医疗领域的专业术语,该数据库包含了疾病、表型、模式生物、基因等大量结构化的语义数据。

HPO 基于多个医学文献数据库信息进行开发,目前包含 11 000 多项名词和 115 000 余项关于遗传性疾病的注释。HPO 数据库提供了一套针对 4 000 多种疾病的注释。HPO 常用临床术语主要描述表型异常,包含结缔组织异常、声音异常、神经系统异常等 23 大类。HPO 是一种连接方式,也是一种共同语言,能将临床、遗传、生物信息、医学数据等进行专业有效的匹配。HPO 可应用于遗传诊断、生物信息学研究,并为临床数据库提供了标准化的词汇表。

精准医学是一种基于分子生物学进展的疾病认知工具,而精准医疗数据要实现其价值需要实现临床数据各要素之间的提取与整合,这样才能提供有价值的信息给临床医生以便其进行医疗决策。现有的 HPO 只是提供了一种标准化语言模式以整合精准医疗数据,但其内含仍显单薄,需要不断扩充和完善。

二、一般人群与疾病表型数据

一般人群的概念起源于流行病学研究。同样作为研究人群特征的学科,流行病学与人口学的区别在于前者研究人群的疾病和健康数据特征,而后者着眼于人群的大小、增长、密度、分布等统计信息。要深刻理解一般人群的概念,需要对流行病学研究有基本的了解。

(一)流行病学与一般人群

每一个人类个体都是一个独特的存在,不仅其体格、性格、品格、行为各异,疾病健康史也均不相同,受自然环境、社会环境和遗传因素等多种因素影响和调控。这些具有不同特征的单个人类个体组成的不同人群也都具有截然不同的疾病特征。人群疾病特征不仅取决于其组成的单个个体的特征,也取决于人群中个体之间的相互作用,即社会活动以及个体与该人群所处环境的相互影响。流行病学即为研究人群中疾病、健康状况的分布及影响因素,理解疾病发生发展的机制,借以预防和控制疾病发生,指导和评估健康以及卫生保健策略措施的制订,辅助健康和疾病管理的学科。

流行病学强调社会、物理环境及个体水平因素的交互作用对疾病模式的影响,主要通过分析比较不同时间点、不同地点区域、不同人群组成的群体,而非孤立个体的疾病模式,来理解和研究疾病发生发展的因果关系。这种研究可以基于成百上千到百万级别的大样本人群,也可以基于几人到几十人的小群体;可以是某行政区域或地理区域范围内的全体人群,即一般人群,也可以是特殊暴露人群如放射线辐射人群;可以是职业人群,也可以是有组织的人群团体如医务工作者、工会会员、参加保险者等。

一般人群研究所研究的疾病和因素都是一般人群中常见的,如吸烟这种生活习惯对肺癌发生风险的研究,或环境因素如潮湿对风湿性关节炎发生风险的研究。研究目的着眼于研究疾病在一般人群中的防治,选择样本时需剔除已患或疑似患有所研究疾病的人,同时需剔除对疾病不易感的人。

人类群体总是处于动态变化之中。例如自然生活社区中的人群,其大小和组成会由于出生、死亡、迁徙等因素而不断变化,其平均寿命会随着社会经济状况、营养、物理环境等的改善而提高。人口统计学是基于这种自然生存状态的群体(又称为"开放群体")进行研究,预测人口大小和组成成分的。这种人口统计学的动态变化以及环境、社会行为等随着时间、区间动态变化的影响导致疾病模式的复杂变化。为了规范和简化流行病学测量疾病发生发展的方法逻辑,流行病学家们提出了"封闭群体"的概念,即边界定义清晰的群体,开发了包括队列研究、病例-对照研究等在内的一系列研究设计方法,来测量人群疾病频率和负荷,分析暴露因子(病因)与疾病发生(结果)的关联关系。

（二）流行病学研究设计

流行病学研究多通过5种基础设计方法及其各种变化方式进行：病例系列（临床和人群）、横断面研究、病例-对照研究、队列研究和试验。流行病学的文献中又可常见3种常用的二分法：描述性/分析性研究、前瞻性/回顾性研究、观察性/实验性研究。描述性研究包括病例系列和横断面研究；分析性研究则包括病例-对照研究、队列研究和试验；回顾性研究表明数据来源于研究启动之前，如病例系列、横断面研究和大部分病例-对照研究；前瞻性研究的数据则来源于研究启动之后，如试验；队列研究设计则可以是回顾性的也可以是前瞻性的；观察性研究中研究者观察分析研究对象的自然发展过程，观察性研究是包括病例系列、横断面研究、病例-对照研究和队列研究在内的绝大多数流行病学研究所采用的方法；而实验性研究，主要是试验，对研究事件（疾病）发生过程进行控制和有意识的干预以改善研究人群的健康状况，借以理解疾病的发生、评估干预措施的有效性、成本和益处。了解这些分类法可以在阅读相关文献时深入理解其研究方法。下面将对研究一般人群应用较多的横断面研究和队列研究进行简单介绍。

1.横断面研究　横断面研究收集、分析在某一地理范围内，在某一特定时间点和空间截面，或一较短时间区间内，某一人群的疾病和风险因子模式，又称为现况调查。其研究人群多为一般人群，通过患病率这一统计指标评估人群疾病负荷，是描述性流行病学中应用最为广泛的方法之一。用来描述一个国家或地区的疾病或健康状况的分布，评估其健康水平，提示疾病的风险因素，研究卫生服务需求，评价医疗或预防措施的效果，帮助制定和检验相关卫生标准。

横断面研究常采用普查或抽样调查的方式进行。普查某一短时间内一定范围内的人群中的每一个成员，可以及早发现病例并给予及时治疗，但由于工作量大，难以深入细致调查，不适用于病程短、患病率低或检查方法复杂的疾病调查；抽样调查则是从研究的人群中随机抽取部分样本进行调查，从抽样样本调查结果估算样本所代表的人群总体的疾病和风险因子特征。常用的随机抽样方法包括单纯随机抽样、系统抽样、分层抽样和整群抽样。抽样调查样本量较小，节省人力、物力和时间，但调查设计较复杂，有抽样误差不适用于个体间差异较大的研究对象。

2.队列研究　队列是指具有某一共性，如共同经历或共同暴露于某一因素的一群人。队列研究又称为纵向研究，常将某一人群按是否暴露于某可疑因素或按不同暴露水平分组，随访追踪其结局，比较两组或多组间发病率或病死率，以确定暴露因素和所研究疾病是否有关联及关联强度。

队列研究的暴露组研究对象可以是一般人群，也可以是具有某种特征的人群，如特殊暴露于某可疑病因（生活习惯、环境因素、遗传因素等）的人群，或者甚至是患有某种疾病的人群，如病例队列研究。对照组的人群则除了未暴露于该因素或不具有该特征外，其他方面都应尽量与暴露组相同。根据研究的时间方向,队列研究又可分为前瞻性队列研究、回顾性队列研究和双向性队列研究。根据研究对象进入队列的时间不同,又可分为固定队列和动态队列。

队列研究作为一种由因到果、由前到后的分析性流行病学方法,可计算出相对危险度(RR)和归因危险度(AR)等反映疾病危险关联的指标、检验病因假说、评价预防或治疗的效果及安全性,帮助了解人群疾病的自然史和人口健康状况。历史上,多种大型队列的研究结果已引导多种临床试验的设计、临床人群早期诊断和干预策略的制订,在提高疾病的防治水平、降低医疗卫生支出方面起到积极的推动作用。

(三)分子流行病学和精准医学

随着分子生物学及各种组学检测技术,特别是高通量测序技术的发展,分子流行病学作为流行病学的一个分支得到越来越广泛的应用。分子流行病学的研究设计常采用病例-对照研究、病例-病例研究、巢式病例-对照研究等方法,通过质谱技术、抗原抗体技术、生物芯片技术、测序技术等研究与疾病和健康状况相关的生物标志物的分布、影响因素、人群易感性、防治效果评估、预后分析等。这些研究从分子水平阐明疾病发生发展的机制及影响因素,分析个体的发病差异,证实疾病的病因,推动临床医学快速进入个体化医疗、精准医疗时代。

1. 从 GWAS 到 PheWAS 随着生物芯片、第二代测序等高通量基因分型技术的发展,继国际人类基因组学计划和国际人类基因组单体型计划之后,全基因组关联分析(GWAS)在过去 10 年中得到了蓬勃发展,成为在人类全基因组范围内筛选低危险易感基因变异的主要方法。其研究的复杂性状覆盖常见疾病、疾病风险因素、影像学表型、社会行为学特征、单核苷酸多态性(SNP)、拷贝数变化、基因表达、DNA 甲基化、非编码RNA 等。

虽然 GWAS 从设计上来说不能直接鉴定基因靶点或机制,但通过将在患者全基因组范围内检测出的变异位点与对照组进行比较,可以找到组间有显著差异的基因或基因型,再结合连锁不平衡关系分析(LD)、表达数量性状基因座(eQTL)等方法,可以推测可能的疾病易感基因或转录本,从而避免了像候选基因策略一样需要预先假设致病基因,因此打开了一扇通往研究复杂疾病的大门。

随着电子病历系统等医学信息化的发展,临床表型信息越来越数字化、结构化,另一种分析基因型-表型关联的方法,全表型组关联分析(PheWAS)逐渐发展出来。PheWAS通过解析电子病历信息统计分析单个遗传变异与多种生理、临床性状和表型的关联关系,逐渐成为查审电子病历聚合式大型队列数据、增强复杂疾病基因组分析的重要工具。

2. 精准医学队列研究 中国"十三五"规划中科技部"精准医学研究"重点专项2016 年启动 3 个随访 5 年以上的大型自然人群健康队列研究,包括 1 个拟募集 20 万人以上、覆盖中国全人群的自然人群队列,2个各自募集10万人以上的区域自然人群队列;同时启动6个各自募集5万人以上、随访5年以上的重大疾病专病队列研究,包含50种以上流行率较高的罕见病、队列人群不低于5万人的罕见病临床队列研究。2017年的"精准医学研究"重点专项再次启动5个各自募集10万人以上、随访4年以上的区域自然人群队列和8个各自募集5万人以上、随访4年以上的重大疾病专病队列研究。

这些精准医学队列研究均要求通过统一的国家平台进行资源和数据共享,从而可以进一步推动疾病的分子分型、个体化靶标发现、临床精准化诊疗方案研究。

(四)一般人群的疾病表型数据

疾病模式里的变量,又称为结果,可以帮助描述、分析、阐释理解人群内和人群间疾病模式的不同,是流行病学数据收集分析的基础。流行病学变量的选取需要符合以下几个标准:对个体和人群健康有影响、能精确测量、能用于有效分类人群和可形成可测试的病因假说。流行病学变量又分为个体变量和人群变量。多数个体变量,如性别、年龄、血压等,可统计汇集到一起来描述所在人群属性,形成人群变量;一些个体变量如指纹,在人群水平上没有意义,通常此类数据不直接用于流行病学数据分析研究;一些人群和环境变量,如人口密度、失业率、空气质量等,不能在个体水平进行检测,因而不能由个体变量汇集形成。

人口统计学数据描绘研究人群的出生、死亡、年龄、性别、生育、迁徙流动等人群结构和趋势信息,是流行病学数据,特别是基线数据的重要组成部分。

1. 一般人群的基线疾病表型数据 一般人群的基线数据指每个研究对象在研究开始时的基本情况,通常包括待研究的暴露因素的暴露状况,研究对象的健康患病情况,年龄、性别、职业、婚姻、生育等人口统计学情况,家庭环境、个人生活习惯及家族疾病史等。数据来源包括电子健康记录档案中的结构性临床和医疗相关信息,研究对象自报的健康、行为、生活方式等信息,对研究对象进行体检或实验室检测以确定是否患病等,对研究对象的生活/工作环境调查检测获得的社会网络、空间环境数据等。

2. 一般人群的纵向疾病表型数据 纵向疾病表型数据通常经随访采集。随访内容包括研究的结局,即观察重点、失访信息、暴露因素等。要进行高质量的随访需要制订和临床研究方案对应的观察指标体系,分析每一类临床研究方案所需指标、指标测量和收集的时间点等,并从该临床研究方案应用的不同角度,如诊断、预后、病因、描述出发,评估改进的可行性。

目前中国疾病表型数据的收集记录缺乏统一标准,在精准医学的研究中难以整合不同来源的疾病表型信息,也难以与检测出的生命组学数据进行对接。为规范化我国的疾病表型信息表达,提升我国的疾病表型数据质量,促进精准医学研究,多家医疗研究机构已开始进行中国疾病表型术语系统的开发建设工作。

三、基因组学数据

(一)基因组学数据的概念

基因组是指一个生物的 DNA 中所含有的全部遗传信息的总和。基因组学则是研究基因组的组成、结构、表达调控机制和进化规律的一门学科。而基因组学数据,则是在进行这些研究时所产生的各种数据的总称。而精准医疗数据范畴下的基因组学数据,则是对众多个体进行全基因组测序得到的不同序列信息,并结合之前的研究成果对此进行分析所得到的基因注释信息、功能及关系信息等共同组成的庞大数据的总称。

(二)基因组学数据出现的背景

基因组学数据是精准医疗数据中一个十分重要的组成部分。1975 年诺贝尔生理学或医学奖的获得者罗纳托·杜尔贝科曾经说过:"DNA 序列是人类的真谛,这个世界上发生的一切事情都与之息息相关,包括癌症在内的疾病等发生都与基因直接或间接有关。"因此,若是了解了人类所携带的遗传信息的全部内容,人们就能够高屋建瓴,在一个新的高度理解疾病产生的机制并寻找有效治疗的途径。

在这样的目标驱动下,人类于 1990 年启动了"人类基因组计划"。它是一项由美国、英国、法国、德国、日本和中国等国家参与的规模宏大的科学探索工程,旨在测定人类基因组中所包含的 30 亿个碱基对组成的核苷酸序列,从而绘制人类基因组图谱,实现破译遗传信息的最终目的。它是继"曼哈顿计划""阿波罗登月计划"之后人类科学史上的又一个伟大工程。这项计划历时 10 多年完成、花费约 54 亿美元的项目,共给美国联邦政府带来了 1 万亿美元的经济效益,这些推动医疗卫生产业发生或正在发生革命性的变化。更为重要的是,它使得科学家能够更加深入地认识到基因的功能,同时还促进了人类基因组相关数据以及分析工具在互联网上得到更好的推广,这些成果都极大促进了医药领域、生物技术以及基础生命科学研究的发展。

不过,彼时的测序成本是如此之高,以至于其还不足以步入寻常百姓家,同时测序得到的数据量也十分有限,限制了相关研究的进一步发展。

进入 21 世纪以后,诸如以 Roche 454 Genome Sequence 测序仪和 SolexaGA 测序仪为代表的第二代测序技术的出现和发展,使得基因测序成本大幅度降低。2001 年对整个人类基因组测序的费用是 1 亿美元,而今天,成本已经降至约 1 000 美元。

测序成本的大幅降低,使得过去限制基因组学进一步发展的数据瓶颈得到了解决。也使得高通量测序不但可以广泛应用于基础研究领域,而且也得到大规模的商业化,乃至将来有可能变成人们日常生活中的一部分。

在这样的背景下,"精准医疗"的概念应运而生。按照 NIH 对"精准医疗"的定义,"精准医疗"是一个建立在了解个体基因、环境及生活方式的基础上再对疾病进行治疗和预防的方法。在"精准医疗"的模式下,医疗中的各项步骤包括决策、实施等都是针对每个个体特征而制订的,疾病的诊疗是在患者自己的遗传信息基础上进行的。

而低成本的基因组测序,极大地满足了这个要求。通过对每个个体的全基因组进行测序,医疗研究人员便可以在最根本的层面加深对疾病的认识,筛查出潜在致病基因,使医护人员能够准确了解病因,加以有针对性地用药,并减少相应不良反应的产生。与此同时,对众多个体全基因组测序得到的海量基因组学数据,以及经过汇集和整理得到的数据库,又为研究人员进一步深入挖掘基因组数据提供了丰富的素材。

因此在当今精准医疗领域,如何认识和了解基因组的数据便成了当务之急。

(三)基因组学数据类型

基于全基因组测序得到的基因组学数据就是 DNA 序列,包含两种类型:非重复序列和重复序列。

非重复序列主要包括编码蛋白质的基因和编码 RNA 的基因。蛋白质是生物体各项基本生理生化活动的承担者,而 RNA 则广泛参与包括蛋白质表达在内的众多生理生化过程的调控。因此,编码这两类生物大分子的基因的数据便显得尤为重要,尤其是后者。生物体中并不是所有 RNA 都会作为模板继而翻译出蛋白质,相反,有相当数量的 RNA 是在转录水平调控基因表达。这些 RNA 的长度、形态、结构及功能各异,对其基因序列数据的分析将可以对这些 RNA 高级结构的解析带来很大的帮助,继而有助于研究人员更加深入地认识这些 RNA 在代谢通路中所起到的具体的调控作用,这对疾病的诊疗也是非常有帮助的。

重复序列则主要包括散在重复序列和串联重复序列。散在重复序列是指分散在整个基因组中的不紧密相连的重复片段。而串联重复序列则是指以一段特殊的序列作为重复单元连续多次出现所形成的序列。根据重复单元的长度及重复次数可以进一步细分为卫星序列和微卫星序列。其中由于微卫星重复序列在不同个体间及群体间通常表现出很高的序列特异性,故广泛应用于遗传多样性分析、疾病连锁分析。

另外就是对全基因组测序结果的注释信息。基因组注释是利用生物信息学方法和工具,对基因组所有基因的生物学功能进行高通量注释,是当前功能基因组学研究的一个热点。

对海量测序数据分析的迫切需求,客观上促进了一系列新的研究技术的诞生。

(四)几种常见的研究技术

1. 全基因组测序技术　全基因组测序是指对个体的整个基因组进行测序分析的方法,利用了高通量测序技术。它覆盖程度高,能检测出整个基因组中全部的遗传信息。它的具体实现步骤是先通过实验手段提取全基因组的 DNA,然后随机打断,加上测序接头,建库测序,然后把测序得到的读长序列组装成更长的片段,直到组装成染色体。在之后检测其中诸如 SNB 和 SV 等变异在染色体上的位置及分布,探索其与疾病之间的联系。

全基因组测序能揭示与人类生老病死相关的基因的奥秘,使人类从根本上认知疾病产生的原因成为可能,继而为人类精准有效地治疗疾病、预防疾病提供了有效的依据。

2. 全外显子组测序(WES)技术　WES 的原理是利用特定的探针将已知位置的全基因组外显子区域的 DNA 捕获,富集后进行高通量测序的基因组分析方法。不过由于它仅对编码蛋白质区域进行测序分析,得到的数据量有限,因此分析结果不如全基因组测序。只不过由于其目前成本比后者低而受到青睐。不过从长远来看,随着测序成本进一步下降,全基因组测序应该会成为未来人们的首选。

3. 全基因组关联分析(GWAS)　GWAS 是指在人的全基因组范围内,利用统计学的方法寻找出不同个体间存在的遗传变异,并从中筛选出与疾病显著相关的变异的一种研究手段。它主要聚焦在单核苷酸多态性(SNP)这种变异上。例如,它通过比较正常人和患病个体的 SNP 差异,如果发现一种或多种特殊的遗传变异在患病个体中出现的频率明显高于在正常个体中出现的频率,则可以认为这些种类的遗传变异与这种疾病的发病有很大的关系。

4. DNA 酶 I 超敏感位点测序(DHS-seq)技术和利用测序对转座酶易接近核染色质进行分析的方法技术　DHS-seq 和 ATAC-seq 都是用来分析染色质开放位点的技术。其主要原理是利用特定的酶插入染色质的开放位点,并将其切割下来加入接头序列,再建库测序。它可以检测全基因组范围内的转录活性位点、DNA 蛋白质相互作用、核小体分布等表观遗传信息,继而为寻找潜在的致病因子提供了更有效的指导。只不过前者的效率不如后者,因此长远来看,后者在相关研究中的应用前景更佳。

以上几种都是主要研究 DNA 的技术,接下来将要介绍几种研究 RNA 和蛋白质的技术。

5. 转录组测序技术(RNA-seq)　RNA-seq 是利用高通量测序技术对组织细胞的转录组进行测序分析的技术。具体过程是提取所要研究的特定种类的 RNA,将其反转录成 cDNA,再利用高通量测序技术对这些 cDNA 进行测序,从而获得所要研究的特定组织或器官内几乎所有的转录本序列信息。它的检测结果可以反映特定条件下组织细胞的基因表达情况。

6. 单细胞测序技术　单细胞测序技术是近年来发展起来的尖端技术。过去的测序技术均是对来自众多细胞的样品进行测序,得到的结果反映的是这些组织细胞内相应信号的平均水平。然而,细胞的异质性却是生物系统和生物组织的普遍特征。为了剖析不同细胞间的异质性,有必要在单细胞水平分析细胞的基因组情况。随着高通量测序的推广,单细胞测序技术也得到了迅速的发展,这就为揭示不同细胞间基因表达的异质性提供了有力的工具。

7.染色质免疫共沉淀测序(ChIP-seq) ChIP-seq 是基于第二代测序技术的一种研究 DNA 和蛋白质相互作用关系的技术。它是通过染色质免疫共沉淀技术富集被蛋白质结合的 DNA 片段,纯化并建库测序。分析测序结果,从而得到与组蛋白、转录因子等进行相互作用的 DNA 区段的信息。它在组蛋白修饰、染色质重塑等表观遗传学领域的研究中发挥着极大的作用。

8.交联免疫共沉淀测序(CLIP-seq) CLIP-seq 原理类似于 ChIP-seq,只不过它是用来研究 RNA 与蛋白质相互作用关系的技术。其主要原理是在紫外线照射下 RNA 分子和与之结合的蛋白质发生偶联,此时加入识别 RNA 结合蛋白的特异性抗体将 RNA-蛋白质复合体沉淀之后,回收其中的 RNA 片段,经添加接头、RT-PCR 等步骤,对这些分子进行测序分析,从而得到相应蛋白质所结合的 RNA 的序列信息。

9.RNA 结构平行分析(PARS)技术 PARS 技术是通过对 RNA 片段进行深度测序在单核苷酸分辨率上确定 RNA 二级结构的一种技术。其基本原理是利用两种不同的、分别识别 RNA 双链和单链的酶切割 RNA 分子,将得到的 RNA 片段进行测序并比对到编码该 RNA 的基因上,根据两种方式得到的片段在该基因不同位置的分布情况,推知该 RNA 在不同序列处的单双链情况,进而确定其二级结构。

10.体内点选 2′羟基酰化和图谱分析实验(icSHAPE)技术 icSHAPE 技术是另外一种能在全转录组水平探索 RNA 二级结构的技术。其原理是通过一个带有叠氮化物修饰的化合物小分子对活细胞中单链 RNA 的部分碱基进行特异性化学修饰,再加入 DIBO-生物素进行点击(click)化学反应,从而使这些带有生物素标记的 RNA 分子经由磁柱得到纯化,再进行测序分析就能够在全转录组水平研究不同 RNA 的二级结构。

以上几种近来常见的研究方法和技术为基因组学数据的研究提供了新颖的视角和独特的途径,也使研究人员对于同样的一条序列,能从不同的角度予以解读。因此,对如此庞大数据管理的需要及对更加集成式的分析平台的渴求,催生出新的平台。这使得研究人员能更方便地整合已有的数据,分析新得到的数据并探索未知的数据。

(五)当前市场动态

当前市场上一些利用基因组数据解读健康状况的个性化公司已经出现。如 2016 年 DNA 测序巨头 Illumina 成立的血液活检公司 Grail,其主要目的就是开发出有效的高通量测序技术,利用其测定人体血液中游离的 DNA 片段,并筛查其中可能与癌症相关的突变,实现对肿瘤的早期检测。

还有更早些时候成立的个人基因体检公司,仅通过采集用户的唾液,通过其拥有的庞大的基因和表型关联数据库,反馈给用户包括个人基因变异信息、患特定疾病的风险、药物敏感度等相关信息。

以上新技术、新公司、新现象的出现,预示基因组学数据的获取、管理、解读和应用,将是未来精准医疗领域颇具前景的部分。科学家们预计,在不断发展的基因组学技术的推动下,用于 DNA 序列分析、注释以及可视化软件的发展在未来几年将显著推动整个精准医疗市场的发展。

四、蛋白质组学数据

2016 年 3 月 7 日,我国科技部发布了国家重点研发计划"精准医学相关研究"的申报指南,标志着我国将发展精准医学列为国家层面的战略发展方向。随着精准医学概念的不断完善,人们对于精准医学的理解不再局限于阐明疾病发生的分子机制,更需要能够在疾病的诊断治疗和预后监测上进行前瞻性布局,结合患者的生活环境和临床数据,实现精准的疾病分类和诊断,实现疾病的靶向治疗,切实达到个性化、可预见性、预防性和参与性的医疗要求。由于各类检测技术的发展,精准医学的概念不断拓展,不再局限于基因组学这一范畴,精准医学已经在更多领域快速发展,包括表观基因组学、转录组学、代谢组学和蛋白质组学等。作为生命活动的最终执行者,蛋白质直接体现了疾病发生发展过程中基因表达的动态变化,这也是治疗各种疾病的重要靶点,因此蛋白质组学同样是精准医学的重要研究内容。

"个体化治疗"是实现精准医学的关键,但是个体间的差异非常复杂,遗传背景和环境因素造成的差异性导致单一治疗方法在不同患者中的疗效大相径庭。精准医学通过基因组学、蛋白质组学等信息与临床表象之间的关系,分析患者病理学特征,并通过已有数据库分析最恰当的个体化诊疗方案,以提升治疗效果并最大限度降低不良反应。

生物医学检测技术的高速发展和组学大数据时代的来临使得精准医疗得以实现。以癌症为例,不同患者之间存在极大的复杂性和多样性,虽然大量研究已经揭示了癌症发生发展过程中的各种分子机制,但是不同患者在分子遗传上具有很大差异,即使是相同病理类型的患者,对同一药物的反应也不尽相同,甚至同一患者体内的不同病灶也存在高度异质性,因此癌症治疗成为精准医学的重点关注领域之一。近年来,基因检测技术高速发展,高通量、快速、方便、廉价的测序技术为癌症早期诊断、靶向治疗、预后监测等提供了前提条件;同时通过蛋白质组学的筛选和鉴定,大量治疗靶点涌现出来,如 VEGFR、核仁素、热休克蛋白 90α(Hsp90α)等,引领了新的研究热潮。

虽然在肿瘤治疗领域使用精准医疗的前景广阔,但是要实现这一目标需要多方面技术的突破。为了实现对每位患者的个体化治疗,需要收集海量的基因组学、蛋白质组学、代谢组学等信息,这些高通量组学信息具有信息量大、种类繁杂、有待挖掘和需快速检索的特点,但是存储、管理、分析这些数据是目前面临的重大挑战。通过大数据方法对大样本的临床试验数据和临床表型数据进行综合分析,挖掘组学数据与表型数据之间的联系,并促进新型分子标志物的发现,能够帮助人们进一步了解癌症的发生发展过程并研发新的诊疗技术。

蛋白质组学可以阐明生物体蛋白质的表达模式及功能,包括鉴定蛋白质的含量、修饰、功能、相互作用谱等。蛋白质组学在肿瘤筛查、肿瘤标志物鉴定、肿瘤分期分型和治疗靶点研究等方面具有广阔前景。例如,通过收集患者蛋白质表达谱,分析其中潜在治疗靶点的表达情况,可以准确地"定制"最适合的联合用药方案,实现有的放矢的个体化治疗;随着治疗进程,通过监控患者体内肿瘤标志物的表达水平,可以掌握病情发展情况,调整用药剂量等,避免治疗不当和过度治疗;如果发现肿瘤标志物水平出现异常升高,则肿瘤细胞可能出现分化或已经获得抗药性,需要重新提取患者组织样品,分析蛋白质组学信息,寻找新的治疗靶点。通过上述治疗方式,可以实现准确的靶点选择、用药调整和病情监控,提高疗效并减少患者痛苦。

应用于蛋白质组学分析的生物样本种类具有多样性,包括组织样本和体液样本,如尿液、血液、胸腔积液、唾液和脑脊液等。蛋白质组学分析步骤依次为样本收集、样品制备、质谱分析和数据处理,针对不同类型的生物学样本和研究目标,具体操作步骤有所不同。对于常规的组织和细胞样本,一般先进行研磨或匀浆,然后提取蛋白质。但针对血清和脑脊液等样本,由于其中蛋白质浓度动态范围大,如血清中含量最高的人血清白蛋白的浓度可达到 45 mg/mL,蛋白质浓度的动态范围可到 10^9 数量级,样品制备需要使用选择性亲和试剂如 IgY12 去除高丰度蛋白质。

根据不同的研究目的,蛋白质组学在临床研究中的应用包括蛋白质表达分析和蛋白质修饰分析。蛋白质表达分析包括蛋白质的绝对定量和相对定量。鉴定疾病相关的生物标志物一般首先进行蛋白质的相对定量,即鉴定健康状态和疾病状态生物样本中蛋白质表达量的差异,发现与该疾病相关的生物标志物;进一步利用绝对定量方法,通过在样本中掺入带有稳定同位素标记的目标蛋白质或肽段,分析该潜在生物标志物在健康人群和疾患者群中的表达量范围,为临床诊断提供理论基础。常用的蛋白质相对定量方法分为非标记定量和标记定量,后者包括利用 iTRAQ 和 TMT 等试剂直接标记肽段上的氨基基团,在二级质谱(MS/MS)上进行定量分析。目前翻译后修饰蛋白质组的研究包括蛋白质磷酸化、乙酰化、甲基化、泛素化等修饰的鉴定,需要对翻译后修饰的肽段进行富集,如应用 TiO2 和 IMAC 亲和柱对磷酸化肽段进行富集;而乙酰化、甲基化、泛素化肽段则使用相应的抗体进行富集。蛋白质组学样品的制备过程还包括一个非常重要的步骤,即肽段的分级分离,以减少质谱上机时样品的复杂程度,增加蛋白质的鉴定数目。肽段分离常使用高 pH 值反向色谱或强阳离子柱等分离方式,分离后的肽段组分再通过 nanoLC-MS/MS 方法进行质谱鉴定,能够在一天的时间内从组织或细胞样本中鉴定到超过 7 000 种蛋白质。人类基因组共有 20 000 ~ 30 000 个基因,而细胞中瞬时表达的蛋白质只有 10 000 余种,也就是说如今蛋白质组学可以鉴定到绝大部分的表达蛋白,为疾病研究提供了有力手段。

迄今为止由蛋白质组学发现的可能的疾病生物标志物已超过 1 000 种,但最终用于临床诊断和治疗的屈指可数。其中主要原因有两个。

(1)蛋白质组极度复杂,蛋白质样本的异质性强。

(2)早期蛋白质组学分析的仪器精度和灵敏度较低,分离技术也不成熟,并缺乏标准化流程,使得结果重现性较差。近几年随着液相质谱串联技术的发展,包括纳升液相色谱分离以及 Orbitrap 等高灵敏度和精确度质谱仪器的应用,蛋白质组学技术日趋成熟。同时利用显微切割等技术,并大量提高测试的病例数目,克服了人群蛋白质组异质性问题。OVA1 于 2009 年成功通过美国 FDA 绿色通道的审批,成为第一个蛋白质组学体外诊断多元指数分析试剂盒,宣告蛋白质组学研究从理论研究进入临床使用。随后,美国癌症临床蛋白质组学技术评价组织的成立,也加速了蛋白质组学研究标准化和临床应用的发展。蛋白质组学已经成为精准医学领域迅猛发展的一个重要方向,相信在不久的将来,蛋白质组学将应用于大规模的临床研究,为治疗各类疾病做出贡献。

如正常组织一样,肿瘤需要大量的氧气和养分维持生长并清除代谢废物,因此肿瘤组织通过活跃的血管新生满足自身需求。抗血管新生药物在肿瘤治疗中已广泛使用,特别是内源性的抗血管新生因子。血管内皮细胞抑制素是最早报道的内源性抗血管新生因子之一,1997 年,Folkman 等报道该因子可以显著抑制原发瘤生长和转移,引起极大轰动。尽管相关药物获准上市,但是具体的分子机制一直未能完全阐明,部分患者对该药物有良好反应,但是在另一些患者中疗效不佳。2007 年,石虎兵等的研究报道显示,通过质谱技术和蛋白质组学分析,在血管内皮细胞抑制素的蛋白质相互作用谱中,发现核仁素可以作为血管内皮细胞抑制素的受体介导其进入细胞并发挥生物学功能。随后通过分析大量临床患者组织样品,发现不同患者的肿瘤组织中核仁素的表达存在极大差异,而进一步的临床用药结果表明,该药物对高表达核仁素的患者疗效更佳。这项研究成功阐释了血管内皮细胞抑制素发挥功能的分子机制,更为相关药物的使用提供了指导方案,为实现精准医疗奠定了基础。

肿瘤标志物是由肿瘤细胞本身合成、释放,或由机体对肿瘤细胞反应而产生的、标志肿瘤存在和生长的一类物质。它在肿瘤患者体内的含量远远超过健康人群,在肿瘤普查、诊断、预后判断、疗效评价等方面都具有较大的实用价值。通过蛋白质组学等手段检测患者体内相关肿瘤标志物的表达水平变化,可以准确反映肿瘤的生长情况,提示用药疗效,并可以作为长期监控指标,是肿瘤精准医疗中的重要工具。Hsp90α 是人体细胞中的蛋白质分子,有报道称其能够加速肿瘤细胞的恶性转变,除胞内形式以外,其还能分泌到细胞外。清华大学罗永章教授团队发现,血浆中 Hsp90α 可作为肿瘤标志物,其水平与肿瘤的发生、发展、恶性程度,尤其是转移密切相关。随后该团队研发了人血浆 Hsp90α

定量检测试剂盒,并于2013年和2016年分别完成了在肺癌和肝癌患者中的临床试验,获得国家最高级别医疗器械证书,其中在肝癌患者中的检测准确率达到90%以上,显著优于现有常用的肝癌肿瘤标志物。随着蛋白质检测技术的发展,更多、更准确的肿瘤标志物不断出现,通过大数据分析蛋白质组学、基因组学、患者病情等指标,探索多种标志物联合使用的新途径,可以进一步提高检测准确率,推进肿瘤精准医疗的发展。

大数据时代的来临和精准医疗概念的推广为肿瘤诊疗带来了新的发展方向。通过多种组学检测技术和数据分析手段,人们对肿瘤、阿尔茨海默病等严重威胁人类健康的疾病有了更深入的认识,并通过深入的转化研究,在努力实现临床治疗中的精准诊断、锁定靶点、研发新型靶向药物、个体化治疗、病情实时监测,力求早日攻克各类重大疾病。

五、放射组学

放射组学作为放射基因组学的一部分,自动地从大量医学影像中高效地提取高通量特征。其流程包括获取影像数据、病灶分割和量化特征提取,最后需要挖掘影像特征和基因表达之间的关联性。放射组学可用于癌症诊断、肿瘤预后、治疗方案选择和确定活检位置等。但是,在过程的可重复性及构建高质量、大样本的共享数据库方面还存在挑战。

(一)放射组学的定义

随着放射学、计算机科学和医学影像学的发展,医学影像数据增长十分迅速,这给基于医学影像的计算机辅助诊断提供了好的条件。但是,传统的计算机辅助诊断的方法仅得到癌症病灶的位置或良恶性分类,并未与基因表达、细胞分子形态等可诱导癌症的关键信息相关联。

而获取基因表达谱的传统方式是借助穿刺活检等外科手术对病灶样本进行医学分析,这将对患者造成创伤。相比之下,医学影像通过无创的手段提供病灶的内部组织结构信息,因此,提出了致力于建立基因表达谱与医学影像特征之间相关性的"放射基因组学"。

放射组学隶属于放射基因组学,是放射基因组学中对医学影像进行分析并提取特征的过程,由荷兰学者Lambin等人于2012年提出。放射组学的具体定义是自动将医学影像转化为可挖掘、高通量的大量量化特征。这些特征可用于综合评价肿瘤预测性信号的表型,包括基因表达谱、生物细胞分子和组织形态等。

放射组学的关键内容在于图像的获取、病灶区域的检测和分割、量化特征的提取和建立与基因表达谱之间的映射关系等。它面临的主要挑战有:可重复性、大样本高质量的共享数据库的构建。

（二）放射组学的流程

1. 图像的获取　为了从放射组学中得到更精确的临床参考资料，影像数据的数量和质量需要得到严格的保证。因为大样本数据能排除特殊病例对诊断模型的干扰，而且劣质的影像不仅不能提供有用的信息，还可能使优质数据受到损失，所以数据的数量和质量是图像获取时需要考虑的关键因素。

常用于放射组学的影像有计算机断层成像（CT）、正电子发射计算机断层成像（PET-CT）和磁共振成像（MRI）等。

CT 是使用 X 射线对人体横向切面进行扫描并根据 X 射线衰减系数重构出图像的医学成像技术。CT 具有扫描时间快、清晰度高的优点，可适用于多种癌症的检查。

PET-CT 是核医学中先进的成像技术，其原理是将半衰期短的放射性同位素注射入人体后，用计算机断层成像的技术检测该物质在人体中的分布情况。肿瘤往往代谢旺盛，放射性同位素在肿瘤组织中的分布要比正常组织多。

MRI 也是断层成像的一种，通过将一定频率的射频施加到静磁场中的人体上，使人体中的质子发生磁共振的现象，并由此重建出断层图像。MRI 的优势在于不用向人体内注射放射性同位素、断层图像方向可变等。

除此之外，乳腺钼靶影像、超声图像等医学影像也可以成为放射组学的研究对象。

2. 病灶的检测和分割　病灶检测是放射组学中的关键步骤。因为放射组学特征的提取依赖于病灶分割的准确性，而医学影像中病灶的边界可能不清晰，这给病灶的精确分割带来了很大的挑战。另外，"金标准"的选取也会受放射科医生临床经验的影响，因此对自动分割结果的准确性和可重复性的评估还存在较大争议。

目前常采用的分割算法包括区域增长、水平集、图割、活动轮廓等自动分割算法和半自动分割算法，如 livewires、容量 CT 分割法等。但是，医学影像没有统一的普适性的分割算法，不同方法所得的结果可能会有很大差别。因此，建立统一指标来评估分割算法非常有必要。

3. 量化特征的提取　放射组学的核心步骤是从已分割出的感兴趣的区域中将病灶隐含的信息转化为量化的特征。特征可分为语义特征和非语义特征。语义特征是将放射学家通过肉眼观察得到的对病灶的定性描述转化为定量数据的特征，典型的语义特征有形状、位置、血管分布、肿瘤坏死、毛刺和蔓延等，它是肉眼可观察到的病灶在外形上的特性。虽然放射学家已通过定性描述刻画病灶的语义特征，但是在使用计算机对图像进行处理时，需将其转化为定量特征，这样有助于癌症的诊断和预后。定性的语义特征可从较为成熟的报告与数据系统图谱中获得，如 birads（乳腺癌）、PI-RADS（前列腺癌）、Lung-RADS（肺癌）等。

非语义特征是通过计算机算法提取出的刻画病灶内部异质性的特征，其特点是用肉眼难以观察。较常见的非语义特征主要有灰度直方图特征、灰度共生矩阵特征、Laws 纹理、拉普拉斯变换、闵可夫斯基函数和分形维度特征等。其中,灰度直方图特征用于统计病灶中灰度分布的频率;其余特征均可归纳为纹理特征,纹理描述的是区域内的灰度按照一定规律重复出现的特性,可刻画出病灶内部的异质性。

随着深度学习技术的发展,采用 CNN 提取影像特征的方法也逐渐应用于医学图像。神经网络结构中,所有隐含层中卷积核与上层图像卷积之后的结果可作为影像特征,但这些特征难以得到临床或物理上的解释。

4.数据共享与数据库构建 在获取了图像数据和图像特征之后,可以用于构建放射组学数据库。构建数据库时首先需要去除敏感信息,包括影像号、患者姓名、地址以及活检时间等隐私信息。接下来需要建立一个整合数据库,里面包括了影像数据、影像特征、临床信息等。在这个过程中,需要将多中心的数据整合成统一的标准数据,并处理好统计误差,尽可能地将误差降到最小。最后,需要保证样本量够大,因为在最终寻找影像特征和基因表型或分子信号之间的关联时,准确性往往受样本量的影响。

(三)建立图像特征与基因组表型的映射关系

放射组学基于假设:图像特征与基因签名具有关联性。因此,从大样本、高质量的数据中提取到高通量的影像特征后,需要寻找这些特征和基因表达之间的关系。以色列学者 Segal(西格尔)等人提出了建立该关系的步骤如下。

(1)定义多个量化的影像特征,凭经验从中挑出信息量最大的特征。

(2)用基因芯片测得基因表达水平,构建网络模块算法并寻找这些基因表达与量化特征之间的关联性。

(3)将上述关联性用于一组独立的肿瘤组,并检验其预后能力,以验证基因表达与影响特征之间关联的合理性。

目前的许多研究已经在某些癌症上找到了这个关联。例如,Segal 等人就使用定量的肝细胞癌语义特征对基因表达谱进行了预测,仅用 28 个图像特征就可以充分地重构出116 个基因表达模块控制的变量。该方法具有高通量、低误差的特点,其价值将越来越受到重视。

另外,Jackson(杰克逊)等人和 Diehn(迪恩)等人表示,"增殖"和"缺氧"的基因表达谱可以被肿块或肿瘤的动态对比增强预测出来。他们还表示,特定的图像特征可以预测出表皮生长因子受体的表达。研究结果还进一步表明,图像特征对病理诊断结果具有高度的可预测性。

(四)放射组学的应用

1.癌症的诊断 放射组学中提取的大量量化特征可以直接运用于计算机辅助诊断。例如,Wibmer(维布默尔)等人通过对 147 例病例的研究证实 MRI 中 T2 图像的纹理特征可用于区分前列腺中的病灶组织和正常组织,并且准确率超过90%。

2.肿瘤预后　建立了影像特征和基因表达谱之间的关联,可获得肿瘤的预后信息。例如,Grove(格罗夫)等人发现,肿瘤内部异质性、毛刺、熵等特征对早期肺癌患者有很强的预后预测能力($P<0.01$)。并且,这种预后预测能力不依赖于数据集的选取。Aerts(阿尔茨)等人的研究表明,放射组学签名完全可以用于相互独立的两个机构采集的病例上。而且,放射组学签名还可以用于头颈癌的预后预测。

3.治疗方案的选择　肝癌的影像特征与患者对多柔比星的反应有关联,而对该药物的反应是取决于基因表达程序的。由他们的分析可知,放射组学分析可用于单个肿瘤治疗方案的选择,而传统治疗方案的选择可能需要依靠穿刺活检。另外,一项针对58例乳腺癌患者MRI图像的研究表明,动态对比增强序列的纹理特征可以预测患者对辅助化疗的反应。

4.确定活检位置　医学影像可用于引导活检位置。而通过放射组学提取的高通量特征可以定量地分析复杂肿瘤的结构,找到最有可能包含重要的诊断、预后信息的位置,从而能更精确地告知活检部位。

(五)放射组学所面临的挑战

1.可重复性　放射组学分析需要大量的数据支撑,这些数据需要来自多个研究机构。但是目前没有公认的医疗数据中心,因此数据共享和结果的可重复性还存在挑战。曾有科学家尝试重复53个对癌症具有重要意义的科学研究,仅有其中的6个可得出原始结果。

2.大数据　数据科学发展越来越快,患者的数量和数据量都以指数级在增长。而大数据是从大型数据集中得到结论,但这些数据集并不一定来自精心控制的实验。因此在放射组学的分析中,需要将不同来源的数据集进行标准化,而在数据量庞大的情况下,这个过程是很难实现的。

3.数据共享　数据共享是医学影像分析中的一个重大挑战,因为需要克服文化、行政、管理和个人的诸多问题。数据共享必须去除患者敏感信息,不能违反相关法律法规,确保数据的保密性。这个过程需要大量时间来完成。

第三节　精准医疗大数据分析的常用工具

随着互联网的普及和发展,"大数据"这个术语越来越多地出现在大众的视野中。这个术语从20世纪90年代开始使用,John Mashey在1998年的一次特邀报告中首次提到这个术语。到目前为止,还没有统一的大数据定义,每种定义都反映大数据的特定方面。

从数据的角度,大数据定义是指数据量规模太大或是过于复杂以至于无法使用传统的统计方法处理的数据集合;从作用的角度,大数据是指能够处理和分析大量且复杂数据的能力。

一、大数据的特点

在 2001 年的一份研究报告中,麦塔集团(METAGroup,现为高德纳)使用 3 个"V"[容量(volume)、种类(variety)和速度(velocity)]来描述大数据的特点。此外,有些机构还在 3 个"V"的基础上增加了一个新的"V"[价值(value)],这成为大数据的第 4 个特点。

1. 容量　海量的数据规模,人和机器产生越来越多的数据。2015 年全球的数字化信息总量为 8.6 ZB(zettabyte,泽字节/十万亿亿字节),并以每两年翻一番的速度在增长。如何存储、查找、传输和分析这么大规模的数据成为需要解决的难题。

2. 种类　多样的数据类型,数据源多种多样。随着互联网、物联网、移动终端以及各种可穿戴设备等新一代信息技术的发展,产生了越来越多不同格式的数据,如文本、语音、图像、视频以及地理位置等非结构化数据,对于这些非结构化数据需要采用不同于结构化数据的数据分析和处理方法。

3. 速度　获取和处理数据的速度快,数据产生可以是实时的。每天在社交网络、购物平台以及各种监测系统等领域产生大量的数据,脸书网的用户每天会上传超过 9 亿张图片,阿里巴巴公司每天的订单超过 1 000 万笔,对于这些海量数据的实时快速摄取、存储、处理或分析是一个巨大的挑战。

4. 价值　是指数据被分析后能够体现出来的有用信息的程度,通过正确且准确的分析,数据将会带给人们很大的价值回报。

二、大数据的特性

随着大数据领域的不断发展和完善,人们又提出了 3 个大数据的特性。

1. 易变性　数据流具有波动性,每天、每个季度或是由某个事件触发后的数据流都会发生变化。

2. 准确性　数据的质量具有很大差异性,严重影响数据分析的结果。从各种渠道获得的海量数据往往含有大量的虚假数据、噪声和异常点,通常需要专门的数据清理过程以保证分析的数据是真正有意义的。

3. 复杂性　数据的管理和处理变得复杂。随着数据源的增多,如何从不同的数据源中提取、关联、转换和传输数据变得具有挑战性。

三、医疗大数据的爆发和挑战

随着互联网、云存储和计算平台、移动终端以及医疗监测设备的快速发展,医疗数据呈爆炸式增长,且各种形式的医疗数据都在不同程度地数字化。常见的传统医疗相关数据包括患者的基本个人信息、病历记录、用药记录、各种检验化验记录、缴费记录及X射线、MRI、CT等医疗影像数据。中国信息通信研究院 2016 年发布的《大数据白皮书》表示,"中国的一般的医疗机构每年都会产生 1～20 TB 的相关数据,个别大规模医院的年医疗数据甚至达到了 PB 的级别"。

同时,随着新的信息和生物技术的发展,医疗数据来源也越来越多样化。例如,随着可穿戴设备的出现,全天候实时监测血压、心率、心电、血糖等人体生理信号成为现实,数据的获取和处理已经发展到以小时或是分、秒为单位,大大扩大了医疗数据的规模。另一方面,随着基因组学、蛋白质组学等生物信息学的发展,基因测序、DNA 捕获等技术也带来庞大的医疗数据。预计到 2025 年,有 1 亿～20 亿人类基因完成测序,数据量会达到 2～40 EB。

这些数据中既包含计算机存储和处理的结构化数据,更包含大量的不方便数据库二维表达的非结构化数据,如文本、图像等数据。如何从非结构化数据中提取信息,建立医学数据的可计算格式并实现结构化是医疗大数据处理首先要解决的问题。同时,各种新型医疗数据来源进一步丰富了医疗数据的格式。如何在技术上整合不同来源的医疗数据,深入挖掘关联关系并最终分析出有用的信息是另一个需要面对的挑战。另一方面,中国医疗机构的信息化程度较低。中国医院协会信息管理专业委员会发布的《2015～2016 年度中国医院信息化状况调研报告》显示,三级医院信息化整体已实施比例低于 80%,三级以下医院为 78.87%,而区域卫生信息系统仅为 8.77%。中国医疗机构的信息化时间比较短,在信息化开始前的较长时间内,大部分的临床病历书写不规范,临床数据内容不完整,想要在这些医疗数据中直接利用自然语言处理、数据挖掘等人工智能技术是非常困难的。这些问题都将成为医疗大数据领域的挑战和机遇。

四、大数据分析的常用平台和算法

Apache Hadoop 是应用最广泛的大数据分布式存储和处理的开源软件平台,它是由 Apache Software Foundation 开发的一个分布式系统基础框架。Hadoop 框架的基本模块如下。

1. Hadoop 分布式文件系统(HDFS) 负责数据存储,能够在集群中提供很高的带宽,已成为分布式存储的行业标准。

2. Hadoop MapReduce 用于大规模数据处理的 MapReduce 编程模型的计算框架。

3. Hadoop YARN　负责集群内资源的管理以及调度的平台。

此外,Apache Spark 也是大数据分析中常用的一个开源的集群计算框架,它是针对 MapReduce 集群计算模型的不足而开发的。MapReduce 在分布式程序上强加一个特定的线性数据流结构,而 Spark 采用弹性分布式数据集。

大数据的分析不能使用传统的统计分析方法进行处理,通常采用数据挖掘算法获取其中有用的信息。2006 年 12 月在 IEEE 国际数据挖掘会议确定的前十位的数据挖掘算法分别是 C4.5 决策树、k 均值聚类算法、支持向量机、先验算法、最大期望算法、佩奇排名、自适应增强算法、k 近邻算法、朴素贝叶斯算法和分类回归树算法(CART)。近年来,随着计算能力的提升及神经网络和深度学习的发展,神经网络和深度学习已广泛地应用于大数据分析中。

五、大数据时代下的精准医疗发展

根据美国国立卫生研究院(NIH)的报告,精准医疗是针对每个人的基因、环境和生活方式制订的具有个体差异性的疾病治疗和预防的新兴医疗方法。精准医疗的核心是对医疗数据的采集和分析。上述介绍的大数据平台和算法都可以运用到精准医疗的大数据分析中,而特定的精准医疗的大数据分析还在发展中,目前来看,还没有一个或一家完善的精准医疗大数据分析平台或公司,每家平台或是公司都是针对某一个方面,并且这些公司或平台大都处在发展的初始阶段。

Flatiron 健康医疗公司使用大数据和基于云的软件平台来连接全美各地的癌症中心,其中一个项目是通过大数据分析,评估免疫治疗对于晚期非小细胞肺癌的效果。

Apixio 公司致力于从电子健康记录中直接提取数据,并产生简单、可靠、安全和可重复的图表表达。Health Verity 公司建立一个面向医疗数据买卖双方的云平台,提供患者数据的管理、链接、分发、许可和购买等事宜,希望通过提高医疗数据的使用率、透明度和使用成本,帮助客户获得有关患者健康的新思路。随着大数据和生物技术的不断发展,精准医疗的大数据平台和公司必然走向多样化、成熟化。

第四节　精准医疗大数据的管理与整合

随着精准医学计划的实施,将产生由不同技术和方法获取的不同层面的大量数据,如基因组、蛋白质组、代谢组等多组学数据,来自纸质病历、电子病历、电子健康档案、可穿戴设备等的临床数据,空气质量、地理位置等环境数据。通过对多层次疾病组学数据的综合分析,将有助于人们对疾病形成更加系统全面的认识,为药物研发、临床诊断及个性化治疗提供更多有用的参考信息。美国国立卫生研究院主任 Francis Collins 博士表示，要实现"精准医学计划"，第一步就是寻找一种方法将研究中所收集到的各种混合数据进行有效的整合。如何对多元异构数据进行有效采集、管理、整合、挖掘与分析，成为精准医学计划面临的重要挑战。

一、目前精准医疗大数据管理现状

数据整合是把不同来源、不同格式、不同性质的数据在逻辑上或物理上有机地集中，为用户提供全面的数据共享，进而进行进一步的数据挖掘和分析。目前，精准医疗主要需要管理和整合的数据库包括以下 4 种。

（一）临床数据库

临床数据主要包括记录在院内电子病历系统、临床研究电子数据采集等数据库中的患者基本信息、主要疾病和健康问题、主要医疗卫生服务记录、实时健康流数据、历史疾病数据、体检及基因检测数据、健康消费行为等数据。在精准医疗中，临床数据库主要承担将科学信息（如生物标志物、突变、路径、药物）与临床数据（如生存、复发、病理、用药与治疗、反应）整合的功能，以促进生物信息学的临床转化能力。美国癌症研究所于 1973 年建立的 SEER 数据库，收集了全美近 40 年来的肿瘤发病率、病死率等数据，就是在 SEERSTAT 软件的基础上研发的肿瘤登记信息平台。该信息系统信息量大，瘤种多样，并可以通过网页进行开放式检索，为肿瘤的研究工作开拓了非常广阔的平台。美国临床肿瘤学会（ASCO）创建的大数据平台 Cancer LinQ 可以将 EHR 转入 ASCO 的数据库并实现数据共享。此分析平台不仅能够发现异常基因，找出基因相互作用及其系统性变化，还能够在此基础上进行基因测试，并对肿瘤医生的行为进行汇总，然后给出临床决策支持。

（二）生物样本库

生物样本库又称为生物银行（biobank），经济合作与发展组织（OECD）将其定义为："一种集中保存各种人类生物材料和相关数据、信息，用于一个群体或较大人群子集的疾病临床诊疗与生命科学研究的有组织的应用系统"。生物样本库类型多样，常见的有组织库、器官库、细胞株（系）库、干细胞库、基因库、RNA 库、蛋白质库、基因表达谱数据库、代谢路径数据库、疾病数据库等。

（三）基因组学数据库

在基因研究方面，香港理工大学研发了分析基因之间相互作用的大数据平台，可揭示在癌症中基因网络的失控机制。在药物基因组研究方面，药物基因组知识库收集了已知的影响患者对药物反应的遗传信息。美国癌症基因组图谱（TCGA）计划推动了癌症基因组学研究的发展，为大规模癌症基因组学研究计划的实施提供了参考。

(四)其他数据库资源

其他数据库资源主要是指其他相关数据库存储信息,如医疗保险部门的数据库资源、药物资源相关数据库、各类各级标准数据库资源等。

疾病的发生与发展涉及基因组、转录组、表观基因组、蛋白质组及代谢组等多个不同层次的变化。单组学数据的分析往往只能体现出疾病样本中一个层面的变化,在筛选疾病靶点方面具有很大的局限性。建立整合临床数据、基因数据、生物样本数据的数据库迫在眉睫。许多研究机构已经在做这方面的努力。梅奥诊所研究人员将电子健康档案与生物样本库进行关联,获取生命质量和健康行为,研究影响住院风险的因素,得出自我感知健康状况可能是影响因素之一。软件公司 SAP 正在扩展电子病历系统的基因组学新功能,他们把患者的基因数据融入电子病历系统中供一线医护人员使用。这个全新的电子病历系统将具有实时分析大规模生物学数据、可穿戴设备数据和临床数据的功能。

精准医学平台属于大数据平台,它将是一个高度集成的数据库与复杂网络。精准的医疗平台不仅要实现分子、环境、行为、社会和临床数据的数据库的整合或建立,更需要考虑如何在各种数据库之间建立起高度的联系,形成生物信息通向疾病与健康层面的知识网络,从而便于数据挖掘以获得有意义的联系。

二、精准医学数据管理和整合解决方案

参考国内外重要数据库的建设,精准医疗大数据的管理与整合作为一项系统性的工作,应做好以下几点。

1. 早期做好数据分析统筹规划,建立全链条的数据管理流程　在建立大型相关数据资源时,需要对数据分析早期进行统筹规划,确保不同科研中心的数据产生、传递、存储、共享及利用等操作的相互衔接与规范化。

2. 建立数据统一规范标准,进行标准化操作、质量控制与权限管理　实现数据整合的前提是双方均要遵守一定的标准,不遵守标准传递过程中的语义将不能准确表达,以至于产生错误信息传递。应参照国际标准,对数据的采集、存储、传递、分析等建立统一标准,并进行标准化操作,加强质量控制和权限管理,保证数据的全面、准确、可读。

3. 加强疾病多组学数据整合分析方法的研究　精准医疗大数据整合分析的首要步骤是对不同来源的数据进行标准化处理,然后通过比较建立不同组学数据之间的关联性和差异性,进而根据这种内在联系再对候选因子进行筛选过滤,最终目标是建立疾病的精准分类、治疗、预后判断模型。目前,多组学数据的整合分析研究还未成熟,亟待开发出通用的数据整合分析方法,以充分利用已产生的多组学数据。

4. 加强分级分类管理,促进数据开放共享　实现生物科研数据共享是一个系统工程,需要进行需求分析、资源调查和分级分类等研究,从数据类型、处理水平、数据粒度等

角度对数据进行精细分类,根据数据类型定义不同用户的数据访问权限以及开放共享数据的内容。

第五节　精准医疗大数据在药物研发中的应用

药物研发一直是提高疾病治愈率和延长生命的主要手段,此历程耗时、耗财。从5 000多个化合物中筛选出疗效好、毒性低的化合物,约10%可进入临床前试验,再经过10～15年的Ⅰ、Ⅱ、Ⅲ期临床试验验证药物的有效性和安全性,3～5个化合物可上市成为药物。尤其肿瘤药物的研发更为复杂,首先肿瘤是多基因疾病,针对一个靶点是否足够抑制肿瘤生长仍受到质疑;药物针对多靶点,选择单一靶点可能忽略其他靶点的抗肿瘤活性;很难确定患者的靶点为肿瘤生长的驱动基因;肿瘤的异质性、易变性等都会导致抗癌药物临床试验的不可预知性。如何筛选到针对某个靶点的化合物;如何能定位适合药物的受试者,从而提高临床试验的效率,加快临床试验的进度一直是药物研发整个链条的研究人员所要解决的问题。

随着生物分析技术的不断演进,生物医学领域产生了大量的数据,而21世纪初开始推广的高通量测序、高分辨率色谱质谱联用等技术,则把数据量的增速推向新的高峰。世界各国纷纷建立面向生物医学健康领域的大数据中心。欧洲早在1987年就成立了欧洲生物信息学研究所,该机构建立了包括核酸和蛋白质序列、基因和基因表达、蛋白质结构、小分子代谢、本体等方面的几十个权威数据库,其中的核酸序列数据库目前已有约37亿条记录,包含约7 700亿个碱基数据,所有数据库的数据总量超过20PB。相应地,美国在1988年成立了美国国家生物技术信息中心(NCBI)。目前,该中心已建有包括PubMed、RefSeq、SequenceReadArchive等在内的近40个数据库,总共包含约69亿条记录。通过对生物医学大数据的基础平台、面向生物医学大数据的存储系统、生物医学大数据处理算法的并行化、生物医学大数据的分析与挖掘,国外在大数据开发方面已取得成效。CloudBioLinux实际上是一款能够使研究人员在云平台上快速部署一套生物医学大数据处理环境的虚拟机,其内部预装了135种与生物医学相关的软件包,涵盖的功能包括序列对齐、聚类、可视化等。Mc Kenna等人设计了一套称作GATK的结构化编程框架,该框架基于MapReduce编程模型,提供丰富的数据访问源。

精准医疗大数据库的应用不仅可以让肿瘤得到早预防、早发现、早治疗,也可以让药物研发和临床试验的设计更精准。精准医疗大数据通过收集各患者的人口学特征、基因、蛋白质数据。例如,对于肺癌患者,在开始治疗前会检测 *EGFR*、*ALK*、*ROS2*、*RET*、*MET*、*NGS* 等30多个癌症相关基因,在治疗耐药过程中会进一步检测靶点的基因突变,这些突变检测结果有利于药物的研发。

利用所建立的精准医疗大数据服务于药物的研发已卓有成效。当下,抗癌药物的上市速度远超从前,主要是因为对精准医疗大数据的挖掘,了解癌症的驱动基因,并系统收集基因突变形式,可以模拟出这一突变基因转录、翻译的蛋白质结构,因此可以精准地设计抑制这一靶点的药物。例如,奥西替尼是抑制 $EGFRT790$ 突变的第三代抗 $EGFR$ 药物,$EGFR20$ 是外显子突变使用第一代 $EGFR$ 抑制剂(如易瑞沙)耐药后,精准分析发现 40%~50% 的患者有 $T790$ 突变,针对此基因突变设计奥西替尼,明确药物研发目的,减少了化合物筛选过程。另一方面又非常清晰地知道如何筛选合适的入组患者,在 I 期临床研究中发现 $EGFRT790$ 突变受试者的客观疗效远远高于 $T790$ 阴性患者,从而在后续的临床试验中将 $T790$ 突变作为入选人群,以加快临床试验进程,仅用 2.5 年时间就获得美国 FDA 的批准,成为美国 FDA 有史以来上市最快的抗癌药。在药物设计时有必要研究精准医疗大数据,尽量避免药物作用于其他靶点导致毒性不可耐受。例如,研发团队发现 $T790M$ 突变和胰岛素样生长因子受体的突变位置几乎一样,必须设计出一个对 $EGFR$ 野生型、胰岛素生长因子受体无效,但对 $T790M$ 有效的化合物,如同一时间的竞争药物 Rociletinib,专门作用于 $EGFRT790M$ 突变,显示出较好的疗效,但这一药物同时作用于胰岛素受体,因此诱发了很多不良反应如高血糖、心脏毒性,因此公司停止了对该药物的研发。

小分子靶点药物对肿瘤的治疗很容易产生耐药性。例如在非小细胞肺癌中,根据一些基因变异采用各自的靶向药物,尽管它们的效果也非常好,但现有的临床试验数据显示,肿瘤进展时间一般都在 1 年左右,因此非常有必要利用精准大医疗数据研发后续基因突变的药物。例如,艾乐替尼是二代间变性淋巴瘤激酶(ALK)靶向药物,对于 ALK 融合突变阳性晚期非小细胞肺癌(NSCLC)初治患者采用艾乐替尼治疗后,肿瘤无进展生存期(PFS)可达 25.7 个月,相比一代 ALK 靶向药物克唑替尼,肿瘤无进展生存期足足延长了 15 个月,客观缓解率约为 83%,降低了肿瘤进展风险 53%,颅内缓解率为 81%,12 个月颅内进展比例仅为 9.4%,这一临床数据再一次打破了非小细胞肺癌的治疗格局,刷新了肺癌治疗记录。

在临床试验过程中利用医疗大数据确定某一基因突变的人群,有针对性地实施临床试验,将加快药物的上市。例如,携带有害的 $BRCA$ 胚性突变的乳腺癌患者在乳腺癌治疗中十分困难,且该病往往发生于年轻女性,PARP 抑制剂奥拉帕尼与标准化疗随机对照研究治疗此类人群的患者,结果发现,与 29% 接受标准化疗出现肿瘤缩小的患者相比,60% 接受奥拉帕尼治疗的患者肿瘤缩小。肿瘤进展后,观察两组肿瘤再次恶化的时长,奥拉帕尼治疗组的患者更长,表明奥拉帕尼不再起效时,肿瘤并不会变得更具有侵袭性,进展的风险降低了 42%。

因此利用精准医疗大数据可以使得药物的研发更具有针对性,临床试验更具有靶向性。从肿瘤发生、发展、治疗、耐药一系列的大数据中挖掘有利于临床试验的人群,将大大提高临床试验的高效性、成药性。

第六节　精准医疗大数据在临床上的应用

一、精准医疗在临床上的应用由来已久

精准医疗整合了现代科技手段与传统医学方法,致力于科学认知人体功能和疾病的本质,全面考虑遗传、环境、生活方式和个体差异。精准医疗的核心是个体化,实质是对疾病分类的重新定义。例如,以前乳腺癌分为腺癌、乳头状癌等,在精准医疗下,可把腺癌再分为 *HER-2* 阴性和阳性两类。这样的分类过程一直伴随着医学的发展。

从历史上看,人类早期认识疾病只能依靠症状和某些体征,所以中医病名多是根据症状特点确定。随着对疾病认识的深入,在病种激增的同时依然发现,相同疾病在不同个体的临床表现多样,不同的个体对药物的反应也有很大差别,在检测人体内一些活性物质时,也发现不同个体其水平存在显著差异。目前所认为的相同病种仍存在明显的异质性,如原发性高血压的低肾素型和高肾素型、盐敏感型和盐抵抗;动脉粥样硬化患者心脑合并症的发生率存在很大的个体差异;糖尿病控制和并发症试验(DCCT)结果中有26%的人其血糖尽管得到良好控制,但尿蛋白排泄率升高;相反,许多患者尽管多年血糖水平控制不佳,却不发生糖尿病肾病;IgA 肾病临床表现多样,预后相差悬殊。

只有 20% ~30% 的患者较快地发展为肾衰竭。

总之,精准医学是把疾病越分越细,此过程由来已久,目前的发展是由于分子机制研究的进步,提供了更多可分类的标准。所以说,精准医学更多的是分子医学。

二、药物基因组学

精准医学的另一个重要临床运用是药物基因组学。随着人类基因组研究的快速发展,越来越多的现代医学家和现代临床药学家认识到患者个体遗传影响了药物的吸收、代谢、排泄。迄今为止,已在人群中鉴定出数十种酶的活性因人而异。这可能决定了患者对药物有利、有害甚至是致命的反应。个体化治疗是指通过患者体内的有关药物作用靶点、路径、代谢等评估药物对患者可能的作用,提高治疗的针对性,避免反复尝试与不良反应,提高用药的安全性和有效性。通过药物敏感性基因检测,实现对药物敏感性和疗效的预测,进而优化治疗方案,提高疗效、减少无效治疗。目前已经发现众多与药物敏

感性有关的基因(表2-1)。

表2-1 部分药物敏感性基因

药物名称		对应基因
氯吡格雷		$PON1$
		$CYP2C19*2G>A$
		$CYP2C19*3G>A$
		$CYP2C19*17C>T$
		$ABCB1$
阿司匹林		$GPⅢaPI$
		$PEAR1$
		$LTC4S$
血管紧张素Ⅰ转换酶抑制剂(ACE-Ⅰ)		$ACE(I/D)$
		$AGTR1(1166A>C)$
抗高血压	美托洛尔	$ADRB1$
	布新洛尔	$ADRB1(1165G>C)$
	氯沙坦	$AGTR1(1166A>C)$
培哚普利		$AGTR1(573C>T)$
阿托伐他汀		$ABCB1(3435C>T)$
		$ABCB1(2677G>T)$
普伐他汀		$ABCB1(2677G>T)$
聚乙二醇干扰素 α-2b		$IL-2SB*1$
		$IL-28B*2$
		$IL-28B*3$
他克莫司		$ABCB1(2677G>T)$
		$CYP3A5*3(G>A)$
		$CYP3A4*1B$
环孢素		$ABCB1(2677G>T)$
吸入性糖皮质激素		$GLCCI1G>A$
噻托溴铵粉吸入剂(思力华)		$ADRB2(Argl6Gly)$
氟尿嘧啶		$ABCB1(3435C>T)$
紫杉醇/卡铂		$ABCB1(2677G/T)$

续表 2-1

药物名称	对应基因
伊立替康	UGT1A1 * 28
	UGT1A1 * 6
	SLCOIB1 A388G
神经胶质瘤基因检测	MGMTTB
环磷酰胺、多柔比星	ABCB12677G>T
奥沙利铂	ABCB11236C>T
胰岛素	IRS1
巯嘌呤	TPMT * 3C
	ITPA94C>A
硫唑嘌呤	TPMT * 3C
阿糖胞苷和去甲氧柔红霉素	ABCB12677G>T
地塞米松、多柔比星和长春新碱	ABCB13435C>T
	ABCB12677G>T
柳氮磺吡啶	NAT2 * 5(341T>C)
	NAT2 * 14(191G>A)
氯米帕明	CYP2D6 * 2(2850OT)
	CYP2D6 * 1(100C>T)
	CYP2D6 * 14(1758G>A)
氯氮䓬、氯米帕明、氯氮平、多塞平、	CYP2D6 * 2(2850C>T)
氯西汀、奥氮平、丙米嗪、去甲替林、	CYP2D6 * 10(100C>T)
奋乃静、利培酮、硫利达嗪、文拉法辛	CYP2D6 * 14(1758G>A)
ACE-I	ACE(I/D)

第七节 精准医疗大数据的发展前景

20 世纪以来,伴随着生活方式巨变及人类寿命的普遍延长,慢性病代替传染病、营养不良等成为最主要的公共卫生问题。芬兰模式证明,整合性预防可以大幅度地降低多种慢性病的发生率。对于已患病患者群,规范诊治、积极康复虽可以最大限度地减少致残和寿命损失,但面对大规模的慢性患者群,大规模的医疗投入收效甚微,人类需要新的医学思维模式来应对当前的这种复杂多因素疾病流行的现状。

精准医学理念是在分子生物学、计算机技术和系统科学进步的基础上提出的一种医学理念,试图为当代人类所面临的健康困境提出答案。精准医学是医学模式变革的一次探索,主要内容是基于大数据技术加强多组学和行为、环境信息的整合研究以提升对疾病的认知,并试图在一些疑难疾病上获得进展。已有的研究显示,精准医学虽然面临诸多挑战,如当前对基因的解读、疾病相关信息的整合能力有待提高,但高速发展的还原论医学毕竟给了人们一些前所未有的治疗进步,如在肿瘤分子靶向及免疫治疗领域的进步。

一、现代医学所面临的挑战

(一)慢性病流行

高龄人群的增多,社会转型和生活方式巨变,引发慢性病大流行。由于慢性病的风险因素控制还没有得到政府、社会和公众的深刻认识,我国多数慢性病发病率仍在持续增加。据 2015 年 6 月当时的国家卫计委发布的《中国居民营养与慢性病状况》报告称,慢性病占中国居民死亡原因的 86.6%,慢性病导致的医疗负担支出占总支出的 70%。慢性病成为一个亟待积极应对的重大社会问题。

(二)医疗服务的去人性化现象

慢性病的诊治水平及服务质量甚为堪忧。在医学实践中,无效医疗、错误治疗、过度医疗、治疗不足均非罕见现象。一位德国学者在《无效的医疗》一书中指出,当前在美国有 40% 的医疗措施是无效或没有意义的。1999 年美国医学研究院(IOM)在 *To Err Is Human: Building a Safer Health System* 中指出,美国每年估计有 9.8 万人死于可预防的医疗差错。而 2016 年 *The BMJ* 的一篇文章则声称,医疗差错是美国第三大居民死亡原因。原因在于,死亡证明书将死因对应于 ICD。而与 ICD 编码不相关的死亡原因(如人和系统的因素)即无法获知。有关研究认为医疗差错相关死亡与沟通障碍、诊断错误、判断错误及技能缺陷有关。在当前实践背景下,我国诸多癌症治疗领域的规范性仍不尽如人意,这也当属医学实践中的"去人性化"现象,这些现象涉及人才与技术、区域不平等、医疗体制弊端等诸多领域,亟须正视和应对。

(三)健康寿命和健康水平需要进一步提升

国家卫生健康委员会 2022 年 7 月 12 日发布的《2021 年我国卫生健康事业发展统计公报》显示,我国居民人均预期寿命由 2020 年的 77.93 岁提高到 2021 年的 78.2 岁,孕产妇死亡率从 16.9/10 万下降到 16.1/10 万,婴儿死亡率从 5.4‰ 下降到 5.0‰。2021 年全国居民健康素养水平达到 25.40%,比 2020 年提高 2.25 个百分点,继续呈现稳步提升态势。六类健康问题素养水平由高到低依次为安全与急救素养 56.41%、科学健康观素养

50.01%、健康信息素养35.93%、传染病防治素养27.60%、慢性病防治素养26.67%和基本医疗素养26.05%;其中基本医疗素养、安全与急救素养和传染病防治素养均有提升,科学健康观素养、健康信息素养和慢性病防治素养与2020年基本持平。

(四)工作与生活质量之间的均衡

随着工业化、市场化的加深,健康问题与工作强度和职业紧张的关系日渐凸显。一项研究显示,职业女性职业紧张水平较高,研究者建议采取相应的干预措施。也有研究者发现,职业紧张可能与乳腺癌发生相关。

二、精准医疗大数据应用的关键问题

基于大数据的精准医疗是当前研究的热点,精准医疗大数据应用是一个循序渐进的过程,尚有漫长的道路要走。在精准医学的探索阶段,存在着过热与过度商业化,如何理性审慎地开展适合我国的精准医学实践,尚需要在理解医学的历史与未来,并在把握当下我国人民的切实健康的基础上三思而行。

(一)哪些患者从精准医疗大数据中受益

精准医疗大数据构建的主要目标是希望从宏观上重构当前医学模式,能够超越当前医学所面临的困境。在当下的实践中,精准医学未必能使目标患者获得与其经济付出成正比的受益,因此精准医疗实践颇受诟病。选择精准医疗的适宜人群颇为重要,否则易导致资源浪费。从目前来看,常规医疗不能获得满意疗效,应考虑第二诊疗意见和高质量多学科讨论。如果仍不能达到满意效果,综合患者价值观及需求,升级到类似MetaMed的基于医疗大数据支持下的高端医疗服务未尝不是一种有价值的终极选择。

创业公司MetaMed是一家基于海量病例数据库和文献库以大数据/人工智能手段整合众多专家意见提供高端定制化服务的医学咨询公司。MetaMed的工作流程大致如下:首先专家会了解当前的治疗情况和治疗需求,全面搜集病史、身体状况等全方位信息;其次,会用最新的科学研究、医学期刊、健康数据和病例做比对;最后,在大数据分析手段的支持下,提供一份详细的报告。报告包括诊断解读、需要避免的病情加重因素、可供选择的治疗方案等。

(二)海量疾病和健康数据的提取模型

数据不等于知识和智慧,将海量的真实世界疾病与健康数据转化为有价值的信息或知识面临着诸多困境。这包括数据质量控制、基于标准化的有效字段提取、数据整合、多源数据分析与数据关联、数据可视化方式等一系列问题。但其中最关键的问题是人类关于疾病和健康问题的知识图谱整合模型,如何整合基因型与表型,如何从目前基于系统论整合疾病事件链的众多影响因素制定决策不仅仅是一个技术问题,更主要是对疾病的认知模型设计问题。

(三)治疗靶点的数据可视化模型

数据来自组学、非结构化的电子记录及各种文献数据库,如何整合这些复杂的数据呈现在终端是精准医疗大数据中非常关键的一步。提取患者的关键数据并加以整合,发现目标治疗靶点。这需要有一种适宜的可视化模式最终呈现给主诊医生,以辅助医疗决策。

(四)基于临床靶点的药物研发

就科研层面而言,整合各种组学信息、各种关联研究的目的是最终开发出对应的治疗手段或药物。精准医疗大数据如果不能最终实现对治疗计划的有效影响,那就是冗余或者垃圾数据。2017 年 6 月 *Cell* 杂志刊文认为应当重新审视基因组相关性研究(GWAS)项目,因为越来越多的证据表明,以多组学加深对疾病的认知受益并非如早前的假设。从对患者做组学探索到发现靶点,从发现靶点到研发治疗药物或方案有时候仍有很长的路要走。

(五)基于信息整合的优化干预方案

精准医疗大数据是一种多源数据整合出的综合信息展示,它的最终目的是制订一个具有高度依从性和有效性的疾病或健康干预计划。从当前来看,从设想到落地仍存在不小的距离。

三、未来疾病控制与健康服务模式趋势预测

随着以组学和大数据处理技术为核心技术的新一代医疗服务模式的完善,我们预测,在精准医疗大数据的驱动下,未来疾病控制与健康服务场景会呈现出如下特征。

(一)疾病与健康认知领域

当前最受认可的疾病标准是 ICD,《国际功能、残疾和健康分类》(ICF)是 ICD 的一种补充,ICF 有助于以一种标准化语言和框架描述健康相关状态,以方便行业内交流。精准医学实践有助于推动疾病定义的进一步精细化,例如,在癌症领域基于组学的分子分型显示了与预后、治疗措施之间更好的相关性,另外一些分子分型有助于发现半乳糖不耐受或者酒精代谢障碍等,从而以一种新的方式定义健康状态。

1. 基于全球范围的累积性支持数据库　大数据的核心是数据的不断积累及关键有效信息提取技术的不断进步。真实世界的研究正是以此为基础,随机对照试验研究为临床患者的治疗提供了基本的参考,而大量的真实世界研究作为随机对照试验研究的延伸与补充,对于改进临床患者的诊治水平具有重要意义,同时可以促进临床指南的改进与提高。Hatiron Health 是一家致力于整合癌症相关医疗大数据的创业公司,试图全方位服

务于医院、制药公司及患者。Patients Like Me 是一个让患者作为主动角色相互分享信息获取帮助的社区网站，它汇聚了大量有价值的患者数据，可以为研发新的治疗策略和药物提供帮助。未来有可能在建立同行标准的基础上，整合一切有价值的疾病和健康相关数据组成全球大数据，产生当前不可能获取的知识，尤其对于罕见病、少见病。

2. 复杂疾病与健康问题的人工智能辅助诊断　未来将从海量的数据中获取有用的信息，作为有价值的知识或者证据，进一步提炼关键特征，直接用于诊断。影像组学、病理诊断均会取得很大的进步，组学诊断的解读也一样。人工智能在影像和病理诊断某些领域的准确性当前已经接近一流医学专家的水平。

（二）疾病和健康干预领域的变化

组学、环境、行为信息的整合将会提供一种更加完整全面的人体疾病易感性和健康模式信息，基于代谢免疫特异体质、基于生活习惯、基于心理特征的全生命健康干预模式将会融入日常生活，成为一个社会的一种最基本的文化。而大数据、人工智能这些也将成为日常医疗活动的一部分，未来的预防与治疗措施将会更多地考虑价值观与依从性，考虑人性的特点。

1. 健康生活方式普及　健康生活方式有助于预防疾病，而且对绝大多数疾病都有很好的预防作用。未来健康生活方式将成为一种自觉的选择，这基于全民和社会管理机构对疾病与预防性措施的高度认知统一。在这种共识之上，健康生活方式成为一种习惯和价值观，慢性病将大幅度减少。

2. 药物开发模式变革，药物更加低毒有效　鉴于精准医学的进步，药物开发更加有的放矢。基于对化学分子和数字人体的深入认识，未来的药物将更加高效；基于药物代谢基因组学的成果，药物的不良反应在设计阶段就会先考虑到。由于更精准的研发模式和更多的选择，安全高效的药物成为一种常态。

3. 生物工程技术　生物学在组学深入研究的基础上取得广泛的进展，新一代疫苗技术、干细胞、基因编辑细胞、基因编辑技术等进入实用和成熟阶段，弥补药物治疗等常规治疗模式的不足。

4. 进一步揭示心理与精神健康的生物学基础　20世纪的天才心理学家荣格曾预言，心灵的探讨必定会成为未来一门重要的科学，这是一门我们最迫切需要的科学。因为世界发展的趋势显示，人类最大的敌人不在于饥荒、地震、病菌或癌症，而在于人类本身。就目前而言，人们仍然没有任何适当的方法，来防止远比自然灾害更危险的人类心灵疾病的蔓延。随着认知科学和神经科学的深入发展，人们对心理与精神疾病生物学基础的认知将更加深入。这有助于人们找到改善人类心理和精神健康的办法。有学者断言，大数据时代人类将实现物质上的自由，社会价值观将由追逐物质文明跨入重视灵性文明的时代。

5.环境安全与健康问题 未来社会物质会高度发展,人类不再会为了 GDP 而牺牲环境和健康。由于技术的进步甚至产生了更加先进的环境控制技术,在环境改造中加入智能与健康元素。到那时,健康城市不再是一种概念,而是一种落地的信仰。

6.传统医学的知识发掘与优化 传统医学中蕴藏着丰富的宝藏,青蒿素、亚砷酸只是其中的一部分;除了药物之外,一些古老的健康技术也在焕发青春,如瑜伽、冥想、静坐、气功、太极拳、五禽戏等。针灸、按摩等也在现代科学技术的解读下发挥着一些特别的作用。世界各民族保留大量的传统医学方法,在美国的一线医学中心,这些方法得到严肃的研究和应用,广受欢迎,弥补了现代医学的不足。

7.依从性更高的治疗计划 不少烟民都明白吸烟的危害,但是真正能戒烟的不多,这主要和患者对吸烟危害性的认知有关。不仅是健康教育,各种治疗模式的依从性也是如此。如何实现依从性更高的治疗,需要考虑到治疗的毒副作用和不适感及价值取向。未来的医疗干预模式会更精细地关注到患者的行为与心理,也会从多种角度考虑药物的依从性,进而实现人性化治疗。

8.含老年医学在内的全生命周期管理 精准医学的概念势必会覆盖全生命周期管理,而一些特殊人群有着特别的健康问题。在老年人群中,多病和共病是常态,而且面临多种器官的功能衰退,甚至包含失能失智。综合老年评估是一项重要的老年健康管理工具,可以帮助有效识别除衰竭失能失智人群以外的绝大多数老年慢性患者群的健康问题,进而有效提升生存质量。

(三) 医疗服务管理和模式

优质的医疗服务不仅仅取决于技术的进步,还在于理念和管理。

1.以患者为中心的服务模式 在临床试验中,早已开始重视患者报告结局,这凸显了对患者主观体验和生存质量的重视,而不再是冷冰冰的技术主义。现代医学越来越回归到医学的原点,体现对人的关怀,体现人文主义。20 世纪叙事医学的兴起也体现了这一思想。作为现代医学发展方向的精准医学,会更加注重患者的体验与感受,更加体现以患者为中心的理念。美国医学研究所的一份报告认为未来医疗应从 6 个方面关注患者:以患者为中心,尊重其价值倾向与表达需求,协调与整合患者的照顾需求,提供情绪支持,邀请患者的朋友及家属一起参与医疗照顾,医生有告知、沟通与教育患者的义务。

2.基于全球联网大数据支持的医疗决策支持系统 基于大数据人工智能技术的决策支持系统将会成为主诊医生的标配,将医生从浩瀚的文献和知识海洋中解放出来,医生将更加专注于对可选治疗方案的评估和决策支持系统的改进,以及对患者的健康教育与人文关怀。

3.医疗服务机器人及设备智能化物联网 未来医疗服务机器人将普及,代替专业人员从事一些基础性或特别的工作,如病历记录、物流运输、健康教育、辅助手术;而医学服务场所也会有极大的变化,智能化物联网成为标配。

4.医务人员从繁重的日常医疗工作中解放出来 医务人员将会有更多的时间用于与患者交流、治疗决策、开展科学研究,医务人员有了更多的休息时间,健康得到保障,生活开始丰富,当然从事工作的时候也会有更高的效率。

5.新的技术引发更多伦理学难题 未来人类将因技术的进步而有更多的伦理困境,主要是基因歧视和隐私问题。

可以肯定的是,建立于大数据基础之上的未来医疗模式会以前所未有的速度进化,不断提升疾病控制与健康促进能力。这并不是说这一模式可以解决所有的问题。精准医学只是基于大数据技术整合环境和行为、组学及传统临床信息的精细化医学服务理念,它有助于理解某些疑难杂症,从而有可能发现干预方法,但这并非代表它在所有领域无所不能。

值得期待的是,当前人类已经在生存条件、预期寿命、卫生保健领域取得了长足的进步,未来随着社会文明程度的发展、社会健康支持环境的完善、个人保健意识的提升,慢性病有望大幅度减少,而医疗服务也将更加人性化和精确。

精准医学理念是人类力图重构当前疾病控制现状,提升人类健康水准的一次宏伟计划,初始阶段的实践必定会遭遇这样那样的困难。基于人类大同的美好理想与追求,我们当以宏观历史的眼光看待它。相信随着各种条件的成熟,未来医学必将突破当前现实的无奈,走向更加人性与准确的状态。

（袁　方　任海玲）

电子病历保存了专业和海量的第一手医疗健康数据,其分析挖掘已经成为医疗健康大数据研究的重点领域。目前,国内外电子病历数据分析与挖掘方面的研究非常庞杂,主要涉及患者表型分析、患者群落划分、不良事件检测及预测、疾病风险预测、疾病相关关系挖掘、治疗方案挖掘、治疗结果预测、疾病致病及危险因素发现、用药规律挖掘、临床诊断辅助与用药推荐、临床路径构建与优化等方面任务,挖掘方法主要包括分类、聚类、关联规则、可视化、主题建模、过程挖掘、图和网络与深度学习等。本章重点探讨基于MIMIC-Ⅲ数据集,介绍疾病演化分析、疾病指标预测、疾病危重度预测以及手术预后时间预测等基础电子病历数据分析挖掘任务。

第一节　疾病演化分析

疾病演化是医学界备受关注的话题,不仅医疗人员和患者希望通过演化分析了解到具体疾病的可能发展动态,疾病预防监测部门和医药企业也希望得到疾病可能的演化方向,从而有针对性地开展有关的预防和药品研制活动。因此,利用大数据挖掘技术提供一个操作便捷的疾病演化分析系统具有重要的实用价值。

一、疾病演化分析内容

每一种疾病不论发生、发展及转归,都有各自的演变规律,如果能很好地了解和掌握这些规律,就对各种疾病的预防起到干预和调控作用。疾病演化分析主要是通过对已有的患者历史指标数据及其他相关数据,采用数理统计预测分析方法进行分析,对其将来的发展趋势进行预测。无论是对传染性还是非传染性疾病的未来发展情况进行预测,均对这些疾病的预防有不可估量的作用。

疾病演化分析有以下一些具体内容。

(一)疾病演化统计

以某区域过去一段时间的电子病历为基础数据集,统计该地区病患曾出现的不同疾病,通过聚类算法合并类似疾病,将合并后的疾病大类作为散点,以同一病患不同时间的疾病变化为依据,将散点疾病进行串联,并依据疾病之间转化的时间跨度为每条连线标注时间轴,形成疾病演化统计系统。

(二)疾病共病知识图谱

依据电子病历,统计该地区病患曾出现的所有疾病,将同一病患不同时期所患疾病及并发症进行连接,构建疾病关联体系,形成以该地区所有记录在电子病历中的疾病为散点的疾病共病知识图谱。

(三)疾病阶段用药统计

构建疾病知识库、用药知识库,依据电子病历,将不同疾病和治疗药品进行连接。根据疾病演化统计及疾病共病知识图谱,计算新增病患未来的病情走向概率,提前计算其可能需要的医疗药品及所需药量和用药时间。

除了以上的疾病演化分析内容外,从宏观上来看,疾病演化分析还包括对地区某种疾病的暴发、得病率、传播趋势的预测等。

二、疾病演化分析过程与方法

疾病演化分析主要是通过对已有的患者历史指标数据及其他相关数据,采用数理统计预测分析方法进行分析,对其将来的发展趋势进行预测。这里以一个疾病演化分析原型系统的视线过程为例来说明疾病演化分析的过程与方法。

针对不同的用户需求,本系统设计有两个版本——针对医生与个体消费者的和针对管理者与制药企业的。根据系统设计阶段的描述,由于后一个版本提供的内容涵盖前一个版本,在具体开发中,本系统暂时仅提供后一个版本。通过挖掘 MIMIC 数据集的疾病信息,此版本的系统在功能上实现了全疾病的演化展示,具体某种疾病的演化阶段、演化概率和每个阶段的用药情况的查询展示,以及具体某种药品的使用情况、对演化的影响和相关药效的查询展示。本系统通过对疾病演化的可视化展示,通过简单便捷的交互操作,在一定程度上帮助用户快速了解相关疾病或药品的情况,从而辅助用户进行相关的决策。

(一)系统设计

根据前期调研,本系统要设计成一个层析清晰、功能明确的 C/S 结构的系统,经过认真的调研和思考,决定将系统抽象为如下几个层次:用户层、业务逻辑层和数据访问层。整个系统的层次比较清晰。用户层作为和用户交互的窗口,基本不涉及逻辑运算,在用户层,系统接收用户输入的数据,并把请求发送给业务逻辑层,然后业务逻辑层将数据处理后的结果以可视化的形式展现在用户交互界面。

疾病演化分析系统从结构上可以划分为前台功能模块和后台数据处理模块两大部分。在前台设计中,主要提供用户查询的界面和数据、图形、表格现实的界面,以及系统主界面全疾病显示模块。用户可以在页面上检索疾病或药品,并查看疾病或药品的具体信息。前台部分与后台的大部分功能模块都有联系,涉及系统的大部分数据,需要用可视化的方式把后台数据挖掘分析的结果和规律显示给用户。在系统前台的设计上最关键的是结构的划分和框架的设计,既要能突出显示疾病演化和药品疗效演化的各种重要信息,又要保持界面风格的简洁易用。

系统后台数据处理模块的设计主要是围绕系统的数据获取处理和后台数据预挖掘,因为本系统暂时不考虑更新数据,所以所有的挖掘分析都是针对现有数据进行的。本系统挖掘的主要内容有所有的疾病名称、疾病的发病率、疾病间演化关系及演化概率,药品所针对的疾病、药品疗效及平均用药量随时间的演化。需要说明的是,本系统的大部分数据处理是根据用户的查询需求实时获取挖掘的,但是考虑到全疾病显示界面是管理者和制药企业进入系统检索之前的主界面(把所有疾病显示在一个界面上,以点代表疾病,点大小代表发病率,连线代表存在演化关系),疾病的名称、发病率和演化关系会预先进行挖掘并存储在数据库中。

1. 数据挖掘模块　数据挖掘模块是本系统的核心模块,其包含的内容有以下几方面。

(1)疾病名称:疾病名称数据挖掘,从 MIMIC 数据集中获取所有的疾病名称。

(2)疾病发病率:疾病发病率指某个人患某种疾病的概率,在本系统的发病率分析挖掘模块中,通过分析 MIMIC 数据库患某种疾病的总人数来判定疾病的发病率,即:

疾病发病率=数据库中患某种疾病的人数/该数据库所包含的总人数

(3)疾病演化关系:疾病之间的演化关系分为演化方向、演化概率以及演化过程中所使用的药品信息。系统通过 MIMIC 数据集进行数据挖掘分析应该得到疾病与疾病之间的演化方向及疾病与疾病演化过程中所使用的药品信息。

(4)演化方向:若 A 疾病向 B 疾病转化,则认为演化方向为 A 疾病向 B 疾病演化。数据表现为患者患 A 疾病变成为患 B 疾病。

(5)演化过程中所使用的药品名称:若患者在患 A 疾病后使用 a 药品演化为 B 疾病,则认为 a 药品在 A 疾病演化为 B 疾病的过程中起作用。

2. 数据实时挖掘模块

(1)疾病演化概率:前台发送疾病演化概率获取的请求,后台进行疾病演化信息的获取。若疾病演化关系没有中间疾病节点,则首先在数据库中获取演化关系起点疾病 A 的患者数,其次获取从 A 直接演化为疾病 B、C、D 等的患者数,则 A→C 的演化概率为:由 A 到 C 的患者数/A 的患者数;若疾病演化关系存在中间疾病节点,则先计算演化关系起点疾病到中间节点疾病的演化概率、中间节点疾病到演化关系终点的疾病的演化概率,然后疾病演化概率定义为前者的演化概率乘以后者的演化概率。

(2)疾病用药情况:若前台请求查询疾病信息,则需要获取药品的信息、药品所适用的疾病并且在使用该药品之后疾病的演化方向,并将信息返回到前台。首先,在数据库中查询适用该药品的疾病信息,然后获取使用该药物疾病的演化方向。

(3)药品疗效演化:若前台请求某药品信息,则需要获取该药品针对每一种适用疾病的药效演化关系,并将信息返回到前台。首先获取该药物适用的疾病信息,然后分别计算针对每一种适用疾病每一年使用此药品的总人数,再计算每一年治愈人数,则每一年的药效为这一年治愈人数占使用人数的百分比。分别统计 12 年的药效,绘制折线图,观察变化。

(4)药品年均用药量演化:若前台请求查询某药品信息,则需获取该药品针对每一种适用疾病的年平均用药量的变化。对于药品适用的每一种疾病,按年份获取每一年使用该药的人数和每个人的用药量信息,从而计算该药品针对每一种疾病的年平均用药量。分别统计 12 年的用药量,绘制折线图,观察变化。

(二)数据库设计

本系统的数据集来自多参数智能监测数据库(MIMIC-Ⅲ)。MIMIC-Ⅲ 是一个基于重症监护室患者监测情况的医学开源数据集,该数据库吸引了越来越多的学术界和工业界的研究人员采用该数据库从事医疗研究。关于 MIMIC-Ⅲ 数据集在之前的章节中已经有过详细的介绍,这里不再赘述。本系统的数据库表根据 MIMIC-Ⅲ 数据集进行设计,包括有 ADMISSION(入院信息表)、CALLOUT(出院信息表)、DIAGNOSES_ICD(ICD 确诊信息表)、DRGCODES(诊断相关类别码)、ICUSTAYS(ICU 记录表)、PATIENTS(患者信息表)和 PRESCRIPTIONS(处方信息表)。

本系统的数据库选择 MySQL 数据库。MySQL 是一个关系型数据库管理系统,是最流行的关系型数据库管理系统之一。MySQL 所使用的 SQL 语言是用于访问数据库的最常用标准化语言。MySQL 由于体积小、速度快、总体拥有成本低,尤其是开放源码这一特点,一般中小型网站的开发都选择 MySQL 作为网站数据库。

(三)系统开发

本系统实现的编程语言为 java,本次系统开发是在 jdk1.7 环境下进行的。硬件平台为 LENOVOZ410,CPU 为 CUREi5-4200,内存 8G。操作系统为 UBUNTU-1604,采用了关系型数据库 MySQL,开发软件为 IntelliJIDEA 和 eclipse。

系统界面及操作方式如下。

1. 开始界面　用户打开系统,进入开始页面,点击"开始"按钮,进入主页面。

2. 主界面　主界面为全疾显示界面,用户进入系统后即可看到。全疾病演化图以点表示疾病,节点旁边显示疾病名称,用点之间的连线表示疾病之间的演化关系。在主界面的左上方有检索框,用户可以选择按疾病名称检索或者药品名称检索,右上方有退出系统按钮,点击之后直接退出系统。

3.疾病检索　在主界面左上角的检索框中选择疾病,在输入框中输入疾病名称(本次演示操作以查询"CHFNOS"疾病为例),然后点击"放大镜"图标按钮,进行疾病演化查询,进入特定疾病演化显示界面。点击"全疾病演化图"返回主界面,点击"退出系统"直接退出系统。在特定疾病演化显示界面中,演化关系的结束节点疾病的信息(包括疾病ICD9_CODE 编码、疾病演化概率、疾病名称)显示在表中。

4.药品检索　在主界面中左上角的检索框中选择药品,在输入框中输入药品信息(本次演示操作以"Propofol"药品为例),然后点击"放大镜"图标按钮,进入药品检索界面。在界面的左侧,为查询药品所针对的疾病的列表,列表的第一列为药品所针对的疾病的发病率,第二列为疾病名称及用了该药之后疾病的演化方向。在界面右侧,为药品-疾病药效药量演化表,表的列属性为药品,即查询药品的名称,药品所针对的疾病名称,药品所针对的疾病的发病率,该药品当年平均药量,该药品当年平均药效。点击药品-疾病药效药量演化表右下角的向右图标按钮,得到"用药量演化趋势折线图"。点击用药量演化趋势折线图右下方向左图标按钮,返回药品检索显示界面,点击"全疾病演化图"按钮返回主界面,点击"退出系统"直接退出系统。

三、疾病演化分析评价

系统评价的目的是检查系统是否达到预期的目标,技术性能是否达到设计要求,系统的各种资源是否得到充分的利用,经济效益是否理想,并指出系统的长处与不足,为系统的改进与扩展提出意见。对系统进行评价,一方面能对系统的当前状态有明确的认识,另一方面也能为今后系统的发展和提高做准备。

(一)用户评价

用户评价是通过让用户对比使用不同的系统后填写问卷来进行的,因为现在还没有类似疾病演化的系统,而且很多系统都是国外无法使用的,因此我们选择了与疾病演化系统较为类似的百度疾病预测来进行用户评价对比。在实验之前,我们简单地向实验者介绍了两个系统的区别,然后让实验者进行实际的操作,并且填写问卷打分,问卷详细内容见表3-1,用户评分统计见表3-2。

表3-1 用户评价问卷

评价项	疾病演化系统	百度疾病预测
A.您在使用该系统时,操作方式符合您的习惯	1(完全不同意)~5(完全同意)	1(完全不同意)~5(完全同意)
B.该系统的界面让您感到满意	1(完全不同意)~5(完全同意)	1(完全不同意)~5(完全同意)
C.该系统满足您从全局了解疾病演化的需求	1(完全不同意)~5(完全同意)	1(完全不同意)~5(完全同意)
D.该系统满足您了解特定疾病演化方向和演化概率的需求	1(完全不同意)~5(完全同意) 若有,请写下相关内容:	1(完全不同意)~5(完全同意) 若有,请写下相关内容:
E.该系统满足您了解药品用于何种疾病的需求	1(完全不同意)~5(完全同意)	1(完全不同意)~5(完全同意)
F.该系统满足您了解药品对疾病演化的影响	1(完全不同意)~5(完全同意)	1(完全不同意)~5(完全同意)
G.您认为疾病演化系统对专家的诊断有帮助	1(完全不同意)~5(完全同意)	1(完全不同意)~5(完全同意)

表3-2 用户评分统计(均分)

题目编号	A	B	C	D	E	F	G
疾病演化系统	3.5	3.2	4.1	3.4	2.8	3.7	3.9
百度疾病预测	3	3.4	2.4	2.2	2	1.2	2.4

本系统的第二题得分略低于百度疾病预测,这说明系统的界面没有百度疾病预测的界面美观,但是在疾病预测和药品方面得分都高于百度疾病预测,这很好地体现了疾病演化系统的优势,而百度疾病预测只能够预测流行疾病的发展趋势,也没有关于药品的介绍,对患者的帮助不是很大,多用于政府部门进行疾病控制和预防。而我们的系统不仅仅可以很好地看出药品对疾病演化的影响,还可以根据药量药效为药品生产商提供数据依据。第六题和第七题得分较高,这也说明疾病演化系统具有实用性。

(二)系统对比评价

1.以梅斯医学系统为对比对象 梅斯医学"临床大数据下的疾病精准预测模型研究"的疾病预测模型研究表明:影响疾病的因素除治疗因素之外,还包括疾病本身,患者的既往情况、并发症、遗传背景、生活方式及环境因素多重影响的结果。通过建立模型,对医疗数据的挖掘与结构化、聚类、分类、建模,帮助临床医生进行辅助决策,尤其是对疾病预后的预测方面。具体对比评价内容见表 3-3。

表 3-3　疾病演化系统与梅斯医学系统对比评价

	疾病演化系统	梅斯医学系统
疾病预测模型	以数据统计为基础,基于某区域患者的电子病历,以大数据统计、聚类、分类算法为基础,以某区域过去一段时间的电子病历为基础数据集,统计该地区消费者曾出现的不同疾病,通过聚类算法合并类似疾病,将合并后的疾病大类作为散点,以同一消费者不同时间的疾病变化为依据,将散点疾病进行串联,并依据疾病之间转化的时间跨度为每条连线标注时间轴,形成疾病演化统计系统	梅斯医学医疗预测模型的建模并不难,但是,建立合适的模型非常困难。只有与临床实际应用匹配,能辅助临床正确决策的模型才有价值。因此,不仅需要有 IT 行业和数据分析行业的经验,还需要紧密结合临床,才有可能建立临床上可靠的疾病预测引擎
数据库建设	以疾病数据库为基础,基于某区域患者的电子病历,用大数据统计、聚类、分类算法,统计该地区消费者曾出现的所有疾病,将同一消费者不同时期所患疾病及并发症连接,构建疾病关联体系,形成以该地区所有记录在电子病历中的疾病为散点的疾病及共病知识库	通过大数据方法和人工编辑,从海量的学术文献中提取有关疾病风险因素及生物标志物的信息并对数据进行结构化管理,形成专业数据库系统
服务对象	用于信息共享与管理决策支持,方便医院的行政管理与事务处理业务,减轻事务处理人员劳动强度,辅助医院管理,辅助高层领导决策,提高医院工作效率,从而使医院能够以少的投入获得更好的社会效益与经济效益;已有疾病系统多集中于针对某类疾病的知识整合,方便没有足够工作经验的年轻医生进行疾病判断,或是为缺乏相关知识的患者或相关人提供疾病知识。针对区域疾病的演化,引入各项疾病的若干指标,并根据阶段可预测性提供指标预测功能	帮助指导医学科研的进一步方向、改善某些疾病临床诊疗模式,对基础医学研究者发现相关信号通路、病理学研究者了解疾病病因、临床检验医师开发新的检验项目、临床医师预测疾病的治疗和转归情况提供了便捷,满足了科研工作者提高相关文献检索效率的需求

2. 以百度疾病预测为对比对象　百度的疾病预测于 2014 年 6 月上线,目前可以对全国 34 个省区、331 个地市、2 870 个区县、19 个城市的 2 558 个商圈的 11 种疾病进行未来趋势的预测,包括提供流感、肝炎、肺结核和性病等疾病的活跃度、流行指数,以及各种疾病相关的城市和医院排行榜,用户可以查看过去 30 天以内的数据和未来 7 天的预测趋

势。而且百度还在疾病预测的页面上,整合了百度旗下其他优势产品资源,比如在页面右下角提供了百度百科和百度健康的链接,用户点击过去就可以了解到有关当前页面疾病的各种相关知识。具体对比评价内容见表3-4。

表3-4　疾病演化系统与百度疾病预测对比评价

项目	疾病演化系统	百度疾病预测
使用情境	用户需要查看疾病的演化和药品的使用情况	用户需要了解疾病未来的趋势
输入输出	用户搜索需要输入疾病的名称或者药品,系统根据用户的查询式输出疾病的演化概率,药品药量和药效	用户输入需要了解的疾病以及地区名称,系统输出疾病未来的趋势图
优势	专业性强,可以帮助医生查看疾病的演化方向及概率,管理者也可以根据疾病演化的情况采取相应的措施,患者可以自行查找自己病情的走向以及用药用量对自己疾病的影响;系统的操作简单,便于用户操作	疾病预测的准确性高,操作简单,用户可以很方便的查看疾病的未来趋势,并且结合了时间地区等要素,更贴切用户的需求,同时也方便了医疗部门对疾病进行控制,可以在公共突发事件、流行性疾病暴发、健康服务业发展、人口流动等领域提供分析和预警
缺陷	系统功能较少,而且在分析药品对疾病演化的影响时,并没有考虑到别的因素,用户在使用系统时,不能结合个人的实际情况判断自身疾病的演化情况	只能从整体上研究疾病未来的趋势,而且可以查询疾病的种类也是类似手足口病这样发病率高的疾病,也没有给出应对疾病的药物,对患者的帮助不大

3. 优化与改进建议　　根据评价结果,并参照需求分析和系统设计部分提出系统需求,现提出目前系统的优化和改进意见如下。

(1)功能改进:进入系统,点击开始布局后,全疾病烟花界面的布局速度较慢;全疾病界面的可视化交互不够完善,鼠标放在疾病名上还不能显示详细信息,只能显示关联;在全疾病演化界面上应该实现点击疾病名就跳转到对应疾病的详细界面;查询某一个疾病的特定疾病演化图没有实现,所以只能以表的形式显示,此功能需要后边继续探索和改善;交互功能不够完善,用户不能自主选择两种不相邻疾病进行概率计算;药品部分的药效演化图未做出来。

(2)逻辑改进:当用户返回全疾病界面后,系统需要重新计算;各个子功能之间的联系不够紧密,不能相互跳转,只能分开查询。

(3)界面改进:界面不统一,全疾病界面左侧信息和上边的颜色不统一;药品界面,药量演化图查询按钮不够明显;查询药品的界面最好以图的形式直观显示。

第二节　疾病指标预测

一、疾病指标预测系统框架

基于已有医疗信息系统和疾病系统的应用研究及对 MIMIC‐Ⅲ CriticalCareDatabase 数据信息的理论分析,提出了一个全新的尚未被开发的系统,该系统已知患者所患某疾病的已有指标,根据数据库里大量患者指标变化曲线绘制的总指标趋势图,预测其接下来一段时间的疾病指标,这是之前疾病系统尚未开发并实现的。

已有医疗信息系统多集中于面对大量病患的简单的信息整合,其目的是用于信息共享,方便医院的行政管理与事务处理业务,减轻事务处理人员劳动强度,辅助医院管理,辅助高层领导决策,提高医院工作效率,从而使医院能够以少的投入获得更好的社会效益与经济效益;已有疾病系统多集中于针对某类疾病的知识整合,方便没有足够工作经验的年轻医生进行疾病判断,或是为缺乏相关知识的患者或相关人提供疾病知识。本系统在以往的医疗信息系统的研究基础上,引入各项疾病的若干指标,并根据阶段可预测性提供指标预测功能。由于疾病指标作为检验患者患病水平的因素之一,成功预测指标值对医生来说有一定的参考价值。

(一)疾病指标预测系统框架初步描述

基于关于医疗信息系统和疾病系统的应用研究以及关于 MIMIC‐Ⅲ CriticalCareDatabase 的理论分析,提出一个全新的尚未被开发的系统。该系统可基于患者所患某疾病的已有指标,根据数据库里大量患者指标变化曲线绘制的总指标趋势图,实现对患者接下来一段时间的疾病指标预测。

具体而言,所实现的系统功能如下。

1. 疾病指标查看　可视化显示疾病的指标趋势变化图。用户通过疾病类别和指标类别的选择,来获取该疾病下的该指标趋势图。

2. 患者指标查看　显示患者自身的指标趋势图和该疾病的指标趋势图,其中自身的指标趋势图通过患者本人的指标录入,而疾病指标趋势图则是根据数据库已有数据整合而显示的整体趋势的变化。通过患者指标查看能够获取患者的所在疾病阶段并对下一阶段进行预测。

3. 患者信息管理　包括患者增删、患者指标管理两大部分。患者增减用于患者管理的更新,患者增添时应录入患者的基本信息(例如 ID 号、姓名、性别)、疾病选择。删减患者则是在患者离开该实习医生监护的情况下进行。

4. 指标管理　用于患者疾病指标的更新、修改、删减的过程对患者的指标进行管理。

(二)疾病指标预测指导理论与方法

1. 总体疾病指标趋势图的绘制原理　系统开发人员从"前1 000万行"数据中找出趋势可观的几个指标,将这些指标全部汇总出来,在SPSS软件中一个个的绘图,然后人工选取一个趋势较完整的曲线,人工将其他曲线的峰值与低值向前或者向后进行调整(也就是为了重合峰值或者低值,将这个患者的整个指标的时间序号向前或者向后调整),最后在SPSS软件中对这些人工调整后的曲线进行回归,汇总得出最后的总的指标趋势图。

2. 疾病指标预测指标的理论方法　通过已有的数理统计预测分析方法对患者输入的历史指标数据进行分析并对其将来的趋势进行预测,为医护人员对患者的下一步治疗提供参考依据。

比较常用的预测方法,一类是回归分析法,从经济现象之间的因果关系出发,应用回归方程来分析经济变化规律并进行预测;另一类是时间序列分析法,从历史时间数列中找出其发展趋势的变动规律,由过去推测未来,凭借过去状态延续到未来的可能性,从而达到预测的目的。常用的时间序列方法有移动平均法、加权移动平均法、指数平滑法、z趋势预测法。其中指数平滑法所求得的预测值中,消除了实际数中的某些偶然因素,能比较明确地反映长期发展趋势,这是符合客观经济变化规律的。

这里用到的是霍尔特-温特预测模型。它是一种由指数加权平均数组成的,专门用于对具有线性特征的时间序列进行趋势预测的分解模型。它的误差小,准确程度高,且计算工作量小。

二、疾病指标预测系统分析与设计

(一)用户需求分析

根据系统的模块分析,该系统分为两大模块:基础模块和功能模块。

1. 基础模块　该系统用于实习医生对患者病情的辅助工具,所以需要对用户的权限有一定的限制。用户可通过注册获得权限,通过登录进入系统。

2. 功能模块　疾病指标查看;患者疾病指标查看;患者信息管理。

(二)系统功能模块划分及描述

系统功能分为前台、后台两大块。

1. 前台　有四大主要模块:疾病指标知识库、患者个人信息管理、患者指标趋势图、系统设置。

2. 后台　用于信息的匹配。

(1)疾病指标知识库管理:用于疾病的直接选择或输入后,并选择相应的指标,对指标趋势图进行显示和该疾病注意事项的显示。

（2）患者管理模块：用于患者的管理，分为在此基础上分为三大模块：患者个人信息管理，用于患者的基本信息录入（例如年龄、性别以及疾病名称）；指标管理，用于对患者的疾病指标进行动态的录入、修改和删除。

（3）患者指标趋势图模块：在此模块，在用户管理的患者中选择，然后根据后台匹配已有的指标数据和数据库中已有的疾病数据对患者的疾病指标趋势图进行显示。

（4）系统设置模块：用于用户密码的修改。

（三）数据库设计

1. 概念结构设计　数据库概念结构设计的核心内容是概念模型的表示方法。概念模型的表示方法有很多，其中最常用的是由 Peter Chen 于 1976 年在题为"实体联系模型：将来的数据视图"论文中提出的实体-联系方法，简称 E-R 模型。该方法用 E-R 图来表示概念模型，提供了表示实体类型、属性和联系的方法，在数据库设计中被广泛用作数据建模的工具。由于 E-R 模型经过多次扩展和修改，出现了许多变种，其表达的方法没有统一的标准。但是，绝大多数 E-R 模型的基本构件相同，只是表示的具体方法有所差别。这里不对构建过程进行叙述，仅对讨论结果进行描述。

2. 逻辑设计　设计数据库的逻辑结构，与具体的 DBMS 无关，主要反映业务逻辑。数据库逻辑设计决定了数据库及其应用的整体性能，调优位置。如果数据库逻辑设计不好，则所有调优方法对于提高数据库性能的效果都是有限的。为了使数据库设计的方法走向完备，数据库的规范化理论必须遵守。规范化理论为数据库逻辑设计提供了理论指导和工具，在减少了数据冗余的同时节约了存储空间，同时加快了增、删、改的速度。总之，在进行数据库逻辑设计时，一定要结合应用环境和现实世界的具体情况合理地选择数据模式。

由概念结构模型中的 E-R 图可转换为下列的逻辑结构模型。

（1）主要实体：用户、患者、疾病、指标、系统指标趋势图。

（2）主要联系：患病、拥有、输入、查询、生成用户（用户 ID、用户姓名、密码）。

（3）患者（患者 ID、患者姓名、性别）。

（4）疾病（疾病 ID、疾病名称、注意事项）。

（5）指标（指标 ID、指标名称、指标单位、测量时间间隔）。

（6）系统指标趋势图（疾病 ID、指标 ID、测量时间次序、指标测量值、指标单位）。

（7）患者患有疾病（患者 ID、疾病 ID）。

（8）患者拥有指标（患者 ID、指标 ID）。

（9）用户输入指标（用户 ID、指标 ID）。

（10）用户查询趋势表（用户 ID、疾病 ID、指标 ID）。

（11）指标生成趋势图（指标 ID、疾病 ID）。

三、疾病指标预测系统实现与评价

（一）数据集的筛选

本系统用到的数据集主要有两部分，一部分用于绘制系统指标趋势图，另一部分用于检验系统指标预测的准确性和误差率。

1. 第一部分的实验数据 从 MIMIC-Ⅲ数据集人工采集得到。

（1）通过 SPSS 读取 CHARTEVENTS_DATA_TABLE.csv 数据集前 1 000 万行数据，并将数据复制到 Excel 中。

（2）用 VLOOKUP 函数将所需的疾病和指标信息全部匹配到上述文件中。

（3）将患者的同一项指标按其测量时间的先后顺序对其进行编号，此项作为时间序号，获取测量的时间间隔。

（4）在 Excel 中通过筛选，选出患同一种病的患者及测量指标的信息，将患者的指标按照时间序号进行升序排列并放置在一起，将不同的患者的指标信息依次放置在不同的列上。

（5）在 SPSS 中将这些选出的数据进行绘图，得到每一个患者的指标图，如若不同患者的指标图其形状相似程度较高，则说明该指标图的趋势是可绘制的，进行下一步，否则返回上一步。

2. 第二部分的测试数据 根据上一阶段中筛选出来的指标来确定。

（1）根据前一阶段筛选出来的数据确定疾病和指标。

（2）通过疾病和指标在数据库中筛选出测试的患者数据集。

（二）数据集的处理

1. 第一部分实验数据的处理

（1）由于患者的所处环境、治疗方案、病情严重程度及患者个人身体条件等差异性，指标图的峰值和低谷会有不同程度的提前或延后，一个个的比照这些图，剔除偏差过大的患者，选出一个峰值、低谷完整且测量值近与平均水平的图作为参照，将其他患者的指标数据的时间序号整体减小或增大（即平移图形），使得其峰值或低谷出现的时间点近似相同。

（2）对人工调整后的数据通过 SPSS 进行回归分析，得到绘制系统指标趋势图的数据。

2. 第二部分测试数据的处理

（1）对患者的同一项指标按其测量时间的先后顺序对其进行编号，作为时间序号。

（2）去掉最后三个指标数据，留作指标预测的检验。

(三)指标预测准确性评价

通过对患者输入的历史指标数据进行分析并对其将来的趋势指标值进行预测,为医护人员对患者的下一步治疗提供参考依据。保证其预测准确性和可靠性是评估任务的核心。

采用霍尔特-温特预测模型,它是一种由指数加权平均数组成的,专门用于对具有线性特征的时间序列进行趋势预测的分解模型。它的误差小,准确程度高,且计算工作量小。在预测指标值时,首先绘出指标曲线的前一段(隐藏后面个点的值),然后根据模型拟合曲线得出该三点的指标值。根据此种绘制原理,针对预测准确性提出一种新的评价方法:已知一条曲线上后三点的实际指标值和预测指标值,根据预测值与实际值的差异性来评价系统的预测准确性。

第三节 手术预后时间预测

在"大数据"背景下,针对"医疗大数据"开展的临床数据挖掘逐渐成为热点研究领域,而相比一般的临床数据,重症监护(ICU)数据库更能体现出临床数据分析的价值。但是以 EuroSCORE 为代表的简单模型重心在于预测手术的风险,对术后康复时间涉及的较少。在此背景下,本节内容基于 ICU 数据挖掘开发一个术后时间预测系统,该系统使用手术预测模型来计算出患者可能的预后 ICU 住院时间,帮助医生和患者进行决策。

术后时间预测就是 ICU 临床数据挖掘的应用领域之一。住院时间通常是衡量医疗保健质量的一个标准。ICU 住院时间延长将会消耗很多资源,并且有很高的并发症风险需要在 ICU 中持续监控,在 ICU 病房住院时间意味着患者家属紧张的心情和高昂的 ICU 住院费用,还有医生持久监护和医院 ICU 监护室的持续占用。一个良好的住院时间预测模型有利于规划住院时间并提高临床决策及质量评估。同时在我国医疗资源高速消耗,尤其是床位资源极其紧张。为最大限度地救治伤、病员,需通过多种手段以提高一线医院 ICU 监护室患者流通率,缓解床位占用情况,空出医护人员资源以挽救更多重症患者的生命。此时通过对 ICU 预后时间的预测有助于促进一线医院 ICU 病床的时间合理分配,以助于有效缓解床位资源使用情况和医护人员。

一、手术预后时间预测系统设计

(一)系统功能设计

本系统主要功能是实现以术前实验室测量指标为输入数据,进行手术预后 ICU 住院时间的预测。当患者在进行 ICU 手术之前,患者或患者家属在本系统中选择手术并输入其相关的实验室测量项目结果,系统调用该手术预测模型并计算出患者可能的预后 ICU 住院时间,具有一定的参考价值,能够辅助患者及其家属进行决策。

该系统功能模块主要分为两大部分,预测功能模块与后台模型管理模块,本节重点介绍预测功能模块。

1. 前台预测模块　该模块是前台模块,是直接与用户进行交互的部分。该模块主要分为指标输入、模型计算、结果输出 3 个子模块。

(1)指标输入:实现数据的输入功能。在用户选择手术类型后,界面显示该手术所需要输入的术前实验室测量项目,用户在每一项指标的输入框中键入自己的测量结果数据。在输入数据的过程中,允许用户对每一项已输入指标数值进行修改操作。

(2)模型计算:实现数据的计算处理功能。在用户输入完毕全部指标项目并成功提交后,系统内调取出该手术的模型,根据模型对所输入的原始数据进行计算处理并得出计算结果。

(3)结果输出:实现数据的输出功能。在系统依据模型计算出预测结果时,在界面上向用户显示出本次系统对于预后 ICU 住院时间的预测值。

2. 后台模型管理模块　该模块是后台模块,是系统维护者进行管理的部分。该模块主要分为数据库管理、模型算法管理、模型库管理 3 个子模块。

(1)数据库管理:实现对数据库管理的功能。数据库包含了 ICU 手术病例的相关记录,根据现实 ICU 情况进行实时的手术与患者信息的录入与更新,同时支持系统管理者进行关于数据库的基本管理操作。

(2)模型算法管理:实现模型生成的功能。系统包含关于模型如何生成的算法程序,每达到一定条件(如周期性时间),系统维护者调用该算法程序,调取数据库中的某一类型手术记录对重新生成模型,更新替换原有的旧模型。

(3)模型库管理:实现对模型库管理的功能。模型库包含了各种类型手术的模型,当模型重新生成时,将其录入模型库并更新替换原有的旧模型,同时支持系统管理者进行关于模型库的基本管理操作。

(二)原始数据获取

本系统的数据来自 MIMIC-Ⅲ急救护理数据库。MIMIC-Ⅲ是一个大型、公开可获取的数据库,一共包含 26 个表,其拥有超过 4 万患者在 ICU 的医疗记录与健康数据,数据跨度从 2001 年到 2012 年。

本系统为手术预后 ICU 住院时间预测系统,其主要需要获取的数据大概为手术相关记录、术前实验室测量项目记录、患者 ICU 住院时间记录、患者个人信息等几个部分。在对 26 个表进行全面了解后,整理出与本系统有关的 7 个数据表,具体如表 3-5。

表3-5　与本系统有关的7个数据表及其信息

表格	描述	字段	说明
Procedures_ICD_Data	包含 ICU 全部已完成手术的粗略信息	HADM_ID	每一位患者进入一次 ICU 拥有
		ICD9_CODE	ICD9 手术编号
Procedureevents_ MV_Data	包含 ICU 内具体些操作记录的相关信息,如成像、手术、通气等	SUBJECT_ID	每一位患者拥有一个该 ID
		HADM_ID	
		STATTIME	开始时间
		ENDTIME	结束时间
		ORDERCATEGO- RYNAME	类型(成像/手术/通气等)
D_ICD_Procedures_ Data	数据词典,提供手术 ICD9 编号及其手术全称	ICD9_CODE	ICD9 手术编号
		LONG_TITLE	手术全称
Labevents_Data	包含实验室的测量项目记录,如血液测量等	SUBJECT_ID	
		HADM_ID	
		ITEMID	测量项目编号
		CHARTTIME	测量时间
		VALUE	测量值
		VALUEUOM	测量值单位
D_Labitems_Data	数据词典,提供实验室测量项目的全程及类型等	ITEMID	测量项目编号
		LABEL	项目全称
		CATEGORY	项目类型
Patients_Data	提供患者个人信息	SUBJECT_CD	
		DOB	出生日期
Callout_Data	提供患者进出 ICU 相关的转移信息	SUBJECT_CD	
		HADM_ID	
		ACKNOWLEDGET- IME	进 ICU 时间
		OUTCOMETIME	出 ICU 时间

　　在明晰系统所需要信息所在的表格后,需要对表格之间的数据连接关系进行充分的了解,并通过数据提取、筛选整理及必要的计算形成本系统有用的原始数据集。由于每个表格的数据量过大,Excel 软件难以进行有效的数据处理,因此可以通过 C++语言的数据库相关命令编程对这 7 个表格数据进行变换整理。以下是进行数据整合的几个关键

步骤及处理流程图。

1.筛选出信息完备的手术记录　在后期的实际数据提取过程中发现,与【手术记录】相比,【具体操作记录】存在记录缺失的情况。即在理论上,【手术记录】中的每一例手术,在【具体操作记录】都应该存在该例手术的具体操作记录,但是在实际中,却存在缺失状况,【手术记录】中的部分手术案例,找不到其具体操作相关记录。因此,根据数据量不充分的【具体操作记录】,对【手术记录】进行初次筛选,筛选出有对应具体操作记录的【手术记录2.0】。

2.手术数目统计,确定研究的手术A　为保证数据分析与生成模型的准确性,尽可能使基础数据量更大。因此,需要对【手术记录2.0】中所有的手术进行案例数目统计,并以数目大小对各手术进行排序,这样便能获取到拥有记录数较多的手术。同时,为保证研究的意义性,所选取的手术不能太过于简单与低风险,因此在记录数较多的标准之后,仍然需要对手术的意义程度为标准进行人工筛选。

3.获取手术A的案例记录集合HADM_ID(A)　HADM_ID是MIMIC-Ⅲ中最为重要的字段,每一位患者进入一次ICU即拥有一个该ID,它是连接大部分表格之间的外码字段。在本次数据整理中,HADM_ID也是最终所形成的手术A案例记录表格的主码。因此,需要获取手术A的案例记录集合HADM-ID(A)。

4.粗略确定手术A每例手术的开始时间　实验室测量项目横跨手术前后,而本系统模型的因变量是术前实验室测量指标,因此需要获取手术案例的手术时间,并以此作为标准筛选出哪些实验室测量指标是术前的。

5.整理出A每例手术的术前实验室测量项目　在本系统中,术前实验室测量指标是输入指标,同时在本次模型构建中,术前实验室测量项目是主要的自变量。因此,必须要对A每例手术的术前实验室测量项目进行整理。

6.整理出手术A每例手术的患者年龄　对于绝大部分手术来说,患者的年龄是影响手术质量与风险的因素。本次模型构建中,除却术前实验室测量项目,患者年龄也是其中的一个自变量。因此,必须要对A每例手术的患者年龄进行整理。

7.确定手术A每例手术案例的ICU住院时间　在本系统中,ICU住院时间是输出指标,同时在本次模型构建中,ICU住院时间唯一的因变量。因此,必须要对A每例手术的患者IVU住院时间进行整理。

8.整理出原始数据表,含自变量与因变量　原始数据表是数据分析与模型构建的基础。以HADM_ID作为主码,将上述步骤所得到的术前实验室测量指标、患者年龄、预后ICU住院汇总整理形成一个表。

(三)算法模型设计

本系统模型算法的基础思路是:将原始数据分为训练集与测试集,采用多重线性回归的数据分析方法对训练集数据进行分析,探索自变量(术前实验室测量指标、患者年龄)对因变量(ICU 住院时间)的影响关系,从中筛选出具有显著性意义的自变量,构建出预测模型,并利用测试集数据对模型进行准确性测试与检验。

1.训练集抽样 利用分层抽样法,将全部原始数据分为训练集与测试集,其中训练集占数据总量 80%,测试集占数据总量 20%。所谓分层抽样法,即从一个可以分成不同子总体(或称为层)的总体中,按规定的比例从不同层中随机抽取样品(个体)的方法。

因素相关分析:利用相关分析,发现自变量(术前实验室测量指标、患者年龄)之间的相关强度是如何分布的。所谓相关分析,即研究现象之间是否存在某种依存关系,并对具体有依存关系的现象探讨其相关方向以及相关程度,是研究随机变量之间的相关关系的一种统计方法。

2.因素去相关 自变量相关性过高会影响多重线性回归的可信度与效果,因此需要根据因素相关分析结果,对相关性过高(一般以相关性大于 0.8 作为标准)两个或多个自变量进行筛选,只留下一个变量。

3.多重线性回归 利用多重线性回归,探索自变量(术前实验室测量指标、患者年龄)对因变量(ICU 住院时间)的影响关系。若回归结果显著性检验不通过,则去除掉不合适变量($P>0.05$),再次进行多重线性回归,直到检验通过(一般是各自变量 $P<0.05$,模型<0.05)。所谓多重线性回归,即用回回归方程描述一个因变量与多个自变量的依存关系,基本形式为 $Y=a+bX1+CX2+\cdots+NXn$。

模型建立:当通过回归结果显著性检验后,根据结果中各自变量的系数 B,构建预测模型,一般形式为 $Y=a+bX1+CX2+\cdots+NXn$。

4.测试集检验 根据构建的模型,对测试集的数据进行预后 ICU 住院时间的预测,并将预测值与实际值进行比较分析,得出该模型的准确性情况。

二、手术预后时间预测系统实现与评价

(一)基础数据集处理

本系统的数据源文件来自 MIMIC-Ⅲ 急救护理数据库,该数据库由 26 个 csv 文件组成,csv 是一种以逗号为分隔值的文件格式,本系统使用 Sqlite3 数据库对其进行处理,首先将 csv 文件导入为 db 数据库文件,再结合 Sqlite3 原生封装及其提供的接口用 C++代码,将数据导出来完成数据的提取。

1.数据统计 为了提取足够的数据,首先要将 MIMIC-Ⅲ 已有的数据进行统计,筛选出危险系数较大,同时重复次数(即手术被实施的次数)较多的手术研究对象。从 PRO-CEDURES_ICD_DATA. TABLE. csv 文件中提取出 HADM_ID(患者单次入院的 ID)及ICD9_CODE(ICD9 手术编号)。首先把 ICD9 手术编号进行去重,得到了数据库中所有

的 ICD9 手术编号,再以 ICD9 手术编号为统计项进行排序,得到手术的重复次数表,结合不同手术的危险程度,从中选出研究对象,即单乳内冠状动脉搭桥术,其编号为 3 615,频次 4 401。但是在后续的统计中发现有近 3 000 人次的数据没有存储在含有手术时间的 PROCEDUREEVENTS_MV_DATA_TABLE.csv 文件中,除去本部分数据后,还剩余 1 446 条。

2. 数据提取　完成数据统计之后,需要继续提取接受了该手术的患者的手术相关数据,由于 MIMIC-Ⅲ 数据库并没有直接提供每次手术开始的对应时间,我们拟采用 PRO-CEDUREEVENTS_MV_DATA_TABLE.csv 文件中,每个患者所接受的第一个手术的开始时间,作为本次研究手术的对应开始时间,之后再从 LABEVENTS_DATA_TABLE.csv 中提取出时间在手术发生之前的测量数据。

3. 数据处理　数据处理主要分为两个部分,第一部分是将数据提取到多元线性回归分析的 X,第二部分是将数据提取到多元线性回归分析的 Y。其中 X 包含的是患者手术前的各项指标,包括测量值和年龄等,Y 就是系统需要分析的预后时间。

将患者 ID、手术时间和检测数据整理之后使用 Excel 进行分析。首先针对同一个患者多次检测同一项目的情况,取其平均值作为检测结果;之后进一步统计每一项检测出现的次数,将空值较多的检测项移除;对已经获得的数据再次筛选,希望检测项目和患者的数量达到最多,通过统计发现,每个人都参与的检测有 22 个,但是存在某些测量项目只有少数人没有参与,去除掉 4 个患者之后,可以得到 34 个测量项目。最终共有 1 442 个患者的 24 个检测项目的数据。之后进行数据结构化,就处理完多元回归分析的 X。

在处理 Y 的过程中,发现有 9 个患者没有年龄,因此需要去除掉这 9 个人的数据,样本量变为 1 433。

(二)处理:模块开发

经过数据处理,最终得到 34 个术前实验室测量项目指标,1 个年龄变量,总计 35 个自变量。按照测量项目,将自变量因素分为 4 组:血气分析项目、血生化分析项目、血细胞分析项目、其他项目。

鉴于多重线性回归对于自变量独立性的要求,以及生理指标之间的复杂相关性,利用 SPSS 的双变量相关性分析功能,在每组内两两选取特征变量进行相关分析,并以 0.7 为阈值进行取舍。根据相关分析结果,去除 5 个自变量,最终选出 30 个对较为独立的自变量,如表 3-6 所示。由此,进行多重线性回归分析并构建模型。

表3-6　最终30个自变量

类型	描述	ITEM
		50 804
		50 806
		50 808
		50 809
血气分析	对血液中的酸碱度(pH)、二氧化碳分压($PaCO_2$)和氧分压(PaO_2)等相关指标进行测定,医学上常用于判断机体是否存在酸碱平衡失调及缺氧和缺氧程度等的检验手段	50 811
		50 813
		50 818
		50 820
		50 821
		50 822
		50 824
		50 868
		50 882
		50 902
		50 912
血生化分析	检测存在于血液中的各种离子、糖类、脂类、蛋白质及各种酶、激素和机体的多种代谢产物的含量	50 931
		50 960
		50 971
		50 983
		51 006
		51 248
		51 249
		51 250
		51 265
血细胞分析	通过一些仪器的检测对红细胞、白细胞等进行分析	51 274
		51 275
		51 277
		51 279
		51 301
其他	年龄	Age

在利用SPSS的多重线性回归功能时,选择后退法,先将全部自变量放入方程,然后

逐步剔除。主要有两个步骤。

（1）偏回归平方和最小的变量，作 F 检验及相应的 P 值，决定它是否剔除（P 大）。

（2）建立新的回归方程，重复上述过程。

以 80% 的训练集数据，即 1 149 条记录，利用 SPSS 进行多重线性回归分析。将 30 个自变量全部导入，并以预后 ICU 时间作为因变量，最终一共进行了 13 次多重线性回归，每一次迭代都剔除一个显著性最大的自变量，这个过程中生成并迭代了 13 个模型，R 平方一直在 4.3～4.4，模型显著性均为 0.00，因此该模型总体较好。

但是在模型 13 即后退最终模型中，项目 51 265 的显著性为 0.056，项目年龄的显著性为 0.058，均大于选用标准 0.05（一般认为 $P<0.05$ 具有统计学意义），因此，去除这两个自变量再一次进行多重线性回归，发现自变量 50 912 的显著性大于 0.05，因此除去该变量再次进行多重线性回归，得到最终的符合条件的模型，其特征如表 3-7、表 3-8 和表 3-9 所示。

表 3-7　最终模型的模型摘要

模型摘要			
模型	R	R 平方	调整后 R 平方	标准偏斜度错误
1	0.653a	0.427	0.419	3.250891792364

表 3-8　最终模型的变异数分析

变异数分析 a					
模型		平方和	df	平均值平方	F	显著性
1	回归	8 913.820	15	594.255	56.230	0.0006
	残差	11 973.881	1 133	10.568		
	总计	20 887.701	1 148			

表3-9　最终模型的各变量信息

模型		非标准化系数		标准化系数	T	显著性
		B	标准错误	Beta		
	（常数）	−213.871	46.522		−4.597	0.000
	50 806	0.110	0.040	0.082	2.778	0.006
	50 820	17.233	3.392	0.128	5.080	0.000
	50 821	−0.018	0.002	−0.234	−9.379	0.000
	50 822	981	0.318	−0.086	−3.087	0.002
	50 824	−0.167	0.059	0.084	−2.843	0.005
	50 902	−0.266	0.059	0.167	−4.474	0.000
1	50 971	−1.492	0.469	−0.092	−3.181	0.002
	50 983	0.322	0.073	0.161	4.401	0.000
	51 006	0.099	0.010	0.262	9.572	0.000
	51 248	−2.912	1.293	−1.259	−2.253	0.024
	51 249	2.432	1.137	0.635	2.139	0.033
	51 250	1.061	0.438	1.158	2.422	0.016
	51 265	0.010	0.002	0.130	5.469	0.000
	51 274	0.295	0.040	0.178	7.353	0.000
	51 277	0.347	0.092	0.101	3.770	0.000

通过表3-7、表3-8和表3-9可知，该模型的平方为0.427，即表明该模型能够至少很好地解释全部原始数据中的42.7%的数据。该模型的显著性为0.00，小于0.05，即表明该模型具有统计学意义。改模型的全部自变量的显著性都小于0.05，即表明该模型15个自变量都具有统计学意义，对因变量具有影响关系。

根据上述多重线性回归结果，一共有15个自变量对因变量影响显著，即有15个术前测量指标对预后ICU时间长短的影响显著。这15个影响因素如表3-10所示。

表3-10　模型最终的15个自变量

个数	ITEMID	LABEL	全称
×1	50 806	CHLORIDE, WHOLE BLOOD	氯化物,全血
×2	50 820	pH	酸碱度
×3	50 821	PaO_2	氧分压
×4	50 822	POTASSIUM, WHOLE BLOOD	钾,全血

续表 3-10

个数	ITEMID	LABEL	全称
×5	50 824	SODIUM,WHOLE BLOOD	钠,全血
×6	50 902	CHLORIDE	氯化物
×7	50 971	POTASSIUM	钾
×8	50 983	SODIUM	钠
×9	51 006	UREANITROGEN	尿素氮
×10	51 248	MCH	平均红细胞血红蛋白含量
×11	51 249	MCHC	平均红细胞血红蛋白浓度
×12	51 250	MCV	红细胞平均压积体积
×13	51 265	PLATELET COUNT	血小板计数
×14	51 274	PT	凝血酶原时间
×15	51 277	RDW	红细胞分布宽度

根据上述多重线性回归结果中每个自变量的系数 B,可以获得预测模型。

$$y=(-213.871)+0.11\times1+17.233\times2+(-0.018^3)+(-0.981\times4)+(-0.167\times5)+(-0.266\times6)+(-1.492\times7)+0.322\times8+0.099\times9+(-2.912\times10)+2.432\times11+1.061\times12+0.01\times13+0.295\times14+0.347\times15$$

数据集测试为设计系统时采用"八二法"预留出来的 20% 的数据集对系统进行系统测试,用于测试本系统的准确性。在测试阶段,判断准确性的核心计算方法为下列两个公式。

预计差值=实际手术康复时间–预测时间

预计偏差比=预计差值/实际手术康复时间

预计差值为实际手术康复时间(即实际情况的预后时间)与系统预测预后时间的差值,预计差值可以统计出该系统的预估倾向,差值为正,则说明系统高估了这个患者 ICU 住院延长时间,而差值为负,则说明系统低估了这个患者 ICU 住院延长时间。

预计偏差比(即预计比值)为预计差值与实际手术康复时间的比较,可以用于统计系统预测时间和实际时间的偏差情况,比值越小,则说明系统的预测时间更为准确,而比值越大,则说明系统预测时间偏差较大。

从数据集测试的结果来看,数据偏差比在 0.5 之内的正确率在 85.3% 左右,而数据偏差比在 0.6 之内的正确率在 90.2% 左右,并且预测结果本身更加偏向于高估预后时间。总体上,在目标用户不对结果要求高度精确的情况下,系统的区间正确率非常高,不会有太大的偏差。

(三)相似医学系统对比

本实验以"单乳内冠状动脉搭桥术"手术作为测试对象,而和冠状动脉有关的手术风险评估系统非常多,比较知名且在世界范围内广泛运用的系统,如 MODS(多器官衰竭评分系统)、APACHE(急性生理及慢性健康评分系统)、SOFA(序贯器官衰竭评分系统)和 EuroSCORE(欧洲心脏风险评估系统)等。从当前医学系统来看,国外已广泛开展关于"冠状动脉旁路移植术"(CABG)危险因素的分层分析,建立了一系列的危险因素预测评估系统,而国内在相关领域现只停留在探讨阶段。但是 MODS 和 SOFA 评估系统注重对循环、呼吸、肝脏、肾脏、神经、血液等六大系统的功能状态评价,进而预测手术后风险。而 EuroSCORE 系统(欧洲评分系统)的预测对象是和心脏有关的各类手术,并且该系统在 CABG(冠状动脉旁路移植)手术预测方面非常具有权威度,而本手术住院时长预测系统也正是以"单乳内冠状动脉搭桥术"为对象。较之其他医学评估系统更具有研究对象的相通性和针对性,故采用 EuroSCORE 系统与实验系统进行对比(表 3-11)。

表 3-11 实验系统与 EuroSCORE 系统对比

项目	实验系统	EuroSCORE 系统
数据来源	患者术前指标	患者术前指标
实验方法	SPSS 的回归分析	SPSS 的回归分析
系统返回结果	ICU 预后时间	患者死亡率
评估结果	倾向于高估 ICU 预后时间	明显高估患者死亡率
适用范围	不大可能有适用范围的限制	适用于欧洲人群
系统使用过程	不进行指标变化的第二次计算	需要不断改变权重进行再计算
目标对象	患者家属、医生	医生
预测结果	整体准确,个体差异不大	整体准确,个体差异很大
发展方向	已经较为精确实现时间预测	未来有可能实现预后时间预测

术前对患者进行准确的风险评估具有重要作用,而能否准确评估手术风险,对手术治疗方案的选择及患者预后的评估也有重要指导意义。EuroSCORE 系统于 1999 年发表,是目前欧洲心脏外科手术术前风险评估的"金标准",其数据来源于欧洲 8 个国家,128 个中心在 1995 年 9 月至 11 月间接受心脏手术的 14 781 名患者。该模型采用 SPSS 软件的 logistic 回归进行筛选,从 97 个危险因素中筛选出 17 个与手术死亡密切相关的因素,通过术前指标预测心脏手术死亡率。

1. 从模型实验方法来看 两个系统都采用 SPSS 进行影响因素回归分析通过函数计

算事件发生概率。本实验系统是从 35 个化验结果中通过 SPSS 软件进行影响因素回归，筛选出与 ICU 预后时间高度相关的 15 个化验结果作为实验结果的回归方程。

2. 从数据来源看　两个系统都是一种心脏外科手术术前风险评估的系统。EuroSCORE 系统基于术前指标而对手术死亡风险进行的评估，而本系统也同样基于"单乳内冠状动脉搭桥术"手术的术前指标而对 ICU 预后时间进行的评估。

3. 从对风险的评估结果来看　EuroSCORE 系统有着医学风险评估偏向于高估手术风险的通病，而本实验系统同样也有高估手术 ICU 预后时间的倾向。近年来报道认为 EuroSCORE 高估了手术风险，约 30% 的主动脉瓣病变患者由于预测死亡率过高而没有接受手术治疗，作为手术风险预测模型，EuroSCORE 高估手术死亡率，其影响不容忽视。通过之前测试集进行再分析发现，本实验系统也具有明显高估手术 ICU 预后时间的倾向，因此系统也可能会给目标使用群体（患者家属或手术医生）带来负面影响。

4. 从系统适用范围来看　EuroSCORE 是根据欧洲患者的临床数据建立的，系统中的 17 个因素偏向于人体机能和人体各项生理系统，给次系统带来了明显的使用地域差异，因为各地区人口生理系统的差异导致其适用于欧洲人群，而并不适合澳大利亚人。因此，EuroSCORE 系统能否在中国大规模使用依旧需要大量数据检验。而本系统筛选的 15 个化验指标都为人体正常指标（如人体钾含量、人体钠含量、平均红细胞血红蛋白含量和浓度等），人的基本生理指标一般都在正常范围之内，不太可能因地域差异而有适用性差异。

5. 从系统使用过程来看　EuroSCORE 系统一方面会利用患者术前各项评分指标对手术风险进行评估，另一方面在手术之后的患者住院区间内还需要不断对住院患者进行医学观察，在临床检查的过程中由医生对系统中的 17 项影响因素进行视患者此时状态的有关数据调整，再通过 SPSS 软件进行重新赋权，最终得出最新的手术风险结果。当然，在"迭代"前后的权重比较不会有非常巨大的差异。而本系统不同于 EuroSCORE 系统只从患者术前的 15 项生理指标进行一次回归计算，最后输出 ICU 预后时间，其中在患者住院时间内，并不会因为患者各项生理指标的改变进行再计算。

6. 从预测结果来看　EuroSCORE 系统主要实现心脏手术的院内死亡预测，训练集超过 10 000 案例，在 1 047 个实际实验运用中，实际死亡率为 2.29%，EuroSCORE 系统的 95% 置信区间 1.17% ～ 2.87%，可信度非常高。而 EuroSCORE 系统虽然对总体死亡率的预测非常准确，但是对患者个体的预计偏差比较大，其原因可能是这个模型没有考虑疾病本身的高危因素。相比之下，本系统是针对每一个使用用户的，可以较为准确地预测每个个体的 ICU 预后时间，预计比值的正确率恰恰说明了本系统在预测个体预后时间时的准确性。

7. 在未来发展趋势方面　本系统已经非常精确地实现了预测 ICU 住院时间延长的

功能。而对于 EuroSCORE 系统研究中,提出过将预测术后 ICU 延长时间、并发症的发生等作为辅助功能,但是并未真正投入应用。通过该权威医学系统的未来设想和未来发展趋势有效证明了通过 SPSS 分析数据并回归的系统来实现精确预测 ICU 预后时间的方法的合理性和有效性。本系统恰好解决了对于"单乳内冠状动脉搭桥术"这一手术的 ICU 预后时间的预测。

8. 从当前中国的医学系统形势来看 由于一个良好的预测手术预后的评分系统对风险评估、费用控制和治疗策略制定具有举足轻重的作用,中国迫切需要一个自主开发、简单有效、类似于 EuroSCOER 的评分系统来指导临床工作,而 EuroSCORE 在中国心脏手术的使用上面,由于地域差异和指标不同,有一定的参考意义但仍旧需要后续的再发展以适应中国手术风险评估的环境。在此大背景下,本系统可以较为合适地满足当前中国手术预测和临床工作的需要,具有一定的参考和使用价值。

(袁 方 任海玲)

第一节　概　述

公共卫生不仅是日常生活中的普通词汇，也是有特定内容和功能的专业词汇。据美国疾病预防控制中心报告，20世纪十大公共卫生成就体现在免疫接种、机动车安全、工作场所安全、传染病控制、心脏病和卒中死亡的降低、更安全和健康的食物、母婴保健、计划生育、饮水加氟、控烟这十个领域。从中不难看出，公共卫生强调以人群为工作重点，以促进健康、延长寿命为最终目标。随着大数据时代的到来，公共卫生领域也迎来新的机遇和挑战，如何将健康大数据应用于公共卫生领域，为改善人群健康做贡献，是下面讨论的主要话题。

一、公共卫生的概念

早在20世纪20年代，公共卫生的先驱温斯洛就提出，公共卫生是预防疾病、延长寿命、通过有组织的社会共同努力改善环境卫生，从而促进身体的健康，提高工作效率，控制社区传染病的流行，教育个人形成良好的卫生习惯，组织医护人员对疾病进行早期的诊断和预防性的治疗。1987年Acheson提出，公共卫生是通过有组织的社会共同努力预防疾病、促进健康、延长寿命的科学与艺术。1995年美国医学会把公共卫生界定为履行社会责任，以确保提供给人民维护健康的条件。这些条件包括生产、生活环境、生活行为方式和医疗卫生服务。

人们对公共卫生的理解不断变化、日益深入，但还是能够看出，公共卫生的实质是公共政策。卫生是一个目的，而公共行动、公共政策才是这一目的得以实现的保证。无论采用哪个定义，公共卫生的目的都是相同的，就是减少疾病的发生，维持整个人群的健康。而随着医学的发展，人们对健康的认识也逐步深入。无病就是健康的概念早在20世纪30年代就已被否定，1948年《WHO章程》提出"健康不等于没有疾病或不虚弱，健康系指在人们的身体、心理和社会都处在一个完整的良好状态",也就是躯体、心理和精神三维健康的概念。近年来国际上更提出生态大众健康的新理念,强调健康与环境的整合,认为人的身心及社会的安好取决于环境、社会经济、文化政治和个人因素。因此,生态大众健康是公共卫生新的延伸,更具有整体性。

二、公共卫生工作的内容

公共卫生工作覆盖人生的各个阶段,不同年龄阶段各有重点,一般分为四大类措施。

1. 预防性卫生服务　①计划生育。②妇幼卫生。③免疫接种。④老年卫生,如高血压、心脑血管疾病及其他慢性病预防。⑤改进医疗卫生服务,如提倡全科医学服务、预防医源性疾病等。

2. 预防疾病　①传染病和地方病的控制及监测。②环境中有害因素(空气、水、食物的污染及噪声)的控制。③职业安全与卫生。④意外伤害预防及急诊服务。

3. 健康促进　通过健康教育,改变个人不良卫生行为,人人实行自我保健,达到目的如下。①控制吸烟。②控制酗酒。③杜绝吸毒和药物滥用。④合理营养。⑤体育锻炼和体力适应。⑥合理的生活规律。⑦减少精神紧张。

4. 卫生服务研究　①卫生统计资料的收集和分析。②卫生机构管理研究。③医学教育改革和人员培训。

三、公共卫生的功能

公共卫生旨在通过健康促进、疾病预防、健康保护实现人人健康的目的。相应的公共卫生功能包括以下方面。

1. 健康监测和分析　健康监测既包括疾病信息系统的建设(即疾病信息系统收集相关疾病的发病或流行情况),也包括对居民健康需求的监测、对居民生活行为以及其他健康危险因素的监测,识别健康问题和确立优先领域。同时,应利用监测到的数据进行分析预测,发挥信息的预警功能。

2. 对疾病暴发流行突发公共卫生事件的调查处理　这是公共卫生的一个传统功能,自 19 世纪以来,公共卫生就一直承担着这一功能。既包括对传染病的暴发流行进行调查并进行处理,也包括对食物中毒、生物恐怖和核污染等突发公共卫生事件的调查处理。

3. 建立并管理或实施疾病预防和健康促进项目　疾病预防和健康促进项目是公共卫生的主要功能之一,如计划免疫、妇幼保健、禁烟等项目。在传统意义上,疾病预防和健康促进项目建立后一般都由公共卫生部门直接实施。随着公共服务产业理论的发展,公共卫生部门既可以直接提供这些项目,也可以通过第三方提供,而由公共卫生部门承担管理职能。

4. 促进公共卫生服务的质量和效率　加强对疾病预防和健康促进等公共卫生项目的评价,包括自我评价和外部评价,加强适宜技术研究,提高公共卫生服务的效率,确保所有居民能享受到适宜的和具有成本效益的服务,同时也促进卫生服务质量的改善。

5. 制定公共卫生法律,加强公共卫生执法　公共卫生功能除提供或管理实施相关公共卫生项目外,应将制定相关公共卫生法律作为其重要功能之一。制定公共卫生法律或相关规章制度,明确政府和社会各方所承担的责任,为公共卫生服务的开展奠定基础。同时加强执法监督,确保公共卫生法律的实施。

6. 增强社区的公共卫生意识　公共卫生产生时的最初目标主要是控制传染病和改善环境卫生、提供安全用水,而在此基础上逐步过渡到缩小各地区或人群间健康差距,这些目标的完成都有赖于社区的公共卫生意识,而公共卫生部门只是作为组织者和协调者。因此,动员社区参与到识别和解决社区的主要健康问题过程中,已被现代公共卫生作为其重要功能之一。

7. 建立和维持各级政府间、部门间和卫生部门内部的合作　公共卫生作为一项公共政策,其实施的有效性依赖于社会各界的合作和参与。一方面包括各级政府和政府各有关部门对相关公共卫生议题的理解和支持,使之成为公共卫生政策而得以实施;另一方面也包括政策实施中给予的支持,如教师、住宅建设者、企业主和一些社会工作者等都对公共卫生有较大的影响。另外,卫生部门内部也应加强合作,尤其是临床和公共卫生之间的合作,这一观点在《弥合裂痕:流行病学、医学和公众的卫生》中有详细的论述。

8. 发展和维持一支接受过良好教育的专业队伍　公共卫生覆盖的范围较广,因此发展和维持一支接受过良好教育、具有多学科背景的专业队伍,对于完成公共卫生所赋予的任务较为重要,如流行病学、生物统计学、卫生管理学、健康促进和环境卫生学等。

9. 相关公共卫生政策的创新性研究　由于单个的疾病控制或健康促进项目都关注公共卫生的某一方面,较少能做到关注整个公共卫生的发展,因此,公共卫生也应对整个公共卫生发展和相关政策进行创新性研究。例如,随着社会经济的发展,对公共卫生应赋予不同的内涵,美国在 1988 年和 2002 年对公共卫生体系进行研究后分别出版了《公共卫生的未来》和《21 世纪公众卫生的未来》,以指导公共卫生的实践。同时,应研究健康目标的制定,协调社会各界、卫生系统内部和公共卫生内部对公共卫生的努力进程。

四、大数据与公共卫生

近年来信息科学迅猛发展,大数据、精准医学已经成为健康领域科技创新和模式变革的驱动力量。在这种大背景下,以人群作为关注重点的公共卫生也迎来巨大的发展机遇。2008 年的谷歌流感预测开辟了大数据在公共卫生领域的实际应用,2014 年底和 2015 年初 *Science* 杂志分别刊登了《公共卫生遇上大数据》和《将大数据纳入公共卫生系统》两篇文章,文中指出"强大的流行病学基础、稳健的知识整合、循证医学原则、将转化医学研究从基础到临床的 T0-T1 拓展到基于人群评价的 T2-T4",以及"为公共卫生工作者提供方便可及的大数据分析工具"可以推动大数据在公共卫生方面的应用。我国政府 2015 年发布的《促进大数据发展行动纲要》中也提出,"构建电子健康档案、电子病历数据库,建设覆盖公共卫生、医疗服务、医疗保障、药品供应、计划生育和综合管理业务的医疗健康管理和服务大数据应用体系"。2016 年国务院办公厅进一步出台了《关于促进和规范健康医疗大数据应用发展的指导意见》,其中特别强调要推进公共卫生大数据应用。其中明确指出,要"加强公共卫生业务信息系统建设,完善国家免疫规划、网络直报、网络化急救、职业病防控、口岸公共卫生风险预警决策等信息系统以及移动应急业务平台应用功能,推进医疗机构、公共卫生机构和口岸检验检疫机构的信息共享和业务协同,全面提升公共卫生监测评估和决策管理能力。整合社会网络公共信息资源,完善疾病敏感信息预警机制,及时掌握和动态分析全人群疾病发生趋势及全球传染病疫情信息等国际公共卫生风险,提高突发公共卫生事件预警与应急响应能力。整合环境卫生、饮用水、健康危害因素、口岸医学媒介生物和核生化等多方监测数据,有效评价影响健康的社会因素。开展重点传染病、职业病、口岸输入性传染病和医学媒介生物监测,整合传染病、职业病多源监测数据,建立实验室病原检测结果快速识别网络体系,有效预防控制重大疾病。推动疾病危险因素监测评估和妇幼保健、老年保健、国际旅行卫生健康保健等智能应用,普及健康生活方式"。这些政策的出台为大数据在公共卫生领域的应用指明了方向,但如何落到实处,仍面临众多的挑战,除了大数据本身的技术问题,还必须清醒地认识到,单纯依靠技术的进步是无法实现公共卫生的终极目标的。公共卫生的本质是公共政策,必须有政府强有力的领导和相关的法律法规保障,有社会方方面面的广泛参与,并有受过良好教育和具有多学科背景的公共卫生队伍作为技术支撑和保障。大数据可以助力公共卫生,但传统的人群研究和干预的基本手段也不可或缺。

第二节　健康医疗大数据在慢性病管理中的应用

慢性病,WHO 称为非传染性疾病,在中国称为慢性非传染性疾病。它是主要由生活方式和环境危险因素引起的,包括恶性肿瘤、心脑血管疾病、慢性肺疾病、精神疾病、糖尿病、职业性疾病、营养代谢性疾病和遗传性疾病等一组疾病。《2017 世界卫生统计报告》显示,2015 年,估计有 4 000 万人死于慢性病,占总死亡人数(5 600 万)的 70%,主要由四大疾病所致:心血管疾病,1 770 万死亡(占所有慢性病死亡人数的 45%);癌症,880 万死亡(占 22%);慢性呼吸系统疾病,390 万死亡(占 10%);糖尿病,160 万死亡(占 4%)。

《中国疾病预防控制工作进展(2015年)》显示:随着工业化、城镇化、人口老龄化进程加快以及受不健康生活方式等因素影响,近年来中国慢性病发病呈快速上升趋势,心脑血管疾病、恶性肿瘤等慢性病已成为主要死因,慢性病导致的死亡人数已占全国总死亡人数的86.6%,导致的疾病负担占总疾病负担的近70%。由此可见,当前我国已经进入慢性病高负担时期,患者数多,医疗成本高,患病时间长,服务需求大。

虽然慢性病已成为最常见和花费最高的一类疾病,慢性病也是通过有效措施最可预防的一类疾病。通过识别高危人群并且尽早给予干预,可有效预防慢性病的发生。不良生活方式,如吸烟、酗酒、缺乏体育锻炼、不健康饮食及慢性压力缓解不足等是慢性病发生和发展的主要原因。大多数患者虽然已经意识到他们需要选择更健康的生活方式,但是往往不能实现或无法维持足够的时间以从中受益。短期变化容易实现,但长期改变饮食结构和锻炼习惯是十分困难的,因此需要不断的支持和干预来促进他们维持长期的行为改进。

2016年6月21日国务院办公厅发布了《促进和规范健康医疗大数据应用发展的指导意见》。该意见指出,健康医疗大数据是国家重要的基础性战略资源,顺应新兴信息技术发展趋势,应规范和推动健康医疗大数据融合共享、开放应用。利用医疗健康大数据和技术更好地预防和监测慢性病,提高慢性病管理效率和质量,减少慢性病经济负担,实现从个体到社区再到医院的全民参与的慢性病管理模式,具有重要意义。

一、健康医疗大数据与慢性病管理

(一)慢性病自我管理和个体化预防

随着可穿戴设备的兴起、智能手机的普及以及物联网技术的快速发展,移动健康管理应用越发普遍,不仅促进了慢性病患者的自我管理和个性化预防,还降低了医疗成本,减轻了患者负担。

可穿戴设备如智能手环等通过内置传感器实时地采集人体的各种慢性病的疾病生理指标,如血压、血糖、心率、热消耗量等;也可记录慢性病患者生活行为方式相关的数据,如饮食、睡眠、个体运动、吸烟饮酒、社交活动等情况。然后把这些含有健康现况和疾病风险等重要信息的个体健康数据上传至云平台,利用大数据分析技术得到患者身体健康状况,供患者和医疗机构进行随时随地的健康监测。同时,系统也可自动进行实时的健康风险评估和智能预警,给患者和医疗机构提供慢性病管理决策支持服务。除此之外,借助医疗级别的可穿戴设备,患者能够及时获得医疗信息与医疗支持,如及时查看本人的医院诊疗信息、检查检验结果等;与主治医生保持稳定的联系,沟通交流病情,及时获得相关的健康管理保健知识,获得根据个人健康状况给出的健康教育指导等服务。这样可以更好地保证患者遵照医生的吩咐服用药物、改善生活习惯等,真正实现慢性病的自我管理和个性化防控,有效控制病情的恶化,降低就医频次,减少医疗费用。

(二)构建区域卫生信息平台,促进社区慢性病联动管理

通过构建区域卫生信息平台,收集慢性病患者的健康数据,包括生活方式行为数据、就诊记录以及传感数据等,利用"云共建"方式建立以电子健康档案(EHR)为平台的慢性病管理系统,搭建电子健康档案云服务平台。实现社区、医院和疾病预防控制中心联合的慢性病管理网络,建立慢性病预防、早期发现以及后期有效管理的链条。我国卫生部办公厅发布了《健康档案基本架构与数据标准(试行)》和《基于健康档案的区域卫生信息平台建设指南(试行)》,开始在全国范围内建立统一的居民健康档案,并实施规范化的管理。

通过共享的卫生信息平台,家庭医生和社区全科医生在任何时间、任何地点都能及时对患者的各项指标进行评估,及时对患者进行慢性病防控指导;医院医生可从平台了解患者生活行为方式、慢性病病史信息、既往检验检查信息、用药信息等,对患者短期风险和长期预后进行合理的判断,从而提供更有效和个性化的临床诊疗;患者通过平台,可掌握和得到本人完整的健康材料,加入健康管理中,享受长期的、持续的、可跨地区、跨机构的慢性病监测和管理服务,促进患者对生活方式及药物干预的依从性和质量,最终促进慢性病的有效管理;而政府管理者能够动态地掌控卫生服务资源和使用信息,了解人群中的慢性病危险因素分布情况,预测慢性病发展趋势,提供区域性慢性病防控措施,优化资源配置,为制定慢性病防控长期政策和建立慢性病防控体系提供依据,实现科学管理和决策。

(三)为慢性病流行病学研究提供新途径

20世纪中期以来,慢性病研究不断发展,兴起了几十万甚至上百万的大型队列,这些队列对于研究罕见暴露和结局以及基因-基因、基因-环境的复杂交互作用提供了较为充足的数据资源。在这些大型人群队列中,达到50万左右规模的人群队列有:基于英国人群的百万女性研究(MWS,130.0万)和英国生物样本库(UKB,49.8万),基于欧洲10个国家的欧洲癌症和营养前瞻性调查(EPIC,52.1万),基于美国人群的美国国立卫生研究院退休人员协会饮食与健康研究(56.6万)和基于我国人群的中国慢性病前瞻性研究项目(CKB,51.3万)等。除了问卷信息,这些近十余年建立的大型队列还采集和长期保存了研究对象的血液和尿液生物学样本。通过将传统的流行病学研究的暴露组学与新兴的基因组学、表观基因组学、蛋白质组学以及代谢组学相结合,可以进一步探索疾病发生发展的生物学机制。

虽然在规模上有了很大的进步,但传统的人群队列研究在宏观暴露组学的评价上受人力、物力及技术的限制,多通过问卷调查获取对象自报信息,费时费力却粗略不精准。随着智能手机、可穿戴设备的快速发展,更为精准详细的个体生理指标、环境暴露、睡眠、

锻炼等信息可实时自动收集,为流行病学研究的信息收集提供了巨大的契机,大大扩充了流行病学研究的暴露和结局内容,而且降低了信息收集成本,提高了研究效率。而医院电子病历系统(EMRS)和居民电子健康档案平台的建设为覆盖全人群、全生命周期的慢性病流行病学研究提供了数据支持。基于 EHR/EMRS 庞大的样本数据,可以轻松解决一般队列研究对于罕见暴露或结局的大样本需求无法满足的局限。例如,根据美国5 年发病率患病率数据库的估计,结直肠癌每年发病率为 0.05% ,如果每年失访率是3% ,在一个 20 万人的队列中,经过 5 年的随访出现 456 例病例;如果是 50 万人的队列,估计出现 1 141 例病例。在 100 万人的队列中可能出现 2 282 例病例。因此只有大样本的人群队列或者基于 EHR/EMR 数据库可以提供足够多的罕见病病例。除了扩大样本量、提高研究结果的稳定性和统计效力之外,基于 EHR/EMRS 数据库还可以实现数据共享、节约成本、同时进行多病种和多学科研究的目的。

二、健康医疗大数据的资料来源和应用

根据研究目的,在慢性病研究中医疗大数据可以应用在各种流行病学研究设计中,如原始研究的观察性和分析性研究、二次研究的系统综述和荟萃分析。下面结合实例说明医疗大数据为更深入了解慢性病发生发展机制、疾病负担以及慢性病危险因素分布等起到的积极作用。

(一)生态学研究

生态学研究是观察性研究方法之一,在群体水平上研究暴露因素和疾病之间的相关性。利用国家或区域的常规统计资料或者现成的数据库资料,可以系统性和综合性地研究人群中疾病或危险因素的长期变化趋势,为国家或区域的公共卫生政策、疾病干预策略和措施提供依据。

Ma 等利用美国国家卫生统计中心(NCHS)国家生命统计系统(NVSS)从 1969 年开始进行常规统计的全国死亡数据,报告了美国 1969～2013 年死亡率的变化趋势。死亡信息(从 1969 年死亡 1 921 324 人,到 2013 年死亡 2 596 861 人)按照国际疾病分类标准,根据死亡证明编制公共使用的多重死因文件,结合同时期美国人口统计局的数据进行死亡率趋势研究。全国性长期统计数据有全国代表性且样本量大,可以进行年龄别死亡率、不同性别死亡率和死因别死亡率的亚组分析,识别不同年代的首要死亡原因及其随时间变化的趋势。进一步探讨引起这些变化的危险因素控制情况及与实施的公共卫生政策间的关系。

进一步的研究发现美国人群死亡率在 2015 年略有上升,考虑到可能是由于过早死亡增加所导致。Shiels 等利用上述数据库 1994～2014 年的数据,分析在美国不同民族人群中过早死亡的死亡率及死因别死亡率的变化趋势。研究结果提示在公共卫生服务方

面需要针对导致过早死亡概率上升的原因采取应对措施,并且应从多角度如税收、教育、医保等方面综合考虑控制死亡率的方案。

除了常规统计资料之外,整合现有研究资料进行二次分析也可以形成具有人群代表性的数据资料,如从宏观角度分析慢性病及其危险因素在全球范围内的流行趋势、比较不同经济发展水平的国家和地区在危险因素分布上的差异。例如,非传染性疾病风险因素合作组织整合了全球 1 479 个基于人群的横断面研究中高血压的测量数据,这些研究包括了来自全国性、地区性和社区研究的 190 万人,从 1975～2015 年的 40 年间世界范围平均血压的变化趋势,不同收入国家高血压患病率和患者数变化趋势,高血压患病率变化受人口老龄化、人口增长的影响,饮食和生活方式改变、生命早期营养、噪声等环境因素与高血压之间的相关性等。该研究为公共卫生政策的制定提供了证据支持,同时提示在不同国家、地区或民族之间高血压的流行存在差异性。

(二)横断面研究

横断面研究设计可以描述慢性病及其相关危险因素的流行现状。在大型的调查项目中可以描述一些发生率比较低的危险因素或疾病在人群中的流行情况。Razak(拉扎克)等根据人口与健康调查项目在 60 个中低收入国家(N=500 761 人)的单次调查数据,及其中 40 个国家的重复调查(N=604 144)数据,得出 1993～2012 年中低收入国家育龄妇女低体重指数(BMI,低体重指数定义为 BMI<16 kg/m^2)汇总加权年龄标准化的患病率是 1.8%。在印度(6.2%)、孟加拉国(3.9%)、马达加斯加(3.4%)等国家患病率较高,在阿尔巴尼亚、玻利维亚、埃及等 6 个国家的患病率小于 0.1%,而且大多数国家低体重指数的患病率没有随时间降低;不同受教育程度、不同收入水平的人群中患病率也有差异。这提示需要对社会经济因素和健康危险因素之间的相关关系及低体重指数的干预进行进一步研究。

基因的罕见变异在人群中的发生率比较低。Khera(赫拉)等从心肌梗死遗传学联盟和盖辛格保健系统 DiscovEHR 队列获得 46 891 例脂蛋白脂酶(LPL)基因测序的数据,发现 188 例(0.40%)发生了 LPL 罕见突变,并且罕见突变与循环中甘油三酯水平上升及早发冠状动脉疾病(CAD)有相关性。为进一步进行大规模的基因-疾病关联研究和相关机制的研究提供了有力的支持。

基于移动平台数据的研究正处于探索阶段。Xian 等招募了自愿参与研究的 167 名 PokemonGO 游戏玩家参与调查,比较参与游戏前后两次横断面调查的自报体力活动量(步数),提示可以通过移动平台或手机应用程序等方式进行危险因素干预的探索。

(三)病例-对照研究

病例-对照设计在罕见病研究和同时研究多种危险因素与疾病的关联方面有优势,是研究复杂疾病基因和环境危险因素中最常用的研究设计。其中病例组为全部或有代表性的病例,对照组来自有代表性的无研究所关注疾病的人群。回顾性收集病例组和对照组在发病前的危险因素暴露情况,比较两组暴露水平的差异,通过比值比(OR)得到暴露因素危险度估计。

完善的患者登记系统有很好的完整性和连续性,应用在病例-对照研究中,可以减少研究的选择偏倚和回忆偏倚。丹麦国家患者注册系统(NPR)建立于 1977 年,被认为是全球最完善的注册登记系统,到 2007 年,该系统已经包含了所有丹麦医院的患者信息。Gais(盖斯)等通过出院诊断从该系统中找到首发硬膜下血肿患者 10 010 例,通过丹麦民事登记系统按照 1∶40 匹配对照,在分析抗血栓药物使用和硬膜下血肿的关联关系时,有足够的样本量可以按照 4 类药物的 5 种使用状态或 5 种使用时间长短进行详细的亚组分析。

(四)队列研究

队列研究设计中,研究者随访一个无疾病的有代表性的人群,按照基线时期有无暴露因素分成不同的亚组,追踪各自的结局,比较暴露组和对照组之间发病率的差异,可以判断暴露因素和疾病之间的关联关系。建立大型的队列,可以同时验证多种暴露因素和多种疾病结局之间的关联,识别对疾病诊断和预后有预测价值的指标,将研究的结果向一般人群推广。

1. 建立大型队列 吕筠等总结了部分样本量≥20 万人的前瞻性队列研究,其中样本量超过 50 万人的如表 4-1 所示。

表 4-1 全球部分超大规模(样本量在 50 万以上)前瞻性流行病学队列研究列举

研究名称	研究起始时间(年)	国家	队列入选对象特征	样本量
(1)欧洲癌症和营养前瞻性调查	1992	欧洲多国	10 个国家 23 个研究中心,年龄≥20 岁的居民	521 468
(2)美国国立卫生研究院退休人员协会饮食与健康研究	1995	美国	6 个州和 2 个城市,年龄为 50 ~ 69 岁的退休人员	567 169
(3)百万女性研究	1996	英国	出生于 1932 ~ 1951 年,并于 1996 年 5 月到 2001 年 3 月接受乳房 X 射线片检查的妇女	1084 110
(4)欧洲双生子基因组研究(该研究已结束)	2002	欧洲多国	8 国双生子登记系统及 MORGAM 队列研究中的对象	>600 000(估计样本对数)

续表 4-1

研究名称	研究起始时间(年)	国家	队列入选对象特征	样本量
(5)中国慢性病前瞻性研究项目(CKB)	2004	中国	5个城市地区和5个农村地区,年龄为35~74岁的常住居民	512 891
(6)英国生物样本库	2007	英国	22个社区中心,年龄为40~69岁的志愿者	500 000
(7)欧洲遗传和基因组流行病学网络(ENGAGE,该研究已结束)	2008	欧洲多国	13个国家,39个队列研究中的对象	>600 000(估计样本量)
(8)凯泽永久研究所基因、环境和健康研究计划(RPGEH)	2012	美国	北加利福尼亚凯泽永久医疗集团成员	500 000(进行或筹划中的样本量)
(9)百万老兵计划(MVP)	2012	美国	美国退伍军人事务部保健系统的使用者	1 000 000(进行或筹划中的样本量)

以中国慢性病前瞻性研究项目为例,利用51万人的随访数据,已经验证了在中国人群中每天摄入新鲜水果与降低收缩压、降低血糖水平和心脑血管事件发病率之间的关联关系,规律食用辣椒是肿瘤、缺血性心脏病和呼吸系统疾病死因别死亡和全死因死亡的保护因素等研究假设;发现中国人群中糖尿病患者的死亡风险是非糖尿病患者的2倍,糖尿病患病率城市高于农村,但是糖尿病死亡率农村高于城市。根据中国慢性病前瞻性研究项目官方网站信息,该研究将继续开展生活方式、代谢因素等对慢性病及死亡的关联研究,并且到2014年底已经完成了25万人的DNA提取。建立了生物样本库,保存有项目研究人群约210万份血液相关样本,约10万份尿液样本,以及近30万份DNA样本。高效利用同时包括遗传与环境因素的大规模人群研究数据,对探讨影响慢性病致病和易感性的因素,有效地预防和控制慢性病,具有极为重要的意义。

大型的队列研究收集的暴露因素和结局因素通常比较全面,可以利用这些危险因素进行疾病风险预测。Ganna(甘纳)和Ingelsson(因格尔松)利用英国生物样本库近50万研究对象的数据,分别利用所有可得的655个变量信息(包括人口学特征、健康和生活方式信息)及其中的自报信息(仅需问卷调查不需测量的变量)建立了预测中老年人群5年死亡风险的模型,充分利用了数据库中危险因素记录全面、样本量大的优势。此外所有人都可以通过网站查看该研究的结果,并且利用其公布的基于自报信息的预测模型了解自身的健康状态。尽管并不能确定研究纳入的自变量和结局之间是否有明确的因果关系，而仅是基于数据得到的关联关系，但是研究结果对个人、医生和公共卫生政策制定者都有一定的参考意义。同时也证明英国生物样本库在验证疾病和危险因素的关联研究中有很大的优势。

孟德尔随机化方法的应用提供了一种利用观察性研究设计进行因果推断的方法。Emdin(埃姆金)等结合全基因组关联分析(GWAS)的结果和英国生物样本库个体水平的数据，使用孟德尔随机化方法对腹型肥胖引起冠心病的因果关系进行验证。48个单核苷酸多态性(SNP)对调整BMI之后的腰臀比(WHR)进行评分作为腹型肥胖的工具变量。BMI调整的腰臀比基因评分每升高一个标准差，2型糖尿病绝对危险度增加6.0/1 000人年(40 530例糖尿病患者，OR=1.77,95%置信区间为1.57~2.00)，冠心病(CHD)绝对危险度增加1.8/1 000人年(66 440例冠心病患者，OR=1.8,95%置信区间为1.3~2.4)，研究结果支持腹型肥胖和2型糖尿病、冠心病之间存在因果关联。但在应用和解释孟德尔随机化研究的结果时应该注意，研究假设条件比较强，基因对复杂疾病或表型可以解释的比例较小(本研究48个SNP的多基因风险评分可以解释BMI调整的腰臀比变异的1.5%)，对疾病病因的解释可能会产生偏倚。

此外，英国生物样本库数据是全球共享的数据资源，所有的医疗卫生研究人员都可以申请使用其数据，其他大型队列研究如欧洲癌症和营养前瞻性调查和中国慢性病前瞻性研究项目等的数据也开放了申请途径。

2. 数据库连续资料　医疗保险数据库纳入的研究对象有连续的诊疗或费用记录，可以用于药物不良反应、医疗资源利用等方面的研究。美国OptumLabs数据仓库(OLDW)数据库，包含了860万参与商业保险的管理数据，包括患者的就诊、诊断、处置和实验室检查等信息。McCoy等从中获取血糖得到稳定控制的2型糖尿病患者，分析其糖化血红蛋白过度检测和过度治疗的问题。

使用通用数据模型(CDM)可以将不同模块的临床数据进行联系，如英国CALIBER项目的数据由4个可以互相联系的数据库组成，分别为有一级预防人群代表性的临床实践研究数据(CPRD)提供身体测量、实验室诊断、临床诊断与处方和处置信息，心肌缺血国家审计项目(MINAP)提供急性冠脉综合征登记信息，医院事件统计(HES)提供英国公立医院所有择期手术和急诊手术的医疗处置信息和全死因死亡数据库。Rapsotnaniki(拉普索纳尼基)等从链接的电子病历系统中选择基线(1997~2010年)不小于30岁且无心脑血管疾病的125万人，平均随访5.2年，共发生83 098例心脑血管疾病。电子病历系统提供了充足的样本量和疾病诊断编码信息，方便该研究对心脑血管疾病结局根据亚型及其与患者人口学特征的交互作用进行分析，并且计算了30岁、60岁和80岁人群有或无高血压发生心脑血管疾病的终生风险，定量解释了收缩压升高对心绞痛、心肌梗死、外周动脉疾病发生的影响更大,舒张压升高对腹主动脉瘤发生的影响更大。

(五)二次研究

基于个体患者数据(IPD)的荟萃分析研究(IPDMeta),根据研究目的制订分析计划,通过系统综述或非系统综述的方法找到相关的研究,直接与原始研究者联系,确认研究是否满足要求,按照统一的格式进行数据编码,所有研究使用统一的分析方案和方法进行分析,得到合并的研究结果。Nevitt(内维特)等对 IPDMeta 分析进行系统综述,发现在 1 280 个 IPDMeta 分析中有 760 个研究是在系统综述基础上进行的。获得了全部所需个体数据的占 25%(188 个研究)。IPDMeta 分析研究具有以下多种优势。

1. IPDMeta 的数据源　IPDMeta 分析中的数据需要进行多重重复校对、清理及协调标准化以保证原始数据质量。很多研究还对原始研究进行定期的数据更新和核查,使得 IPDMeta 中的分析能够在一定程度上提供比原始发表文献更多、更可靠的信息。此外,可以包含文献以外的研究,减少发表偏倚。

2. IPDMeta 的分析方法　IPDMeta 的分析方法对于纳入排除的标准可以做到一致性最大化,如对患有特定疾病的患者可以统一排除,能够使用统一的分析方法和共同定义的混杂因素集,能够提供更丰富的终点结局分析或统计分析量。

3. 深入的异质性分析、亚组分析和交互作用分析　如新兴危险因素协作组(ERFC)项目中纳入了超过 125 个前瞻性人群为基础的研究中超过 200 万个体的数据,并对数据进行系统的统一化和更新。对生物标志物(如糖化血红蛋白、脂质相关生物标志物)和主要疾病结局(如心脑血管疾病等)之间的关联关系进行再分析,或将研究结果应用于疾病的筛查或风险预测。

三、健康医疗大数据在慢性病管理中应用的挑战

虽然大数据在慢性病预测、管理和研究中具有重要意义,但是目前仍存在一些挑战。例如,慢性病患者多为老年人,对可穿戴设备、智能手机等接受度较低。目前市场上的可穿戴设备价格偏高,设备质量良莠不齐,绝大多数消费者对这类产品了解不足,对其实用性和必要性产生怀疑。即使是目前最普及的两种可穿戴设备—手环和手表,用户黏性也较差,导致数据收集不连续,影响了数据的真实性。

各个医疗机构、社区、个人可穿戴设备之间数据采集的内容、格式等不统一,各数据平台形成信息孤岛,难以有效整合。各个层面数据的联通和共享还涉及个人隐私、患者知情同意、公众利益甚至国家安全问题。目前 80% 的医疗和健康大数据是以非结构化形式存储的,对大数据的处理和分析提出了新的技术挑战。

大样本为慢性病流行病学研究带来了创新和机遇,但我们仍应注意到,大样本数据分析也存在一些问题。

（1）选择偏倚：不完善的病例登记系统纳入的病例不完整，登记患者和未登记患者的特征可能有差异，直接应用登记病例计算可能低估患病率或发病率；同样，如果队列研究在设计之初没有选取有人群代表性的研究对象，随访得到的疾病发病率将不能推广到一般人群中。

（2）测量误差：研究设计中因测量工具的准确性带来的误差，不能依靠增加样本量来解决。

（3）残余混杂：可能存在数据库中未记录的信息，如医院病历系统中很少有患者生活方式信息，低剂量的阿司匹林等药物在一些国家可以不经过医疗机构获得，医疗记录中的信息不能完全体现患者的暴露情况。

（4）错分偏倚：不准确的疾病诊断或者死因判断可能造成疾病种类或者死亡原因的错误分类，影响疾病亚组分析结果或者死因别死亡分析结果的解释；在监测数据、病历系统等长期连续数据的收集过程中，疾病的分类标准可能产生变化（如ICD，从ICD-9变更为ICD-10），可能引起疾病的错分。

（5）信息偏倚：在对既往文献的二次研究中，不同研究对暴露或疾病的分类标准、测量方式可能存在差异，合并结果存在信息偏倚。

（6）生态学谬误：大样本的生态学研究也可能存在虚假的关联。此外，数据驱动的研究可能因没有提前明确研究假设而受到质疑。

第三节　健康医疗大数据在药品安全监管中的应用

药品在诊断、治疗和预防疾病及调节生理功能过程中给人们带来了巨大的效益，如患者在服药后疾病症状减轻，疾病得到控制，治愈了疾病，或者通过改变疾病的进程延长了生命等。但药品的使用也存在潜在风险，包括用药错误、不合理用药，以及合格药品在正常用法用量下产生的药品不良反应（ADR）等。此外，假冒伪劣药品的危害也不容忽视。因此，人们常说"是药三分毒"，没有零风险的药品。药品安全日趋成为威胁人类生命和健康的严重公共卫生问题，预防和控制药源性损害刻不容缓。

药品安全监管的主要任务是利用所有的手段和方法，将药品对患者的风险降到最低，保证药品的效益大于风险。新药在上市前往往要进行严格的动物实验和临床试验。由于人类和动物之间的种属差异（即便使用灵长类动物进行实验），对药物的反应不尽相同，因此动物实验的结果不足以预测此药用于人类的安全性。临床试验是新药上市前进行的人体试验。参加新药临床试验的受试者都是经过严格筛选的，人数通常在数百到数千例。由于病例数量少、试验对象选择范围狭窄，受试对象控制较严和研究目的单纯等局限性,对人体可能产生的不良反应的认识只能局限于受试者群体,无法代表所有用药人群,同时也无法观察到罕见的不良反应。而药物进入市场后,服药人群将达到上百万甚至上千万人,这些人的身体状况、用药情况等千差万别。各种服药后的不良反应及药物之间的相互作用纷至沓来,严重的甚至可能危及生命。另外,由于临床试验的观察时间有限,也无法观察到迟发(如用药后几年内发生)的不良反应。因此在药品上市后对其安全性进行密切监测,尤其是对药品不良反应进行监测,是各国药品监督管理部门的重要职责,更是确保药品安全、保障公众健康的主要手段。

当前,医疗信息化的迅猛发展为健康医疗数据的快速积累奠定了基础。以医院电子病历数据、医疗保险数据、区域医疗数据平台和注册登记研究数据为主的健康医疗大数据已经在药品上市后安全性监测实践中推广和利用,极大地弥补了传统的上市后安全性监测工作的局限,提高了药品安全监管工作的效率。本节将着重介绍国际上几个重要的基于健康医疗大数据开展的药品上市后安全性监测项目,以及我国在开展基于大数据的药品上市后安全性主动监测方面的进展。

一、药品上市后安全性被动监测与早期主动监测

长期以来,美国食品药品监督管理局(FDA)、中国及其他国家的药品监管部门主要依靠自发呈报系统被动监测药品上市后的安全性。自发呈报系统基本涵盖以下主要内容:患者的基本信息;引起不良反应药品的信息;药品不良反应的表现、临床检查;药品与不良反应之间因果关系的分析判断。自发呈报系统可以及早发现潜在的药品不良反应问题的信号,从而形成假说,使得药品不良反应得到早期警告。

自发呈报系统的优势在于,可以快速对药品不良反应进行追踪,研究工作的持续时间地点不受限制;操作简便且费用不高,覆盖范围广。理论上包括了所有的医师和药师、所有的药品、所有的不良反应、暴露于药品的整个人群,包括临床试验中所排除的老年人、儿童、孕妇等;药品上市后自然地加入被监测系统,可以得到早期警告。

然而自发呈报系统也存在一定的局限性。对于任何一份报告,并不能直接说明药品与不良反应间存在确定的因果关系。药品不良反应可能是由疾病本身、联合用药或是服药时的偶然条件引起。由于实际用药人群数量未知,缺乏整体用药人群基数,即只有分子,没有分母,不能计算出不良反应发生率,只能计算各种不良事件的构成比,因而无法衡量发生风险、分析相应的危险因素等。该系统完全依赖患者、医生或药品制造商向政府药监部门报告在用药过程中观察到的不良事件,由于报告为自愿而并非强制,报告数远远小于实际发生数,且容易出现错报。不是所有的不良反应都会报告到相关部门,这种"低报"现象的存在导致该系统灵敏度下降。此外,自发呈报系统还存在报告率变化较大的问题。自发报告数量一般受以下因素影响:药品固有的急性毒理、药物的用法、药物

已经上市的年数、是否有公开发布的药品不良反应信息。

药品不良反应的主动监测可以弥补自发呈报系统的上述不足,主要包括处方事件监测、重点医院监测、记录联结系统和流行病学专题调查等,其中流行病学专题调查又可以分为队列研究、病例-对照研究、病例系列等。然而,这类主动监测方法也存在瓶颈。首先,任何一个流行病学专题调查从设计到实施,包括研究对象的募集、随访、资料的收集和整理分析等环节,都需要较长的时间,研究时效性较差,研究结果颇为滞后;其次,开展相关监测工作通常需要消耗较多的人力、物力,并且研究花费也较高,很难被广泛推广使用。

二、基于健康医疗大数据的药品上市后安全性主动监测

电子病历可以将临床数据转化为群体水平的药品不良反应监测数据。包括中国在内的各个国家积累了海量日常临床诊疗数据,记录了患者的诊断、处方、症状、体征和实验室检查等信息,具有良好的代表性。以电子病历为代表的电子医疗数据已逐渐成为药品上市后安全性研究的重要资源,可广泛应用于上市后药品监测、疗效比较等领域。20 世纪 80 年代开始,英国综合医疗研究数据库(GPRD)的电子病历数据用于药品上市后安全性研究。但直到近 10 年,随着医疗记录电子化的不断进步和数据库系统的不断完善、大数据信号挖掘技术的不断提高,基于大规模现有真实世界数据(如电子病历数据,医疗保险数据,区域医疗数据等)开展药品不良反应/不良事件主动监测才成为可能。

(一)哨点系统

哨点系统有两个主要特点。第一个特点是采用哨点分布式数据库(SDD)。哨点系统采用多方合作的机制,即数据合作由协调中心、数据提供方(数据合作伙伴)和学术研究机构(学术合作伙伴)共同组成。不同的数据合作伙伴仍享有数据的所有权,无须将数据传送到一个数据中心进行统一保存和管理,保证了数据合作伙伴对数据的操作权。使用分布式网络的好处显而易见。首先,它能够满足 FDA 建立非集中式数据库的要求,因为建立集中式数据库会引起对医疗数据隐私保密的顾虑。这种分散式的设计可以避免集中式数据仓的建库、维护、获得数据等一系列工作,降低了系统运行和维护的成本。同时,也可以减少数据传输中潜在的数据窃取、数据丢失等安全隐患,避免数据合作伙伴对个体保密信息泄露和数据专属权丧失的担忧。其次,可以发挥数据合作伙伴对数据内容及其用途了解的优势,更加有效地处理和更新数据,保证对数据的正确使用和合理阐释。第二个特点是采用了通用数据模型。通用数据模型是药物流行病学专家根据不同数据库的特点及药物流行病学研究的需求,通过反复论证,研究和设计的标准数据结构。数据合作伙伴根据通用数据模型的要求在本地对其数据进行转换,将不同数据源的数据转换为统一的数据结构,使得每个数据合作伙伴能够运行相同的标准化计算机程序。使

用标准化计算机程序由不同的数据合作伙伴自行分别完成数据分析,一方面可以极大地降低数据分析程序的开发成本,仅需开发通用的程序代码,而无须针对每个数据合作伙伴的数据特性进行定向开发;另一方面还可以通过各个数据合作伙伴各自同时独立运行分析程序,减少运行时间,提高分析效率。通用数据模型的建立需要确定两方面内容,一是确定数据项目,包括登记信息、基本信息、就诊、处方信息、诊断、手术、检验和体征 8 个方面的内容,如基本信息中包括患者 ID、性别、出生日期、种族、邮政编码等项目;二是确定每个数据项的标准格式,如基本信息中性别一项的标准格式字符包括 F、M、N,分别对应女、男和不详。通用数据模型随着主动监测系统的不断发展也在不断调整和完善。

利用哨点系统开展了以下应用研究。

(1)通过系统综述获得识别关注结局的算法,如在管理数据中确定胰腺炎、在管理数据和医保数据库中确定与输血相关的败血症等。

(2)查询关注问题,如了解活产孕妇中使用 5-羟色胺再摄取抑制剂(SSRI)的情况、哮喘药物使用模式的变化等。

(3)评价安全问题,如评价戒烟用药和心脏病结局的关系,评价新用沙格列汀、西他列汀和其他降血糖药引起患者住院心力衰竭的风险等。

(4)方法学探索或比较,如探索控制混杂因素的方法、比较不同方法确认急性心肌梗死患者的能力等。

其中最著名的应用实例是评价比较达比加群和华法林引起的颅内出血和胃肠道出血事件。达比加群于 2010 年 10 月由 FDA 批准用于房颤患者的卒中预防,长期抗凝治疗的随机对照试验(RE-LY)已表明此药可能引起出血,因此建立了出血事件的报告制度。但在达比加群上市后几年内,不良事件报告系统收到该药引起的严重出血和致死性出血的报告数量远大于华法林(在达比加群被批准前一直使用的抗凝药),美国消费者因达比加群严重出血的不良反应对药品生产商提起诉讼。FDA 需要确认上市后达比加群与华法林相比其出血性风险是否增加,考虑到可能存在报告偏倚,FDA 利用哨点计划快速查询了达比加群上市(2010 年 10 月 19 日至 2011 年 12 月 31 日)期间使用达比加群或华法林的颅内出血和胃肠道出血的住院患者的记录,评估了药物使用情况和出血事件的关联,结果显示达比加群使用者的出血发生率并没有高于华法林。基于此结果,FDA 没有更改其关于达比加群的推荐意见。

(二)观测医疗结果的合作项目

观测医疗结果的合作项目(OMOP)是一个由 FDA、学术界、数据公司、制药企业等参与的公共和私营部门的合作项目。该项目由美国国立卫生研究院基金会(FNIH)管理,旨在帮助改善上市后药品安全监测。OMOP 一直致力于主动监测方法、数据资源和结构的可行性和实用性研究。OMOP 的目标就是,为了完善现有观测医疗数据使用,发展必需的技术和方法,进而最大限度地提高药品的效益,减少药品的风险。

OMOP 由多机构多数据源组成,其数据组织结构如下。

(1)一个研究核心,负责监督 OMOP 计划实施、制订和执行研究协议,针对研究方法开发源代码。

(2)一个研究实验室,负责提供对 5 个中央数据库构成的集中式模型的访问,用以测试 OMOP 的研发方法,其数据来源包括 4 个保险索赔数据库、1 个电子健康记录数据库。

(3)由若干数据持有者作为研究合作伙伴构成分布式网络,他们的数据类型、数据源和覆盖人群各不相同,如 Humana、Regenstrief、VACenterforMedicationSafety、SDIHealth、PartnersHealthcare 等。这些数据拥有者均由 OMOP 资助并利用其自有的数据源进行有关方法的测试。

(4)提供财力资助及方法学研究的合作者。

(5)扩展联盟:由来自学术界、制药企业和政府部门人士自愿参与组成。例如,辉瑞制药公司参与 OMOP 扩展联盟,自愿承担了将一个英国电子医疗健康数据库——健康改进网络(THIN)转换成 OMOP 所使用的通用数据模型结构的试验。与哨点系统相似,OMOP 也具有两个明显的特征:一是使用通用数据模型;二是使用分布式网络。

OMOP 于 2013 年 6 月结束了在 FNIH 的试点工作,其研究实验室转入 Reagan-Udall 基金会的医学证据开发和监测创新计划(IMEDS),IMEDS 由公私合作,其主要目标是促进科学发展、创建必要的工具和方法以提高产品安全性监测和评价的精度和效率,并促进强大的电子医疗保健数据平台的利用,为加强上市后产品监管产生更佳的证据。而 OMOP 原有的全部研究团队加入了一个名为观察性健康医疗数据科学与信息学(OHDSI)的项目,该项目将基于 OMOP 的方法学研究,不断迭代 OMOP 的通用数据模型,并且将不断继续方法开发并将其应用在观察性数据中,以回答真实世界的临床问题。

(三)其他国家和地区的主动监测项目

2008 年,在欧盟委员会第七研发框架计划(FP7)的资助下,欧洲药品管理局(EMA)启动了探索与理解药品不良反应项目(EU-ADRProject),希望通过该项目能够利用计算机系统处理电子健康数据,从而能够更早期全面地主动监测药品不良事件。共有 18 个来自学术界、医疗界、卫生服务管理系统以及制药业的机构参与了这个合作项目。EU-ADR 项目也开发了通用数据模型来提取和聚集欧盟不同国家的数据,同时开发了数据分析方法、建立了开放的综合分析网络平台。该项目拥有 8 个电子医疗健康数据库,覆盖 4 个欧洲国家(意大利、荷兰、丹麦和英国)逾 3 000 万患者。EU-ADR 项目已于 2012 年 9 月终止。2014 年,EU-ADRAlliance 项目作为一个长期的联合协作项目接力 EU-ADR。同时,FP7 在 2013 年底结束,新的研究与创新框架计划——"地平线 2020"(Horizon 2020)于次年正式启动,为期 7 年(2014~2020 年),并由 EU-ADRAlliance 项目提供资金支持。

除 EU-ADR 项目之外,全球还有不少利用健康医疗大数据建立的药品安全主动监测系统,包括:欧盟协会关于各个治疗领域药品不良反应的药物流行病学研究系统(PROTECT)和疫苗不良事件监测与沟通系统(VAESCO);加拿大的药效研究观察网络(CNODES)、药品安全性和有效性网络(DSEN)和安大略省疫苗和免疫监测系统(VISION);英国的药物警戒与风险管理系统(VRMM)和药品安全性研究系统(DSRU);亚洲的药物流行病学网络(AsPEN)等。

三、我国基于健康医疗大数据的药品上市后主动监测系统

随着医疗信息化建设的迅速发展、药品安全相关政策和管理规定的不断完善,以及我国在药品上市后安全性研究领域学术水平的不断提升,我国也已经具备了开展基于大数据药品安全主动监测的条件。

2015 年国务院印发了《关于积极推进"互联网+"行动的指导意见》和《促进大数据发展行动纲要》,大力推动健康医疗大数据应用的发展。在 2017 年 2 月国务院印发的《"十三五"国家药品安全规划》中,明确提出"利用医疗机构电子数据,建立药品医疗器械安全性主动监测与评价系统。"同时,将在综合医院设立 300 个药品不良反应和医疗器械不良事件监测哨点。在精神疾病专科医院及综合医院设立 100 个药物滥用监测哨点。

我国的科研工作者也已开始对医疗大数据在药品上市后安全性主动监测方面应用的模式进行探索。北京大学公共卫生学院的研究团队引入处方序列对称分析方法,尝试根据我国医保数据库的实际情况选择合适的标签药物和洗脱期时长来进行药品安全性评价,取得了良好结果;该团队还在 2015 年开始尝试基于通用数据模型研究耐多药肺结核治疗中的不良反应,初步构建了我国耐多药肺结核的通用数据模型,并将继续研究不良反应信号监测、混杂因素控制等方法在我国电子病历数据中的应用。这些尝试为今后利用医疗大数据开展分析和利用积累了经验。

药品安全关系到公众生命健康权益的维护和保障,关系到经济健康发展和社会和谐稳定,关系到全面建设小康社会宏伟目标的实现。当前我国正处在食品药品安全矛盾凸显期,保障用药安全是重大的民生问题。医疗机构记录和存储了实际医疗行为中产生的大量数据,如不同来源的人群、各种疾病治疗措施、药品间组合治疗、不同健康结局以及发生了安全性风险的各种数据,均具有大数据特征和潜在价值。在逐步建立区域卫生信息平台、电子病历和健康档案的过程中,同时引入云计算、数据仓库、数据挖掘等信息技术,改善现有数据应用的碎片化状态,充分合理地对海量的观察性医疗数据进行二次开发利用,可以有效地控制用药风险,为临床决策提供即时的科学依据,充分发挥药品在医疗行为中的最大作用。

第四节 健康医疗大数据在环境与健康研究中的应用

随着信息技术的高速发展和社会生活的不断进步,以互联网、云计算等新兴技术为依托的大数据研究和应用给国家、社会和生活带来巨大变革,这使得大数据在很多领域都得到了广泛应用。其中,随着卫生信息化建设进程的提速,以及基因测序、生物分析等技术在临床决策、公共卫生领域中的广泛应用,产生了以海量数据集为特点的健康医疗大数据。健康医疗大数据的发展不仅对提升临床诊疗水平、改善公共卫生和提升人群健康水平等发挥了重要的作用,而且对未来经济、社会和环境等产生重大而深远的影响。

在公共卫生领域中,以大规模流行病学调查和稳健的健康知识整合为特点的健康医疗大数据是促进公共卫生领域发展的重要推动力。健康医疗大数据也以其独特的技术优势,为公共卫生领域中相关疾病的预测和预防、循证公共卫生的决策、促进公众健康和创造高质量的生活水平提供了重要保障。欧洲委员会最近发布的"大数据支持公共卫生政策"的建议书中明确了公共卫生领域大数据对确定环境因素、基因和行为方式及其之间交互作用在健康决策中的重要作用。可以预见,健康医疗大数据具有广阔的发展空间和应用前景。

随着城市化和交通的高速发展及人类活动的不断增加,以大气污染、水污染和土壤污染为主的全球环境污染问题日益严峻,数以亿计的人口暴露在环境污染引起的健康风险中,这使得环境因素对人体健康的影响一直是公共卫生领域研究的主题之一。由于健康医疗大数据能够实现对海量数据的搜集、整理和分析进而达到对人群疾病危害的预防和预测,通过将健康医疗大数据(如医疗机构诊疗数据、医疗保险数据、疾病监测数据等)与环境数据相结合,探索环境因素对人体健康的危害,将非常有助于促进环境相关疾病的预防和基于健康防护的环境污染治理措施的制订。下面将分别阐述环境与健康医疗大数据结合在多个研究领域的应用前景。

一、健康医疗大数据的环境质量监测和健康危害预测

环境污染种类纷繁多样,其中人类的生产和生活中产生的空气污染,成为全球和我国大多数城市和地区面临的最为严重的环境问题之一。我国近年大气环境污染严重,以高水平细颗粒物(PM 2.5)和臭氧(O_3)为特征的区域复合性大气污染,呈现出地域面积大、持续时间长等特征,促进了环境空气质量监测平台的快速建立和相关重大技术的发展。国家已经开始建立空气质量高时空分辨率在线监测网络,有助于全面掌握和收集空气污染源的排放情况和不同空气污染物的时空分布特征,更为直观和及时地把握全国范

围的空气质量情况。同时,借助环境监测大数据平台支持,能够促进针对环境污染水平和来源、分布区域、生态危害和人群健康等大数据的交叉分析,为环境与健康风险的预测、预警提供科学数据。自 2015 年 1 月 1 日起,覆盖我国 338 个地级市以上城市、有 1 436 个监测点位的国家空气质量监测网,已经具备了符合国家空气质量标准指标的监测能力。环境大气质量信息的实时联网发布,已经初步具备大数据的特性,为在典型地区开展高精确度的暴露评价及多中心、多病种流行病学研究奠定了重要基础。

近半个世纪,卫星成像技术不断发展、完善,遥感卫星能够自动识别海量的遥测数据,并通过反演获得近地面污染物水平和成分等相关数据。将反演获得的污染数据融入大数据客观分析,通过与地面站点数据的交叉验证,不但能够填补或修正地面数据在空间的不连续性,而且可以进一步提高污染监测的时空分辨率、补充缺失的历史数据等。另外,卫星遥感技术能够动态监测空气中各类污染源的实时变化,从而动态更新排放清单,有助于获得更加准确的空气质量预测结果。我国学者已经开始采用国际接轨的卫星遥感技术、基于我国区域排放清单建立的高分辨率污染网格化评估技术,积极探索我国不同地区大气污染物长期变化趋势、来源及化学成分,为开展大气污染长期暴露的流行病学研究,提供了更为丰富和精确的暴露评价手段和技术支持。

与此同时,大数据在精准气象预测预报、大气污染集成预报和大规模实时动态污染排放等方面具有广泛的应用。基于大数据平台建立的环境污染预测体系,通过大数据平台与云计算技术高效处理海量数据,能够大大提升在有限时间内完成环境监测数据收集和处理分析的能力,使得高精度环境污染预测和可视化发布成为可能,为我国环境污染预报预测技术发展带来了机遇。由于环境污染对健康的影响具有滞后性,污染暴露很难及时捕捉和预测,一旦对健康产生危害通常难以逆转或改变。因此,基于大数据的环境污染的预报预测技术研究,能够为实现健康防护的早期预警提供技术支持,具有重要的应用前景。日益完善的环境污染评价和预测技术,已经能够根据区域环境中污染物排放及未来一段时间内气象条件、大气扩散情况等因素,较为准确地预测环境污染的水平、变化趋势、持续时间和未来一段时间内的危害程度。

二、健康医疗大数据的环境暴露评价

暴露评价是环境污染健康危害识别的重要技术,是环境健康风险评估过程的基本组成部分。暴露的定义包括人从怀孕一直到死亡整个过程中环境因素和其他可能因素的总暴露量。人体对环境污染物的暴露是产生其相应健康危害的主要原因,环境污染的暴露评价是科学建立人群暴露与健康效应的量效关系的关键步骤。然而对人群暴露水平做出科学、正确的评价是一项十分复杂的工作。任何一种疾病的发生和流行,尤其是具有长潜伏期的疾病(如心脑血管疾病、慢性阻塞性肺疾病、癌症等),都是多种致病因子综合作用的结果,既包括空气、水源、食物中的各种污染物等环境因素暴露,也包括如气候、性别、年龄、职业、经济、生活方式和饮食习惯等因素的综合影响。其中环境污染物的健康危害除了影响人体本身的状况外,也会随着污染物浓度、接触时间与频率的不同影响致病因子,通过不同接触途径与方式间接地对人体健康产生影响。因此,建立基于大数据的人群暴露评价体系,收集污染要素多、数据量大、数据来源广泛的环境污染数据,为环境健康风险研究提供系统化、精细化的暴露评价基础数据具有重要意义。

建立基于大数据的高时空分辨率的污染物时空分布是暴露评价方法的关键技术之一,是获得可靠的污染物与特定健康结局之间定量关系的重要保障。结合地表污染水平监测系统,通过高时空分辨率的污染物暴露评估模型,对研究对象进行准确的、个体化暴露评价,是提升暴露反应关系准确性和可信度的重要方法,该方法已经在国际大气污染流行病学研究中得到了广泛的应用,并在不断发展完善中。2013年之前,我国的空气质量日常监测网络非常稀疏,绝大部分位于大城市的市区区域。监测点位的稀少使得我国已有的大气污染与健康效应的流行病学研究较为简单,如假设同一人群在同一时间暴露于相同浓度的大气污染物。该暴露评价方法存在明显的暴露错分,进而导致暴露反应系数的估计偏倚,可能引起大气污染的效应参数估计更倾向于无效估计。随着地理信息系统(GIS)概念和技术的不断成熟,卫星遥感反演数据的不断优化更新,基于GIS技术和卫星遥感技术建立起来的高时空分辨率的大数据体系已经成功地应用于欧美空气污染健康效应流行病学研究的暴露评价领域,能够有效及时地提高和知晓个体暴露和空间分布的表征。近年发展起来的土地利用回归模型在评价城市区域交通相关的污染物空间分布趋势方面表现优异。利用该模型可以获得城市内部高分辨率的污染物浓度分布,进一步实现了在流行病学研究中基于住址个体化对研究对象开展精准暴露评价,为环境风险的长期人体危害评估提供了更加精准的暴露方法参考。

三、健康医疗大数据的环境健康风险评估

环境健康风险评估是基于环境监测数据和健康数据,通过暴露评价和流行病学的暴露剂量反应关系,对环境污染、气候变化等环境危害因素给人体造成的健康危害风险发生概率进行定量评估或预测,并将风险结果提供给决策者用于政策制定,进而降低人群健康风险。因此,环境健康风险评估可为对环境健康危害有更直观的认识以及环境与健康相关政策的制定提供重要的依据。随着当前环境与健康数据的不断丰富以及环境健康风险评估技术不断发展,越来越多的研究基于大数据应用开展人体健康风险评估,将环境变量的大数据与疾病发生和发展、城市资源配置的大数据相互关联,并将环境污染程度与人体健康联系起来,以风险度为评价指标,通过模型分析,为定量描述污染对人体健康产生危害的风险提供了更加精细化的风险评估成果。

　　随着对慢性病研究的不断深入,许多大型队列研究逐渐兴起,其长期随访过程中收集到的大量健康资料,对环境健康风险研究的开展是重要的基础数据保障。美国哈佛六城市队列研究是著名的空气污染与健康的研究,首次建立了环境污染物与人体健康效应之间的关系,并对1997年美国率先将PM 2.5作为空气质量监测一项重要指标的决策产生了重大的影响。该队列以美国东部六城市的8 000多名居民为研究对象,对他们的健康状况及六城市的污染物浓度进行了14～16年的追踪记录和测定,在控制了吸烟、性别和年龄等混杂因素后发现肺癌和心肺系统疾病死亡与空气污染存在不良的危害关联。另外一项著名的美国癌症协会队列研究起初研究吸烟和饮食对癌症的影响,借鉴美国六城市队列研究方法后,也纳入美国环境空气质量监测数据,对美国120万30岁以上的成年人进行随访研究,探讨了空气污染与肺癌死亡的关系。该研究通过基线调查问卷获取了与个体危险因素相关的大量基础数据。早期的分析包含了7年的随访资料,随后有文献分别涵盖了16年、18年和26年的随访资料。与美国哈佛六城市研究不同,该研究采用了美国国家空气质量监测网络的数据来评估污染暴露情况,研究人群限定在居住在大都市、可获得污染暴露数据的居民,证实了空气污染可引起肺癌风险的增加,为空气污染长期暴露的健康危害提供了重要的参考依据。类似美国癌症协会队列研究,利用大量的人群健康资料与环境监测数据中地面监测、卫星遥感观测/化学气象模型以及土地利用模式的空间暴露数据相结合,评价环境对人体健康危害,已经广泛应用于临床性的队列研究中。例如,南加州大学开展的两项随机双盲干预性试验维生素E动脉粥样硬化进展研究(VEAPS)和B族维生素动脉粥样硬化干预试验(BVAIT)收集了动脉粥样硬化发展指标的颈动脉内膜中层厚度的临床数据,与长期的空气污染暴露进行相关性分析,发现了动脉粥样硬化与环境空气污染的流行病学证据,提示在PM 2.5长期暴露下引起的心血管疾病是导致死亡的重要危险因素之一。

　　近年来,随着航天技术的发展,基于卫星遥感技术的暴露评价方法开始广泛应用于大气颗粒物对人群心脑血管疾病的健康风险评估中,为对大尺度范围内人群健康危害进行更加精细化的健康风险评估提供数据参考。国外已有大量的研究报道了应用卫星遥感技术获取大气颗粒物高时空分辨率分布的人群的健康效应,如Hu等利用贝叶斯分层模型分析了中分辨率成像光谱仪的气溶胶光学厚度(MODIS/AOD)数据估算的PM 2.5对人群冠心病死亡率的影响,发现PM 2.5浓度升高明显增加标准化慢性冠心病死亡率。Jamie(杰米)等将卫星遥感数据应用在颗粒物浓度与急性心肌梗死的相关性研究中,提出卫星遥感在精确估计个体暴露和空间分布中的优势。Madrigano(马德里加诺)等利用卫星遥感估算的PM 2.5,与1995～2003年确诊的4 467例急性心肌梗死病例进行相关性分析,发现PM 2.5每升高$0.59\mu g/m^3$,人群发生心肌梗死的风险相应增加16%。目前,我国学者利用卫星遥感产品进行对大气细颗粒物污染与人群健康危害的流行病学研究刚刚起步,叶瑜等在 2009 年大气污染与脑出血急性发作病例交叉研究中,应用了卫星遥感反演数据评估空气污染物 PM 10、SO_2 和 NO_2 的浓度与脑出血急性发作的关系。

基于全球近 60 年环境与健康研究成果,WHO 已经明确了空气污染长期和急性暴露的危害,并于 2013 将大气颗粒物定义为人类一类致癌物。我国空气污染与健康的研究起步较晚,且我国目前制定的空气质量相关政策主要参考 WHO 于 2005 年发布的《全球空气质量指南》,但 WHO 指南主要基于在污染物水平较低的发达国家开展的流行病学研究的结果,可能不能充分、正确地反映我国高污染物浓度水平下的健康效应暴露–反应关系。因此,需深入开展更多数据来源的空气污染与更大范围内人群健康危害的流行病学研究,获得更加系统化和精确化的中国人群大气污染物与人群健康效应的暴露–反应关系,为制定符合我国国情的空气质量标准和制订保护人群健康措施提供重要科学依据。

四、健康医疗大数据的基因与环境的交互作用分析

近几十年来,人类在健康基因组学研究中的耗资达几十亿美元,但找到的能够解释疾病发生发展的疾病致病基因仍十分有限。在研究个体对疾病易感性的差异性分析中发现,基因多态性的存在并不直接造成某疾病的发生,但是能够造成个体对某特殊环境易感性的改变,因此绝大多数疾病是遗传因素和环境因素共同作用的结果。随着人群流行病学和分子遗传学技术的不断发展以及人类基因组计划的顺利实施和完善,基因大数据平台在研究疾病的发生中发挥着越来越重要的作用。基因与环境交互作用的研究在疾病的病因学研究中也显示出越来越令人瞩目的公共卫生学价值。通过基因数据与环境因素作用的研究,可发现基因与环境交互作用的复杂性。

基因组学研究本身就是一个基于自然人群和临床队列研究整合获得的数据,越来越多的研究基于基因组学研究数据与环境交互作用开展分析,寻找基因与环境的交互作用,其中环境的概念已扩大,包含了社会决定因素、微生物和其他外部因素。以结合基因组、代谢组、脂质组和蛋白质组等丰富的临床数据为基础,寻找环境暴露与机体内部一些决定性因素的交互作用特点,将有助于了解人群易感性差异,使人们能够更好地理解环境因素对人类疾病的影响,进而对环境与疾病、基因与疾病的关系有更深入的认识,为疾病寻找更可靠的发病机制。

本节阐述了应用健康医疗大数据能够实现对海量数据的搜集、整理和分析进而达到对人群疾病的预防和预测,在环境健康领域带来了前所未有的机遇。在环境监测方面,建立基于大数据的高时空分辨率的环境监测体系,可为国家的环境健康研究和疾病预防提供坚实的数据基础。在环境暴露评价方面,在基于大数据的环境监测基础上,对人群开展精准暴露评价,可对长期人体危害评估的环境风险提供更加精准的暴露方法参考。在环境健康风险评估方面,完善风险评估所需的大量人群暴露数据和健康数据的收集,

可不断系统和精细地开展风险评估。在基因与环境交互方面,构建基因大数据与环境因素的病因学研究,有助于深入认识基因和环境与疾病的关系。

第五节　健康医疗大数据在公共卫生领域的其他应用

健康医疗大数据除了可应用到前面提到的传染病预测、慢性病管理、药品安全监管和环境健康领域之外,还可以应用到交通伤害、精神心理健康、个人健康管理等多个领域。

一、在交通伤害流行病学研究中的应用

交通安全已经成为很多国家和社会的重要公共安全议题,越来越多的国家和地区制订了道路安全战略计划。大数据可使智能交通系统更普及和大众化,使交通管理和伤害防控更有预见性和有针对性,从而使交通更安全、更高效。利用大数据分析新方法、模型和技术进行分析和挖掘,可提出科学高效的决策与实施对策,有助于高效的交通伤害防控与救治,使措施与对策都走在交通事故的前面,实现零死亡战略。目前,大数据在交通安全分析、气候条件的安全计划建议、实时安全策略和实施指导等方面已有初步应用。

二、在精神及心理卫生研究中的应用

不少研究者使用医疗保险数据、EHR 或者电子病历数据进行精神疾病方面的研究,其中最常见的为单相抑郁和痴呆,其后依次为精神分裂症、孤独症谱系障碍、躁郁症、物质使用障碍和神经发育障碍等。利用社交媒体数据进行精神病学分析还可以用来预防和干预自杀行为。由于自杀的表现具有极端的异质性,有自杀可能的个体经常被排除在临床研究之外。通过组合海量的社交媒体数据和医疗数据,可以帮助研究者发现自杀行为的发生模式,发现潜在的自杀倾向。

三、在健康管理上的应用

大数据分析的核心之一是跨行业数据的融合分析。通过集成个人购物数据、就餐数据(移动支付平台)、出行数据、检索记录及社交媒体数据等,可以对个人进行"用户画像",勾画出每个人的生活模式和饮食方式。再与体检数据、就诊数据和个人日常健康数据(通过 APP 或者可穿戴设备记录并上传)等进行联合分析,从而建立针对个体的健康管理指导,增强个体健康水平,减少疾病的发生,最终实现确定人类健康的基线水平,并找出维持基线水平的最佳方法。另外,以前用于营销分析的技术,如推荐系统,现在可用

于了解和改变个人健康方面的偏好,鼓励人们遵循更健康的饮食习惯。

随着新型智能硬件、可穿戴设备及内置生物传感器的不断涌现,健康医疗大数据的来源将更加丰富,同时人们量化自我的需求将更加强烈,数据积累的速度将进一步加快,每年产生的数据将会超过之前人类诞生以来的数据量总和。在可见的未来,得益于云服务、机器学习(深度学习)和人工智能等技术的迭代更新,健康医疗大数据在公共卫生领域的应用将层出不穷。

（袁　方　任海玲）

第五章

医疗健康领域人工智能的信息化基础建设

2017年,"人工智能"首次被写入国务院政府工作报告,并上升为国家战略。国务院印发《新一代人工智能发展规划》,设置了"智能医疗"专门段落,提出"探索智慧医院建设,开发人机协同的手术机器人、智能诊疗助手,研发柔性可穿戴、生物兼容的生理监测系统,研发人机协同临床智能诊疗方案,实现智能影像识别、病理分型和智能多学科会诊。基于人工智能开展大规模基因组识别、蛋白组学、代谢组学等研究和新药研发,推进医药监管智能化。加强流行病智能监测和防控"。

在中国信息化高速发展的过程中,通过医疗机构、医疗健康服务塑企业、政府医疗健康职能部门等渠道,海量的医疗健康相关的数据开始迅速地产生并积累,其中包括医学影像、电子病历、检验检测结果、基因测序与分析,乃至各种不同的健康服务(问诊、科普等)平台的个人健康档案、问诊咨询数据等。对于人工智能而言,这些数据无疑会是最肥沃的"土壤"。

通过成熟的人工智能基础技术,企业已经能够对这些医疗数据进行初步的语义分析和数据挖掘,并在医疗基础知识的支撑下,实现对部分疾病的早期预警或自动诊断功能。目前有些功能已经开始进入医疗专业人员的工作场景中,探索实现人工智能辅助医疗健康工作的落地路径。

大量的人工智能从业者们在不断地努力,促进新一代医疗人工智能技术的发展与应用,在深度学习辅助诊断、辅助治疗、辅助决策领域,多方面助力提升医疗卫生体系的治理绩效:缓解专业医务人员短缺局面,为高饱和度工作减负(如影像医生、病理医生、门诊全科医生等);洞察医务人员肉眼无法识别与发现的高维空间影像,揭示隐藏在疑难病症之后无法感受也无法表达的"暗知识",提高诊断准确性和治疗方案科学性;将高等级医院、高年资医生的"人类智能"固化为算法模型,用人工智能赋能低等级医院、低年资医生。

与此同时,我们也在研究和落地过程中,逐步深刻地认识到想要大力发展医疗健康领域中的人工智能应用,在基础建模、数据管理、通信传输、安全防护等领域里,还存在着大量的基础性工作需要从业者们投入巨大的热情,耗费大量的时间、精力与资源。

本专题将围绕信息化基础建设、基础要素、算力需求与建设、算法等方面进行深入探讨。希望通过案例研究或数据研究等科学的研究方法,指出人工智能在医疗健康领域应用中存在的关键性问题,并提出有针对性的政策建议。

第一节　支撑医疗健康人工智能应用的基础要素

医疗健康大数据是国家重要的基础性战略资源。随着互联网、物联网、人工智能等技术在医疗健康领域的不断深入,医疗健康数据由各个医疗机构分散存储管理,开始向"大中心汇聚、小中心应用"的模式演变。而基于数据的研究与应用,也由以往的单病种单中心科研模式,向单中心多病种、单病种多中心、多病种多中心的联合科研模式演变;由以往的医学研究向医工协同的多学科综合模式发展。医疗卫生也由公共事业向大健康产业发展。大数据与人工智能技术在医疗健康领域的应用从科研项目逐渐走向临床试验,美国已经有多款医疗人工智能产品获得美国食品药品监督管理局(FDA)认证,我国科技部也发布了针对医疗人工智能应用测试的重大科研项目。

当前为人们所广泛认知的一个共识是人工智能发展需要 3 个基本条件:算力、算法和数据。而随着这 3 个方面的技术与条件的不断发展与成熟,从技术上来说,人工智能已经从培育、教育市场的阶段,逐渐过渡到技术如何落地、如何与产业相结合的实践阶段。由于海量数据的存在,图像识别、人工智能等方面的基础算法高度成熟,以及计算能力的迅速增长,医疗健康已迅速成为人工智能应用探索的最为重要的垂直应用领域之一。

当人工智能技术在医疗健康领域的诸多场景下不断尝试的时候,与之相关的数据基础服务市场,即从数据的获取、存储、传输、管理、共享、应用,以及数据的管理与治理、数据安全等方面,也迎来了前所未有的巨大挑战和机遇。

另外 1 个需要引起产业重视的事实是,不同的应用场景下的先验业务知识如何融入数据与算法之中,同样考验着从业者的能力与毅力,这在当前已经逐渐成为人工智能在医疗健康领域成功落地的重要因素。从产业落地应用的角度来看,这一点或将成为未来人工智能顺利实现价值的最关键的制约因素,也是从业者将来要面临的最严峻的考验,不过这也意味着从业者尚有不断发展进步的巨大空间、机遇与市场。

在下文中,我们将对支撑中国医疗健康人工智能行业发展的信息化基础设施的现状与问题,进行系统的分析与汇总,并从国家政策层面,就如何在诸多价值链节点上促进问题的解决与推进,进行尝试性的探讨。也将以人工智能的发展所需要的基本要素(数据、算法、算力)及医疗健康的专业认知、知识与数据、算法的融合为基本框架逐步展开论述。

第二节 医疗健康人工智能应用的数据基础现状

2018 年 3 月,由国务院办公厅发布的《科学数据管理办法》,明确了科学数据在使用过程中的责任和行为规范。政策层面的关注表明,科学数据作为国家科技创新发展和经济社会发展的重要基础性战略资源,在科技创新的过程中所起的作用越来越重要,而科技创新也越来越依赖于大量、系统、高可信度的科学数据的支撑。

狭义的医疗健康大数据包括了医学领域的大量异构数据,包括医学医理的知识数据,主要是医疗机构在居民疾病的诊断与治疗干预过程中所产生的大量影像、病历、检验结果、监测与检测数据、医药数据、医学研究数据等。

广义的医疗健康大数据的涵盖范围非常广,除了上述医疗领域的数据,还包括国民健康服务、国民健康保障这两大体系所产生的数据,以及与影响国民身体健康的多种因素相关的大数据,具体包括生理大数据(含基因等多组学大数据)、心理大数据、环境健康大数据、生活方式大数据、医疗机构大数据、公共卫生大数据、健康管理大数据、互联网健康服务大数据、医疗保障大数据、商业保险大数据、运动大数据、营养饮食大数据等。

任何数据从产生到“退役”,都经历着一个完整的生命周期。而在生命周期的不同阶段,对于数据的要求是不同的,所以也需要有针对性地对不同阶段中的数据进行分析、管理与规范。

一、数据的产生与收集

随着医疗产业信息化建设的不断推进和互联网+医疗健康的高速发展,医疗健康数据的产生与收集,已经逐渐形成了一个多方位、多渠道、多场景的格局。总体而言,主要集中在以下几个方面。

(一)数据产生来源一:医疗健康系统信息化

医院信息化系统的建设,积累了大量的诊疗数据。现代医疗系统中,以电子健康档案、电子病历、医学影像、检验检查以及个人医疗档案为基础的医疗健康信息化系统为医疗体系的建立提供了巨大的便利,在此基础上,积累了丰富的医疗数据。这些数据,以电子病历为核心,内容涵盖疾病病情、检查检验、诊断、治疗、康复的全过程,是医务人员在医疗活动过程中所有文字、数据、图表、影像、住院过程等资料的有机整合。医院、诊所、临床检验机构等现代医疗系统的运作每天会产生大量的诊疗数据,这些数据种类繁多、结构复杂,蕴含着以患者与疾病为主体的多个维度的医疗与治疗信息。例如,一家三甲医院大约每天会产生几 TB 到十几 TB 的数据,随着新技术的不断发展、电子病历系统的不断成熟、数据采集体系的不断完善,这一数据规模依然会保持不断增加的趋势。

电子健康档案不断推进个人全周期、全维度的健康数据汇集。电子健康档案,又称为电子健康记录(EHR),以个人健康为核心,贯穿整个生命周期,涵盖各种健康相关因素,进行多渠道、动态的信息收集,形成一份即时更新、具备时间连续性的完整档案,内容可以涵盖疾病诊疗信息、防疫、体检、运动等全方位的信息。20 世纪 90 年代中后期,随着对电子病历系统化研究的日益深入,发达国家纷纷开始致力于对电子健康档案的研究与实践。我国从 2009 年开始在全国范围进行统一居民健康档案的研究与实践,并逐步实施规范管理。健康档案更符合以健康为中心的卫生服务模式,由于其能够提供覆盖全人群准确的、全面的个人健康信息及就诊记录数据,因此有助于医生开展诊疗活动、社会慢性病防控与健康教育工作。

在上述领域中,医疗健康数据的产生与收集,和当前医疗健康信息化建设密不可分。以医院信息系统(HIS)、实验室信息管理系统(LIS)、医学影像存档与通信系统(PACS)等核心系统为中心的医疗健康信息化系统的建设和运营,为此类数据的采集奠定了基础。

1. 相关信息化建设的现状　我国的医疗信息化建设自 20 世纪末期开始,经过了20 多年的发展,乘着当前信息化、互联网、网络等基础技术的东风,已经发展到了相对成熟的阶段。

近年来,国家在医疗健康系统的互联互通工作方面制定了许多相关政策。卫计委信息中心在 2017 年 9 月组织编写并印发了《国家医疗健康信息区域(医院)信息互联互通标准化成熟度测评方案(2017 年版)》,推动医院信息化系统互联互通工作的深入开展。各大医疗系统厂商也相继推出各自的医院集成数据平台以及其他相关应用与数据集成的解决方案。

2. 医疗信息化对人工智能发展的重要性　医疗健康数据中包含着以患者与疾病为中心的多维度信息,是人工智能技术应用的关键数据来源。各种检测、问诊、影像以及各种化验试验等静态数据,代表着以人为中心的身体状态信息。医生们运用自己的专业知识,对这些静态数据进行分析、研究、判断,形成了诊断信息和更完整的病历数据。医生通过药物、手术、针剂、饮食等多种手段对人体进行各种干预,治疗人类所患的疾病,并通过不同时间的静态数据采集(检测、问诊、影像、化验等),记录患者身体的变化。这些是医疗信息化所记录的医疗数据的几个主要信息维度。

纵向来说,从时间维度上看疾病治疗与病情变化过程,横向来说,以病种为中心的患有同种疾病的人群的队列数据,都是人工智能学习与应用的关键养料。可以说,医疗健康系统大量的数据沉积,是人工智能研究数据基础最主要的组成部分,而医生对数据进行分析、研究而做出的诊断结果,则是人工智能学习的主要内容。所以数据的质量好坏从根本上决定了包括人工智能在内的数据应用技术是否能达成最好效果。

(二)数据产生来源二:公共卫生数据

公共卫生是通过组织社区资源,为公众提供疾病预防和健康促进的一门管理学,它使用预防医学、健康促进、环境卫生、社会科学等技术和手段。公共卫生体系由国际公共卫生组织、国家公共卫生组织、地方公共卫生组织和社区公共卫生组织组成。

社区公共卫生组织是公共卫生体系的重要组成部分,主要承担的是社区健康教育、愈后康复管理、社区基础医疗、慢性病预防与管理、残疾人康复管理以及生育指导等基础健康内容。

随着计算机技术与网络技术的不断发展,社区卫生信息化建设也是我国大力推进的医疗信息化工作的重要组成部分。社区卫生信息化以健康信息为核心、管理信息为纽带、分析决策系统信息为主导的全面信息化进程,体现了现代信息技术在医疗卫生领域的充分应用,有助于实现资源整合、流程优化,降低运行成本,提高服务质量、工作效率和管理水平。而在信息化实施与应用的过程中,大量的公民基础健康数据被采集、存储、应用起来,形成了对医疗数据的极大补充。

公共卫生数据的涵盖范围极其广泛,包括公民基础健康管理数据(体检、慢性病管理、基础医疗信息等)、疾病监测与卫生监督数据(传染病、慢性病、症候群及病原的监测)以及餐饮、食品、水源的监测。由多渠道所得多种数据相融合形成一个庞大的信息系统。

公共卫生中有一个比较关键的领域是传染病的预防与应急管理。世界上多数国家都设有疾病预防控制中心(CDC)这样一个机构,例如美国疾病预防控制中心(CDC-USA)和中国在1983年成立的中国疾病预防控制中心(China CDC),负责实施疾病预防控制与公共卫生技术管理和服务,并负责国内外疾病预防控制及相关信息搜集、分析和预测预报,为疾病预防控制决策提供科学依据。2003年,中国经历了非典(SARS)这一突发性未知病毒危机之后,投入大量资源,建立了国家级疾病预防控制和公共卫生信息网络,并在近10年不断完善,实现了传染病的信息直报与分级分区预警体系。这一网络的正常运行,同样产生、积累并汇聚了大量的关于传染病记录与管理、疫苗研发与推广、公民健康状况等维度的基础数据。另外,在水源的检测、土地与食品的检测与管理、空气污染的治理等领域的软件与信息技术应用不断增加,大量的相关数据也在不断沉淀。

(三)数据产生来源三:互联网健康数据采集

网络健康服务平台为大众提供了丰富的健康服务,并产生大量的与健康相关的数据。各大平台服务商各显其能,不断地通过各种方法推动平台的发展,注册会员人数急剧增加。不同的网站或手机应用(APP)面向不同的用户群体,提供不同的服务,比如健康问题咨询、专家网络问诊、用药指导、健康管理或搭建病友相互交流的平台等。这些平台通过提供不同的与医护人员、消费群体的互动服务,沉淀了大量的患者健康数据。除此之外,普通社交网络中也隐藏着大量的疾病与健康分享数据。各大搜索引擎则收集了人们的大量"行为数据",例如人们习惯在网上搜索疾病的治疗方法与危险因素或者保健养生之道等。这些数据在各大网络运营商、平台运营商的后台逐渐积累,形成了一个巨大的数据池,其中所包含的人们的健康状态信息,注册的医护人员的知识、判断信息及各种药物、营养品的信息,能够为医疗健康大数据的分析提供丰富的数据资源。

1. 互联网联接各大医疗机构与政府机关 随着医疗健康信息化的不断推进,同样响应国家对互联网+医疗服务的号召,各大医疗机构不断地将医院的信息化建设利用互联网技术向外延伸,为公众提供与医院业务相关的挂号、到诊、问诊、用药指导、健康咨询等服务;有的医院还通过互联网将移动设施(例如救护车、转诊车等)、异地分支机构等相互联接,进一步延伸扩展了医院信息化和院内互联互通;同时在专业机构之间联接,开展在线会诊、协助转诊、联合科研等协同业务。另外,在政府机构(公共卫生部门、CDC 等)与医疗系统之间,也通过互联网构建了更为广泛的协同体系。

2. 互联网医疗服务建设的发展现状 近20年来,互联网技术发展不断成熟,智能终端逐步普及,基于互联网技术的应用在各个领域不断涌现,医疗健康相关的互联网应用也随之得到极大的发展。而随着我国近年来大力发展互联网经济,互联网医疗产业也呈现出爆发式的增长,健康教育、疾病风险评估及远程诊疗咨询、愈后康复与慢性病管理等领域,呈现了多种形式的医疗健康服务。

(1)互联网医院:如某互联网医疗服务平台,以专科慢性病管理为特色,医联互联网医院现已覆盖肝病、骨科、肿瘤等多个病种领域。

(2)互联网医疗健康信息平台:如某药物信息平台,药智网是全国最大的生物医药、化工在线技术交易平台。该平台专门针对生物医药、化工领域推出专业性的知识、技术交易平台,技术需求者可以通过本平台发布技术需求、寻求技术解决方案;专业人员在本平台通过解决科学技术问题从而体现经济价值,将全国各地的专业人员和医药化工单位所面临的技术难题联接起来,架起了技术交易的服务平台。

来自互联网的医疗健康数据普遍存在数据质量低下的问题,所采集信息的准确性、完整性、时效性、统一性都无法得到很好的保证,不同数据源的数据无法联通,碎片化严重。同时,由于缺乏专业知识与能力,数据的片面性与不规范性非常突出。一般来说,来自互联网平台的医疗健康数据中所蕴含的信息量与信息价值普遍偏低,无法满足对数据要求很高的医疗场景的机器学习要求。

(四)数据产生来源四:医学研究与精准医学检测

基因组学数据、蛋白质组学数据、分子影像数据、第三代与第四代 DMA 测序技术的发展,使便捷而价格相对低廉的基因测序成为可能,千人基因组计划与 DNA 元素百科全书计划(ENCODE)是其中两个重要代表。

在医疗研究领域,目前普遍存在的一个数据应用的难题,在于各大研究院所与实验室所产生的实验数据的"孤岛"特性。科研者们往往只有在发表论文的时候,才会公布相关的验证数据,而对于研究过程中的大量的原始实验数据、失败的实验所产生的数据,往往会存储于自己的研究机构中,而不会通过任何的机制与外部共享。这就造成了大量的数据被孤立在各自的存储管理范围内,而无法与业界形成共享数据、联合研究。

1. 前沿学科对数据的需求面临巨大挑战 前沿基础性生命科学与医学的研究需要全新的研究数据积累。随着人工智能的不断深入发展,科学家们也开始在最前沿的领域里不断尝试,推进数据科学在医疗健康数据领域研究的不断深入。很多全新的领域也随着技术的不断发展、算法的不断成熟而进入研究者的视线,尤其在 DNA、RNA、活性生物医药、分子生物技术等研究领域,人们逐渐跨越到过去无法想象的全新高度。这些全新领域的研究有一个普遍的特点,就是对数据分析技术的依赖程度不断地提高,人工智能与大数据技术基本上是这类研究的原生态基础技术,不可或缺。而这些全新领域的研究者们,普遍拥有一个苦恼:由于研究领域的前沿性,当前的医疗健康活动所产生的海量数据中涉及这些新型学科的内容并不存在;这也就意味着,现有数据无法为这些研究者提供任何的帮助,研究人员面对着无数据可用的窘境。如何促进此类前沿科技的研究与应用,迅速地积累、汇聚相关的实验与研究数据,满足研究者对数据的需要,便成为摆在相关人士面前的一个重大难题。

2. 国外基本现状 从广义上说,欧美国家数据的产生和采集有两个视角。一是个人的各种数据的产生、采集、汇总、使用,这个过程注重数据的隐私和安全性的保障;二是人口的大规模、大面积的单一种类的健康数据的采集。

作为消费者,我们往往对于个体数据的采集有丰富的体验。无论是去实体的医院,还是采用网络服务的方式咨询虚拟医生,抑或是使用体重管理或服药提醒的 APP,消费者的个人健康数据在这个过程中无疑都被采集,并通过各种 IT 设施被存储和分析。但是这一类的数据从生成到采集一般有相应的法律法规来规范管理。譬如,美国的《健康保险携带和责任法案》(以下简称 HIPAA)的综合规定,就明确规定了健康 APP 作为商业用途,其数据的采集、存储、共享等必须符合法律规定。一旦有违规情况发生,那么应受到相应的处罚。

广义上的大规模数据采集,目前在欧美国家主要依赖于各种普查、调研以及对外开放的数据集。这类行为也有相应法律法规作为基础,用于普查、科研数据的采集及使用规范。

在上述两类数据采集方式得到极大发展的情况下,欧美各国基于数据的人工智能的健康产业也得到了推动。近两年来,人工智能在细分领域的数量、总体研究的数量以及在研究中采用大数据分析的比例方面,都有大规模上升。

在数据采集方面,欧美各国主要面临以下 3 类问题。

（1）与时俱进的需求往往给各机构带来较高的成本,不仅含有 IT 软硬件及服务成本,也有人员培训、流程重塑成本。目前欧美很多机构担心英国脱欧对于健康数据的采集、存储、使用的影响。众所周知的是,欧盟的《通用数据保护条例》(GDPR)的管辖范围不仅仅停留于国境线内,而"脱欧"在很大程度上将会引起数据科学的连锁反应,加重健康行业的负担。

（2）科技是把双刃剑。技术的进步有时会引起新旧业务系统、业务逻辑的冲突,带来数据采集、存储、使用链条的割裂,造成数据安全的多种隐患。譬如近年来时有发生的在公有云上发现未加密、久未使用、源头不明、所有者不明的真实用户的敏感数据集。

（3）数据采集新技术的日新月异,让健康机构很难有效审计数据及数据采集方式的合规性,也在研发有效使用、有效分析数据的能力上疲于奔命。从这个角度来看,一些国家和地区将数据风险责任归于健康机构的方式存在缺陷,有可能让健康机构很难再接受新的数据采集方式。但将风险归于新技术公司,尤其是大量的初创公司,也存在公司无力承担风险的情况。

以上 3 种情况,均会让健康数据的采集、存储和使用滞后于市场的需求,也均会令使用这些新技术的人处于不被保护的境地。

二、数据质量与规范

（一）数据质量问题及其重要性

人工智能的发展离不开高质量的数据集,数据质量对机器学习的效果起着至关重要的作用。2018 年,一份由 JASON 咨询机构为美国国家健康信息技术协作办公室(ONC)和美国医疗保健研究与质量局(AHRQ)准备的报告指出:"如果使用电子化病案为人工智能应用提供基础数据支持的话,那么了解其中数据的质量以及如何使用人工智能算法来适应数据质量问题将变得尤为重要"。然而,到目前为止,对这方面的研究还非常少,总的来说,在世界范围内,健康数据的质量问题是目前行业内高度关注的问题之一。

我们已经知道的是,医疗健康数据本身有很多分类。有患者档案信息、检验检测结果、记录的自然语言信息(比如各种日志、浏览记录等),还有一些是刻意收集的(比如问卷等),也有非结构化、半结构化的各种影像、心电、脑电等检测数据等。当前人们可以获取使用的临床数据集,除了一些特定的带有某些研究目的的前瞻性数据集外,大多数还是日常记录的流程数据(HIS、LIS、PACS 等院内信息系统),呈现的是多源异构、标准各异、信息混杂的状态。

尽管医疗卫生界在医疗健康数据分析应用、机器学习领域的投入越来越大,各大相关企业也在摩拳擦掌地布局抢滩医疗健康数据应用的巨大市场。但是,由于长期信息系统标准不统一,数据质量参差不齐,临床术语标准化开发无法有效推进,健康数据碎片化、非结构化等因素,病历内容上的有效进展还未显现。目前可以落地的产品,基本停留在技术比较成熟的图像分析和语音识别上。在短时间内,数据资产很难有效地转变成为可用的内容与专业服务。

(二)数据质量问题的主要表现

从根本上看,随着健康行业以经验为主向以数据为主的转化进一步深入,高质量的数据也就成了为行业提供高质量服务的基石。建立在缺失、重复、错误标记数据上的诊断结果和治疗建议不仅无效,甚至在很大程度上会损害患者的健康。从应用的角度上看,数据质量、数据的标准化程度,数据的完整性、准确性等都将对人工智能的训练效果带来巨大的影响。当前,在医疗健康数据领域,诸多的数据质量问题已经成为阻碍人工智能在医疗健康领域深度应用的难题之一。数据质量的主要问题,有以下几个方面的特征。

1.残缺性　多源异构的数据,众多系统以"孤岛"形态存在,严重影响着以患者为主体的数据的完整性。例如,影像数据与医生的诊断结果,以及医生根据多源数据进行诊断的因果关系,经常不会在患者的健康档案与电子病历中得到很好的呈现,而是以一种断裂的形态存在于相关的数据中。

2.多态性　医生们对患者病情的描述常常会带有极强的主观性,使得数据缺乏系统的标准化,造成同一病种多种描述,或者不同状况相似描述的现象,而呈现高度多态化的特征。

3.一致性　多源冗余数据有时会存在不统一的状况,例如,患者在不同部门、不同机构的同质数据,会因为人的认知差异、各种设备的差异等原因而存在很多的偏差。

4.冗余性　多源数据的采集与存储,同样会造成大量的重复。

5.敏感性　信息中包含大量的与人、疾病等相关的敏感信息,在数据安全、隐私保护、医学伦理等方面,对数据的使用者提出了隐私、安全、法理、伦理等多方面的要求。

(三)数据质量问题的主要起因

目前,行业内数据质量差的问题不仅仅是技术手段或监管制度的问题。医疗和1T跨学科的结合固然是行业的必然趋势,但是在其发展过程中,任何行为、认知、标准、习惯、工具的不统一,都可能导致数据质量问题。而在医疗健康行业,IT 人员不了解医疗的业务特殊性,医疗工作者不了解 IT 的能力和特点,很多跨学科所带来的新流程,新角色未能及时定义,造成了医疗数据质量差的现状。在目前的健康产业实践内,一个亟待解决的问题是如何应对患者院内、院外行为模式的天然不一致问题,如何连续、有效、非入侵地采集高质量的患者健康数据的问题。此类产业是随着技术进步和健康行业的进一步发展催生的新型产业,而这类高效的数据采集也必将进一步获得产业关注。

例如,业务机构(医院、政府监管部门、实验室等)拥有参差不齐的信息化建设水平,会造成大量的数据标准不统一、信息完整度不高的现象。以患者基本信息和时间信息为例,由于填错或者其他原因,患者的基本信息在不同系统中可能是不一样的,缺乏统一的索引与归类。由于不同业务领域(门诊、药方、检验、影像等)存在编码不统一、专业语言不一致等情况,会导致大量的数据"孤岛"无法整合的情况发生。例如,患者的很多植入式心律转复除颤器(ICD)编码不在国家卫生健康委员会的编码规范里,很多疾病名称与ICD编码系统中的疾病名称不一致等。

因过往技术手段或对业务流程的不熟悉,对医学知识的理解不够深入,造成建模所需关键数据的缺失;医学从业者对计算机系统的性质、能力认识不足,使得系统所采集、存储的数据无法提供足够的准确性、完整性与可信度。如心力衰竭与心功能分级有关,而肿瘤需要分期,在电子健康档案数据里面,由于数据模型本身的缺失,很多患者的心功能分级数据或肿瘤分期数据是没有的。

不同业务系统内重复性引用同一来源的数据,而无法辨别其来源及可信性,造成建模时部分数据权重过大,这是数据质量问题的又一原因。具体表现在以下几个方面。

第一,数据源不可靠。部分健康数据依赖人工回忆、猜测、估算等,而在采集端未进行标注,造成不可信数据无过滤地进入系统,这类问题在医疗系统内高发。对采集基本数据的重视程度不同,或数据采集标准不统一,或数据采集不标准,这都会造成大量的数据信息不准确或者不统一,甚至有时候会造成采集偏差超过健康数据合理波动范围的后果。

第二,数据制式不统一。数据所采用的制式、标准、单位不同,在实操中或打通不同业务系统的过程中未能有效标注、转化,带来建模或分析等多个环节中的严重数据偏差。而在以经验为主的治疗手段中,由于从业人员的认知水平差异与习惯的不同,会产生数据信息不准确或者不统一的情况。

第三,数据时序性不严格。健康数据的时序性是健康数据最重要的属性之一。而由于采集设备设置、操作人员失误或时区转化等多种因素造成的时序性信息错乱、缺失、错误等情况,均严重影响健康数据的质量问题。

第四,数据权重不合理。医院内专业采集的数据权重应高于患者回忆数据的权重。但是在目前的大多数业务系统内,此类的权重标注严重不足,带来了大量低质量数据即可抹杀高质量数据的可能性,严重影响诊断的正确性和治疗的有效性。

第五,多源异构难转化。健康数据的多来源性也是健康数据的特性之一,不同系统之间的转化和互联互通也严重挑战数据质量的保存和提升。虽然目前国际上存在多种健康数据标准及健康数据互联互通标准,但在实操中我们往往会发现,数据转化及互联的挑战是巨大的。尤其是在不同健康机构、不同健康场景下的数据,往往自定义就带有其独特性,在转化或互联之后,需要大量的精力标注,才能令其成为有效数据。

在实际操作中,无法认定数据的真伪、质量、时序、格式等所产生的后果往往比可认定的低质量数据后果更严重。数据的来源、采集手段、传输、存储、清洗、交换等全流程的审计能力,是界定数据质量的关键。

虽然一些国家已经解决了医疗数据的关联问题,但有不少国家和地区目前仍然未能形成唯一医疗身份识别号(ID)体制,或未能从立法、执法上有效保护唯一医疗 ID 的实施。这也就造成了在不同体系、场景下医疗数据的离散现象,令医疗数据无法发挥有效的作用。

另外,无论是在规划层面还是操作层面,数据隐私管理、数据使用的权限与流程都缺乏指导性的技术标准和规范。因此,虽然采集、存储了很多数据,但不知道谁可以用、应采用什么样的方法用,而业界对于数据应用的大量的探索尝试,也通常因此而无法产生令人满意的效果。

(四)数据质量提升需要跨界协同

近年来国外的大量组织,例如医疗卫生信息与管理系统协会(HIMSS)、医院、研究所、大学、产业界都在探讨数据质量提升和跨界协同的问题。从目前的产业现状来看,比较一致的看法是这个问题不单是技术问题,还需要各方的一致努力。

行业内人员及 IT 人员需要认识到枯燥合规的观察与记录的重要性。健康数据的复杂度往往超越疾病数据,包含保险、支付、职业、环境、气候、用药等一系列数据都需要在个体及统计学范畴内达到高质量需求。通过策略、合规、最佳实践建立互联互通的机制,在合规基础上达到内外双向流转数据的高质量目标。这需要提高医护从业人员的数据分析和使用意识,培养良好的数据记录、使用、收集习惯;需建立并分享高质量数据的量化规则,尤其在不同的细分领域,通过行业有效合作建立这些规则可以在更广泛的层面提高行业的数据质量。

如果系统设计规划之初能够全面考虑并规划合理的数据模型、标准规范,将大大提高数据对于未来人工智能发展的支撑作用。不得不承认的是,毫无目的所收集的数据质量要低于目标明确主动收集的数据质量。原因是当收集数据时没有明确的目的时,数据的完整度、准确度、颗粒度就无法形成体系,造成数据的缺失、不规范与欠结构化。而绝大多数医院信息系统是服务于医院诊疗流程的,对于数据的收集是能存则存,并不会有细致的质控与标准。

(五)数据质量标准与规范

1. 医疗健康数据的标准化建设非常关键 在利用前期基于医院或国家卫生健康委员会的区域平台数据进行临床科研和人工智能应用开发的过程中,即使在患者数量足够的情况下,数据的可用性依然存在问题。这里既有数据本身的问题,也有数据流程管理问题和数据使用权限问题。北京某科技有限公司基于医学数据、医疗论文、临床病例、医疗问诊等数据,在病历后结构化、医学语义检索等技术领域进行了探索,并开发了左手医生(预问诊、导诊、药方等服务)、临床决策支持系统(CDSS)、病历后结构化平台等基本应用。然而,由于当前在语义分析领域的技术成熟度依然有待突破,数据质量有待提高,产品的成熟度、专业可靠性依然有待提升。

而基于 IBM 半个多世纪的认知计算研究的沃森智能医疗系统(IBM Watson),尽管在癌症的诊断领域取得了一系列的突破(主要在基于图像识别的人工智能系统),甚至通过了严格的美国医师考试,但在产业应用中的效果依然不尽人意,到目前也没有出现能够让人眼前一亮的成功案例。

2. 标准数据集的设计与整理　人工智能的发展离不开高质量的数据。一方面,算法与神经网络的训练需要大量经过标注的数据集;另一方面,验证人工智能引擎的效果,也需要标准的数据集来完成审批审核的检验过程。

三、数据存储与管理

医疗健康数据的存储当前基本上处于分散的状况,主要存储于医疗机构、平台公司、健康管理部门自建的数据存储设备以及工作人员的工作设备中。不断增长的数据需求和业务需求,对医疗数据的集中存储提出了越来越大的挑战具体问题主要体现在以下几个方面。

医学影像数据的不断高清化,自灰度向彩色、自二维至三维的转化不可阻挡,带来了数据存储的极大压力。几年前,很多医院一年的数据量增长不到 100 T,而近年来每年数据增长超过 500 T,对于很多医院已经成为常态。如果无法有效管理这些数据,就无法为患者提供高质量的服务,也不能达到合规标准。

之前数据的解读往往是单设备的、人工的。越来越多的医疗实践和新技术让设备之间的互联互通、智能协助人工诊断成为可能,而这些新实践对数据的采集、存储、交换均有更高的要求。因为数据在不同的子网或机构之间发生交换,往往有更严格的要求。

随着 IT 系统,尤其是存储系统规模的迅速增长,运营和维护成为难题。无论是数据的可靠性和可持续性,还是系统的稳定性以及患者隐私的安全性都给 IT 系统带来极大压力。未来,健康机构对于 IT 的依赖将超越以往对医生的依赖,而很多医院尚未做好准备。

随着国家不断地引导推进互联网在医疗健康领域的深化应用,各大医疗机构纷纷尝试冲破当前的医院信息化系统的组织边界,向以互联网技术为基础的公共网络服务延伸。在给公众与医疗机构带来一定的便利的同时,也带来相关数据急速增长的巨大压力以及对信息安全的极大挑战。

我们可以看到,具有一定规模的医院目前都基本完成了数据中心的建设,将各大系统的数据逐步进行统一的存储管理;并且全国各大机构都不断地推进集成数据管理平台。与此同时,数据资产的全面管理,数据的有效应用,数据向这些已经建成的数据中心的有效汇聚,依然面临着巨大的困难,任重道远。

国家政策推动数据中心的加速建设。从国家层面而言,以"1+5+X"的战略布局,规划了医疗健康大数据中心的建设布局。目前,五大医疗健康大数据区域中心已基本确定,分别位于江苏、贵州、福建、山东和安徽。位于济南的北方中心已成为首家通过评估和授权的医疗健康大数据区域中心。预计5年内,中国北方的医疗健康大数据将"汇聚"济南。

近年来,五大国家医疗健康大数据区域中心建设一直在相继推进。参与承建、运营大数据中心的三支"国家队"——中国医疗健康大数据产业发展有限公司、中国医疗健康大数据科技发展集团公司、中国医疗健康大数据股份有限公司,先后宣布筹建,并计划负责承建,推动我国医疗健康大数据中心的发展。

很明显,国家医疗健康大数据中心的建设需要更多力量的参与。不止这3家公司,同时也需要更多市场机制的融入,包括产业界、学界的力量。而人才的缺口,将成为几大中心发展的重要瓶颈,亟须突破围绕大数据中心的建设,我国还将在高校建立10~15家医疗健康大数据国家研究院。目前,高校中已有北京大学、浙江大学、山东大学、武汉大学、中国科学院等建立了医疗健康大数据国家研究院。医疗健康大数据的收集、分类、清洗、储备等工作涉及政府、社会众多部门,耗时耗力,花费巨大国内各试点城市目前都依靠政府、国企的大力支持,才得以形成目前的态势,但需要更多资本注入。当然,汇集的数据也会以一定的形式反馈给产业,实现产业化。

数据中心的建设在政府的投资和推动下进展喜人,但随之而来的问题便是数据的有效汇聚我们观察到在数据中心的建设中,在有关部门的大力推动下,向数据中心汇聚上交数据集的医院日益增多,甚至在局部地区形成了一种覆盖效应。由于数据的质量问题,数据集的可用性不尽如人意,存在着标准化程度差、数据完整性低、全面性严重不足的情况,这给下一步的数据分析与应用带来了极大的困扰。

四、数据共享与应用

大量分散的医疗数据的汇集、共享,将促进人工智能与大数据在健康与医疗领域中发挥更大的作用。我们可以从几个不同的维度来阐述:以患者为中心的多维度数据,往往分散在不同的科室、设备、系统之中,而医学的诊断,往往需要对多维度的综合信息进行完整的分析与判断,才能够达到既定目标;从医学维度看,分级诊疗、专科医院等非常有利于疾病治疗,但却并不利于数据的收集、分析与应用。同时,从就诊流程来看,财务安排、保险信息、床位及服务管理、院外健康管理等均需实现健康数据合理互动,才能为患者提供良好的服务;而从数据的汇集角度,对于很多健康机构而言,往往存在很多挑战。

对于结构化数据,绝大多数机构在内部均有一系列较为完善的定义和管理方法,但是又受业务系统壁垒的限制。当业务系统更新、迭代、增删的时候,其影响往往超越单一业务系统本身。对于非结构化数据,绝大多数机构在消灭数据"孤岛",完成非结构化数据的有效存储、查询、提取和标注。

五、数据安全与治理

(一)数据安全管理的基本范畴

对于数据的主体人群来说,诸如患者、体检的对象等,数据安全问题对其个人隐私、身体健康乃至生命安全都会造成极大的威胁;从更高的层面来看,医疗健康数据的泄露与毁坏、丢失,会引发不同的社会问题,甚至会危及国家安全;而作为数据控制者的医疗单位、医疗健康服务企业,数据安全事故则会严重影响该组织的公众信任度,受到大额甚至巨额罚款,甚至面临法律层面的追究。

数据安全的最重要的组成部分有以下几点:①数据的存续性:数据未能完整保存,未来无法使用,是对数据安全最大的威胁。②数据的真实性:数据不被篡改和删除,无授权拷贝,无授权使用,不仅应有策略保障,也应有审计追踪。③数据的可用性:在需要使用数据的时候,能够定位数据,提取数据,使用数据并对衍生数据进行关系标注。④数据的可服务性:对于数据可以在授权情况下给予适当的服务,避免数据丢失、失真或发生无法查找、脱敏、检索、标注等情况。⑤数据使用的合理性和可追溯性:遵循最小权限原则,不滥用,不越权使用,并对所有使用有据可查。

(二)国内医疗健康数据安全的现状

基础网络安全在不断加强。国家对于基础网络设施的安全建设、数据与个人隐私的保护等方面的重视程度越来越高,近年来,政府出台了网络安全等级保护系列法规与实施办法、个人信息安全规范、信息安全管理体系以及在互联网、物联网应用领域的一系列国家标准与管理法规,不断地规范与强化基础通信与互联网的信息安全管理。

除了基础的网络信息安全内容之外,医疗健康领域的专业数据安全管理也有待加强。基于医疗健康大数据的智慧医疗呈现蓬勃发展的态势,各种新业务、新应用不断出现,亟须针对医疗健康大数据的应用场景,管理机制、安全管控等进行探索与研究,以期建立医疗健康数据全生命周期管理体系,从组织架构、能力建设、政策、流程、标准、规范等方面,保障数据的合规应用与安全管控,以有效应对大数据时代由互联互通、多方协同、安全计算等需求带来的数据分布与管理模式的演变,规范和推动医疗健康数据的开放共享、合规应用、安全计算,促进医疗健康事业和产业发展。

医疗健康数据多源异构,遍布于医疗与健康领域的各个业务场景。其管理工作也是一个系统性、持久性的工作,要求参与成员具备跨界的知识结构,具备大数据、人工智能、网络安全、数据安全的基本素养,具有安全管理意识,协同维护数据的安全。同时,也需要制定完善的管理制度、标准规范,建设适当的安全工具和安全策略,保障医疗健康大数据管理体系落到实处。

(三)国外医疗健康数据安全的现状

国际上对于健康数据的安全管理相对完善,但发展水平不均衡。目前,在美国和西欧等国家,医疗健康数据的内容安全管理以身份认证、最小授权为原则,主要针对的是数据的迁移、传输、使用。与国内类似的一种情况是,美国不同规模,不同地区的医疗健康机构,也同样存在着安全管理水平参差不齐的情况。

美国著名医疗人工智能基础设施网站 Hit Infrastructure 报告显示,医疗数据泄露对美国的健康机构而言,每条记录平均损失为 408 美元。2018 年,全美被曝的健康数据泄密事件共 117 起,造成总数超过 440 万条记录的泄密。2019 年,最常见的泄密方式为勒索攻击,黑客通过入侵网络,加密数据的方式向健康机构索取赎金,直接影响了多家健康机构的运营。钓鱼邮件为攻击的最常见方式。作为价值最高的个人数据,健康数据的价值目前为每条 800～1 000 美元,远超社会安全号(SSN)和信用卡的价值。因此,针对健康数据的攻击近年来呈上升趋势。在针对健康行业的调查中,传统意义上的网络安全仍然是医院首席信息官(CIO)最关心的问题之一。

根据 Verizon 的《2019 年数据泄露调查报告》(DBIR),美国健康行业受到的攻击中,内部人员对医疗保健组织构成了最大的安全威胁。报告分析了 86 个国家的 4 万多起安全事件和 2 000 多起已确认的违规事件,发现 60% 的数据安全由内部人员引发,令人不安的数据泄露事件中有 60% 涉及内部人员,包括医生和护士。因此,加强审计和网络安全培训将会有效提高健康行业的网络安全水平。

以下是近年来美国健康网络安全现状的一组数据。89% 的健康机构在过去 2 年内发生过数据泄露;100% 接入健康数据的网站均易被攻击;82% 的健康机构表示担忧数据安全;20% 的健康机构表示,在过去 12 个月内遭受过攻击;勒索攻击的事件在 2020 年增长 4 倍;23% 的健康机构在被攻击后向黑客支付了赎金;25% 的机构在上传健康数据的过程中未加密;60% 的健康机构引入了 IT 方案;近 4 成机构指出,缺乏合格的 IT 人员是最大的担忧。

这里我们可以注意到美国的医疗健康数据安全的发展趋势。对于健康机构来说,打破数据"孤岛",对数据进行统一管理往往是数据治理的第一步;当数据聚集管理之后,健康机构需要完成的工作一般是定义个人健康信息(PHI/ePHI)的范围,明确对于某一个业务系统而言,是否生成、使用、交换或存储 PHI;在明确 PHI 的范围后,健康机构可以按照权限最小原则给予 PHI 相关的角色定义、授权;在定义 PHI 及角色、权限之后,健康机构方有可能对以往流程进行审查、整改,制定新的流程并对团队及合作伙伴进行培训。

(四)各国医疗健康数据安全的主要法规

1. 美国:HIPAA HIPAA 是影响最为深远的健康行业法规之一。HIPAA 源自公众对于健康数据安全及隐私的日益重视。随着健康数据在多种服务平台、软件系统、APP 的生成、跟踪及交换日趋频繁,社会各方十分担心基因数据、疾病数据、诊疗数据及药物数据被滥用。个人隐私及数据安全相关的法律法规众多,但在缺乏行业法规的情况下,各健康机构无所适从。HIPAA 的出现给予了健康行业明确的、具有可执行性的规则,并有量化的惩罚措施。HIPAA 由安全规定、隐私规定、执行规定以及泄露通知规定和综合规定组成,不仅严格定义了 PHI 的范畴,也严格定义了各种合规及违规操作。对于健康信息的泄露,单条记录的罚款在 100 ~ 50 000 美元,单次可以予以总额 150 万美元的罚款。据保守估计,由 HIPAA 合规所催生的服务、培训、审计、认证等产业,以及医院等健康机构因 HIPAA 合规带来的 IT 采购等需求,每年市场规模在百亿美元以上。目前,HIPAA 的涵盖范围除了医院、诊所之外,还有保险公司、App 研发公司、各种服务商等合作伙伴,所有接触健康信息的实体,均需完成 HIPAA 合规。

2. 欧盟:GDPR GDPR 是保护欧盟及欧洲经济区(EEA)公民隐私的法规。同HIPAA 不同的是,GDPR 的管辖主体为其公民的数据隐私,凡接触其下辖公民信息的机构,无论其地理位置及国家,都受到 GDPR 的管辖。同时,GDPR 不仅管辖健康数据,还管理更广泛意义上的涉及公民隐私的数据从这个意义上来说,其广泛性超越了 HIPAA。同HIPAA 相比,GDPR 对于数据的所有权以及在数据生命周期中接触数据的不同角色均有更明确的界定,因此理论上有能力给予数据更强有力的保护。GDPR 引发了上千个相应的修正案,学术界一般认为其会在未来产生更为深远的影响。

3. 中国:《信息安全技术健康医疗数据安全指南》 目前《健康医疗数据安全指南》国家标准正在制定的过程中。该标准从医疗健康领域中的应用场景划分、数据分级与分类管理、数据应用角色定义等多个维度对医疗健康数据安全管理进行了阐述与规范,并对典型的医疗健康数据应用场景进行了更为深入的描述与规范。同时,关于此次的评测方法与标准、实施细则等配套标准也在紧锣密鼓地设计验证中。

除了上述几个主要国家的标准与法规之外,很多国家都出台了自己相应的标准与法规。

当然,合规只是健康数据治理的一部分。当患者数据的隐私保护工作得到初步实现后,健康机构正在逐渐将注意力转至让健康数据发挥更大的价值上。2015 年,全美健康机构平均存储数据在 665T 左右,其中 80% 为非结构化数据,只有不足 7% 的数据采用了云服务。如今,绝大部分医院已经完成了"数据上云"的工作,而数据量突破 PB(计算机存储单位)量级的机构比比皆是。通过混合云部署,医院既可以有效使用数据,又可以利用云服务商的合规服务,进一步降低成本。同时,随着云服务商基于人工智能的多种平台的逐步完善,各健康机构也在寻求多种方式,同云服务商及其生态合作,进一步完成数据治理。

第三节　医疗健康人工智能应用算法

算法是人工智能产业的"皇冠",但在临床应用环节面临着诸多未知数,自人工智能诞生以来,其发展经过了"三落三起"。最近一轮人工智能崛起时,数据分析的基础算法已趋于成熟,并不断地被封装在诸如 Tensor Flow 等开源软件包中,使得人们在开发人工智能系统的时候,基本的数学要求与算法要求已经降低了很多。在征集到的人工智能应用案例中,我们不难看到的一个事实是:当谈及企业发展所面临的困境与问题的时候,多数的问题都集中在数据的获取、数据的标准化、资金短缺、政策扶持这几个方面,而对算法的研究需求,并没有太多提及。

一、人工智能的业务场景模型研究

尽管数据分析算法已经不再是人们进军人工智能领域的"拦路虎",但是,当人工智能尝试着进入日常应用场景去解决人们日常问题的时候,依然受到了极大的阻碍,效果完全不尽如人意。基础算法的成熟,并没有使从业者能够迅速地利用现有的数据,为医疗应用场景提供有效的解决方案。

高质量的医疗健康数据是训练算法模型的必要基础,而高质量的医疗健康数据离不开医疗领域的人才深度参与。

大数据和人工智能行业对数据共享开放表达了困惑。一是数据共享水平有限,数据量、数据维度、数据精度受限,难以满足神经网络的算法模型训练需求。二是大部分原始数据为非结构化数据,数据的集中化、标准化、智能化程度较差,需经过数据归集、数据清洗、数据脱敏、数据标注等额外环节,导致算法模型训练的耗时过长、成本过高。针对医疗健康数据的标注问题,也是一个一直困扰数据分析与学习工作者的问题。

医疗健康的大数据与人工智能从业者普遍存在对医疗健康理解不深的状况。从根本上讲,医学不是一个纯粹的科学学科,而是一个与疾病学、生命科学、道德伦理、人文关怀、社会法理等多维度复杂因素密切相关的学科。这就使以数学与逻辑为基础的数据科学家们在深入理解医疗健康的应用场景时,面临着重重的困难与困惑,进一步使得纯粹以人工智能为基础的工具与系统,在进入医疗健康的应用场景过程中,面临着极大的困难与阻力。技术与业务之间的巨大鸿沟,在医疗健康行业中显得尤为突出。

以影像辅助诊疗领域为例，针对医学影像的高质量标注需要高水平的医疗工作人员深度参与，而在中国目前医务工作者任务繁重的情况下，想要组织大量有效的医疗专家进行海量的医学影像标注工作有相当大的难度。一般来说，有两种方式完成数据的标注。

第一，寻找有科研论文需求的专业医学专家，针对其选定的研究目标，通常为某一个单一病种，组织人员对本医院的影像进行标注，提供给人工智能公司进行学习，并得出相应的结果、这种情况下由于样本数据量不足（局限于本院，甚至本科室的有限数据）的问题，导致训练效果不理想；目标病种单一或有限（局限在合作专家的科研兴趣），实用性较差。同时，由于项目合作通常是面向科研而并非面向临床，训练出来的系统，想要融入医疗场景、有效辅助从业医生达到辅助诊疗的效果，还存在很大的难度。

第二，人工智能公司会招聘有一定经验的医学专业人员，对收集汇聚的数据集进行标注，以供系统学习。一般而言，很难招聘到比较出色的专业医师，这导致标注的质量难以保证，从而无法保证训练效果。同样，由于无法真正理解医疗健康的业务场景和医生的工作习惯，开发出来的系统同样存在难以融入医疗场景和有效辅助从业医生的难题。

疾病风险预测是备受大数据与人工智能公司青睐的领域。由于其应用场景通常在医疗系统之外，便需要结合大量院外的医疗健康数据，提供给人工智能引擎深度学习。而院外的日常健康数据通常来自健康服务互联网平台、个人随身检测物联网终端，这些数据质量普遍不高，也无法与医疗体系的电子病历与诊疗数据有效融合，导致人工智能系统训练效果低下，无法达到健康保健与辅助诊疗的程度。一般而言，医疗保险、营养品与健康服务等非专业性行业，是这类人工智能公司的服务对象。

同样处于医疗人工智能创新热点的另外一个领域，是基于自然语言处理技术，对病历进行学习分析的医疗知识图谱构建。由于电子病历的书写缺乏标准语言，不同医生在描述用词、判断标准、关注点等方面存在较大差异，导致数据系统的学习效果无法保证，所产生的知识图谱存在着无法解释、无法应用的尴尬。

总体来说，当前的医疗健康大数据市场，普遍以技术驱动的正向创新模式为主。由于缺少必要的医学专家参与，企业缺乏对医疗场景的深入理解，所以研发的系统无法适应医疗场景的实际情况与现有流程，难以对医生形成有效的帮助，进而导致医生更加缺乏深入参与的热情，形成了一个恶性循环的态势，难以产生真正的价值。目前市场上的供应商主要采取免费使用的方式推动系统进入市场，无法产生相应的经济收入，可持续性基本靠投资保证，存在后续乏力、无法长远发展的困境。

二、医疗健康人工智能国际发展现状

全球的业内人士普遍认为，在2020年人工智能将有望在以下领域提高患者就诊体验。

1. 预约、提醒、账单等管理领域　在美国，每年浪费、欺诈及滥用的花费占到健康产业总花费的 3% ~ 10%。在这个领域，采用人工智能来预测并检测此类行为可以有效降低费用，并提高效率 10% ~ 15%。据估算，仅 2019 年，美国市场即有 17 亿美元的市场机会。在重复性高的预约、提醒、重预约、沟通领域，人工智能可有效降低沟通成本。在克里夫今的 Metro Health 系统中，10% ~ 35% 的患者预约后未到诊，给医院带来经济损失。在后台引入人工智能系统之后，通过人工智能分析及人工智能提醒，到诊率大大提高，平均等待预约时间也减少了 30%。

医疗资源管理 Cleveland Clinic 系统利用人工智能管理病床和手术流程，通过统一管理和优化，资源得到充分使用。人工智能引擎通过监控患者流转的全流程，可以在早期预测瓶颈，尽早干预，令医院资源得到最大限度的利用。

2. 合规监控　Bluesight for Controlled Substances 是一个监控医疗用品的系统。通过对医疗用品使用量及员工行为的监控，系统可以有效地鉴别出参与倒买倒卖的医院员工。

患者服药及账单服务。通过人工智能干预，可降低患者用药量，并减少患者花销。Cigna Corp 近期宣布，通过其 Health Connect 360 平台，将向其网络客户提供用药服务，检测患者滥用药物情况或擅自停药情况。同时，Health Connect 360 也将通过自动化健康数据采集，将患者用药情况及身体状态联动分析，从而进一步优化服药量。2019 年，Cigna 向部分客户推出该服务，结果显示这类服务对于糖尿病患者有非常好的效果。

3. 患者-服务配对　St. Joseph Health 利用人工智能技术，有效地为患者选取合适的健康服务提供商，降低了 30% ~ 40% 的服务商空置率。

从被动诊疗向预防性诊疗的转变，智利服务商 Accu Health 利用家庭互联设备监测，将自动化采集数据导入人工智能引擎，可在早期对患者身体状况进行预警。

4. 降低保险成本　人工智能预期在 18 个月内可以为美国保险节省 70 亿美元的支出。奥飞迪（Afiniti）是一家科技公司，通过对商业数据的挖掘，Afiniti 将患者与呼叫中心配对，在患者生活习惯发生变化的时候及时干预，为其客户节省了超过 1.2 亿美元的支出。

5. 医学影像诊断　目前已有大量案例证明人工智能的影像诊断能力不逊于人类医生。在一些高质量数据的场景，人工智能甚至有超越人类医生的表现。市场预期认为，到 2023 年，全美人工智能医学影像诊断市场可达到 20 亿美元。然而，IBM Watson 的一系列诊断失误也让行业内对这个市场的前景持谨慎态度。一些机构开始采用人工智能与人类联合诊断的方式，并达到了 99.5% 的高精确率。

6. 提高沟通效率　目前，全美每年大约有 25 万患者因可避免的医疗事故死亡，而其中大约 80% 的医疗事故源自沟通失误。目前，大量的人工智能公司正在进入这一领域，为院内协同及医生-患者协同提供服务。

7. 干预精神疾病　无论是早期诊断,还是同患者的沟通,人工智能均展示了强大的潜力。例如,在早期诊断儿童抑郁症的研究中,通过对儿童语言模式改变的分析,人工智能不仅可以更精确地诊断儿童抑郁症,并且可以有效地对其进行干预。

与此同时,我们也可以了解到,短期内人工智能对于健康行业的影响是有限的,主要原因有以下几点。

第一,数据来源的匮乏。大量的成功案例往往建立在人工数据标注的基础上,这导致模型只能在实验室环境有小规模成果。在实操中,绝大部分的医疗机构和健康服务机构缺乏应有的数据架构,不仅无法自行建模,甚至无法有效利用已有模型。

第二,个体意义及统计意义的不一致性。目前大量的人工智能算法尚处于实验室阶段,因样本限制,未达到统计意义上的有效性;而对于个体而言,目前算法的真阴性及真阳性均有待提高,之后才能独立运用于诊断场景。

第三,数据的来源对模型的精确性影响很大。例如在北美,大量的模型源自白人数据,当这些模型应用在少数族裔的时候,暴露了其精确性不足的问题。

第四,数据标准化及系统标准化不足。哪怕在北美有主流数据标准的情况下,常见医疗数据的格式仍然高达几百种,而业务系统更是五花八门。这种情况令人工智能的系统整合和部署成为一个难题。

与以上技术限制相比,更困难的部分在于北美医疗系统的复杂性。参与各方的激励机制与资金来源形成于历史原因,很难在短期内改变。而这些行业壁垒将极大地限制人工智能的发展。政府的决策以及法律法规在很大程度上可以影响行业,但是很多更具体的问题,例如数据的最终归属权问题,或许需要最高法院适当地进行裁决。

第四节　关于医疗健康人工智能应用的思考

一、医疗健康人工智能发展的优势与困惑

中国在医疗健康领域的人工智能应用发展有着巨大优势。首先,中国有着庞大的人口基数与医疗健康产业体量。而随着20多年来医疗健康信息化的强力发展,互联网+医疗的不断推进,物联网科技的蓬勃发展,前沿生物科技与精准医学研究的深入,以及公共卫生领域信息化、数字化转型的不断完善,方方面面的发展都在推动庞大的医疗健康数据的产生、积累,这构成了人工智能产业发展的核心数据基础。其次,中国医疗资源分布不均衡。随着人们对健康需求的不断升级,以及人们对疾病、健康、生命科学等领域的深

入研究,以数据分析与机器学习为科技基础的医疗健康数据应用,在推进精准医疗、疾病预测、健康状态监控、公共卫生管理以及分级诊疗的专家知识共享等领域,存在着巨大的市场发展空间。我们也真切地看到,市场在诸多领域不断投入资本、人才。在适当的医疗健康活动场景中,我们也看到了技术给人们工作效率所带来的巨大助力。

与此同时,运用人工智能技术赋能医疗健康产业,我们也存在着诸多的问题和困惑。我们不得不面临以下几大发展瓶颈。

第一,获取有效的数据是一大难题。当前的医疗健康数据,比较高质量的部分基本在各医疗机构中,医院等企业数据共享动力严重不足,导致数据有效流动的壁垒高,数据的获取非常困难。由于信息化建设过程中缺乏整体规划与全景思维,医疗系统内部的信息化蓝图孤岛林立,数据的标准化、信息的完整性与一致性问题严重,数据的可用性差。同时,又缺乏有效的数据质量管控与治理手段,使得目前能够获取的数据的可用性堪忧。通过互联网应用等公开途径获取的数据可用性、专业性都远远不足以支撑人工智能在医疗健康领域的应用。

第二,业务与模型之间的鸿沟难以跨越。医学与数据科学之间的鸿沟巨大,医疗健康专家不具备数据与算法的建模能力,而数据分析师缺乏基本的医学知识而无法建立准确的数据与算法模型。两者之间由于专业的差异、话术的不同,无法实现有效的对话,致使医学知识(医学常识)无法有效地进入数据模型与训练算法中,导致人工智能的训练结果无法真正解决问题。目前常用的数据标注方法,由于无法调动高水平医生的标注积极性,使得合格的数据标注欠缺,已完成的标注水平无法保证高准确度与精准度。

第三,从医学与数据角度看待问题的视角不同。从医学角度看,很多有效的措施并不利于数据的收集、分析与应用。在武汉抗疫的场景中,不同的人群采取的是不同的隔离管理措施:疑似与密切接触者居家或者宾馆隔离,轻症患者在方舱医院管理观察,重症患者在专门的重症隔离病房抢救。这是从医学的角度上决策,能够最大化地起到隔离、救治、防治交叉感染的效果。但是,由于人群的隔离,使得各种检验检测数据产生并存放在不同机构的异构数据集中,在缺乏信息共享联通机制的情况下,对于人群相关数据的分析研究,便会出现很大的困难。另外,在日常的医疗健康活动中,不同的专科医院针对不同的健康问题的诊断与处理,不同时间段针对重症、康复、愈后等情况的分散处理,从医疗角度看都存在合理性,但是都加剧了数据整合的难度。

第四,技术产品融入业务场景有难度。不可否认的是,在各种医疗场景中,人工智能对于辅助诊疗并非真正的刚需。而纯粹以技术功能为基础的人工智能产品(影像的自动判读、基于自然语言的自动问诊等),在应对复杂的医疗健康场景的过程中,难免要面临技术与场景无法匹配的尴尬局面。而在患者数量庞大、医疗资源短缺,医疗人员在既定的医疗流程中争分夺秒的情况下,医生们也无法投入大量的精力去适应、磨合这些全新的技术。人员的培训、新工具的适应过程、系统的不成熟以及伦理、医疗责任等因素，都使得这些以技术为驱动的医疗数据应用，无法在真正的医疗健康场景中迅速形成真正有效的助力。

二、推进医疗健康人工智能发展的途径与政策思考

如何才能让人工智能在医疗健康领域中真正落地应用并产生真正的价值？从基础建设的角度上，我们可以从以下几点进行深入的思考。

（一）人才是基础

跨界融合的学科，需要跨界的人才。如何促进医工结合领域高层次人才的培养，以及如何促进当前的数据从业者与高水平的医疗工作者之间的跨界合作，是一个值得深入研究的课题。

首先是基础教育领域。近些年来，全国的各大院校都不断深化教学改革，推进医工结合的跨学科人才的培养。2019年，清华大学精准医学研究院启动了六大医工结合研究中心，即临床大数据中心、数字医疗与医疗机器人中心、人工心肺中心、智慧健康中心、医学转化影像中心、可穿戴/可植入医疗设备中心，同时，医工结合博士的培养也进入了招生阶段。其他重点高校也都先后成立了相关的医工融合学科，医工结合的高端科研人才的培养，在我国已经形成了一个巨大的洪流。而在另一个角度上，医学人才的数据与工程思维的教育，依然是一个比较薄弱的领域。不难理解，想要促进人工智能等数据应用产品进入到医疗健康的场景中为医护人员赋能，提高诊疗水平，提高医患体验，必须将技术产品融入具体的业务场景。从产业的调查分析过程中我们不难看到，经受过数据与统计训练的年轻的高学历医师们对数据与医疗的融合研究与应用，有着极大的热情与优势。

而如果我们从应用的角度来看待这个问题，让广大的医护人员具备一定的数据与工程思维，是人工智能应用能够落地产生作用的一个必要条件。在以医学从业为目标的专业人才的培养方面，加强数据科学、工程方法理念的普及教育，不断推进医学人才的跨学科素质教育，将为医疗健康领域的数据应用的长远未来奠定极为坚实的基础。而在计算机、数据科学、工程（例如精密仪器）等学科中，培养有针对性地面向医疗健康领域的融合性工程人才，也是我们需要思考的问题。

针对当前从业者群体的继续教育也需要引起重视。当前在医疗健康机构从业的大量专业医护人员，普遍缺乏数据与工程思维，对新型的技术缺乏热情与接受度。而工程人员缺乏基本的医学知识，对医疗健康业务场景的各种关联因素缺乏基本的认知。这是导致技术无法产生实际效果与效益的根本原因之一。而想要解决这个问题，更好地促进人工智能与数据应用在场景中的落地，一方面需要不断推进医疗健康数据思维的科普教育，让广大的医护从业人员对数据科学、前沿技术有一个合理的认知；另一方面，我们也

需要不断思考,如何建立相应的机制与规范要求,向进入医疗健康领域的工程技术、数据科学等专业人才,提供必要的医疗健康与医院管理等领域的基本知识教育,这也是需要引起各层(包括国家政策制定、知识体系梳理、教育机构建设等)重视的一个问题。

(二)数据标准化建设

如何进一步推动医疗健康数据标准化建设,提高数据的可用性,是我们从国家层面需要深入思考的一个问题。提高数据的标准化和模型的完整性迫在眉睫。医疗单位需要摒弃好高骛远的"智能化""互联网+"等概念误导,切实搞好医疗机构内部的流程贯通以及建设好以患者为中心、以病种为主线的多维数据互联、建模与分析平台。很大程度上,数据仓库与院内综合数据分析平台的建设,会有效地促进数据可用性的建设。在数据标准化建设的前提下,进一步规范医疗信息化、医疗机构互联互通、互联网+医疗及各级数据中心与开放数据服务平台的基础建设,才能更加有效地让人工智能、大数据等技术在医疗健康领域发挥积极的促进作用。

人工智能离不开高质量的数据集,不管是从训练模型能力,还是验证训练结果,都需要高质量的标准数据集。前国家卫健委已经开始在这一领域努力,但是过程之艰难,也完全超出我们的想象。是否能够将这一实践从科限的组织机构的努力,有效地扩展到更多力量的参与,就需要有一个从国家层面的整体规划、统一管理、组织多方力量进行攻关的基本策略。

(三)技术与场景融合

不管是技术驱动的正向创新,还是医疗需求拉动的逆向创新,最终都需要达到技术与应用场景合理融合,才能使得技术产品的落地产生价值,根据对大量产业案例的分析不难发现:以医疗场景需求驱动的技术变单更容易融入医疗场景,产生真正的价值,而纯粹的科学技术驱动的人工智能技术研究与产品研发,更容易对有科研论文需求的人产生吸引力,合作的项目经常陷入技术与产品无法适用于诊疗活动的尴尬境地。我们也不得不面对的另外一个现实是,以医疗为主导的人工智能数据应用研发,尽管很多情况下能够在医疗场景中产生一定的应用效果,但是,由于各个医疗机构需求的独特性,甚至是主导医疗专家需求的个性化,使得产品难以带来合理的经济效益,项目无法形成有效的商业模式,创新无以为继。

为了解决这个问题,应以国家为主导方,创建科研塑的医疗机构,针对有普适价值的医学领域,坚持以医疗实践为主导、以工程与数据科学为辅助,进行跨学科的数据建模与工程项目研究,并进一步推动可复用技术工具的定向研发,有效促进以数据为核心的人工智能应用的健康发展。

(袁　方　任海玲)

第六章　人工智能在疫情中的应用

第一节　疫情下的智能全科临床辅助诊断系统

一、背景

当前,新型冠状病毒感染疫情仍在继续,并可能长期存在。患者到大医院就诊存在交叉感染和不便等问题,急需能进行全科临床诊断的"基层首诊",而非仅仅是新型冠状病毒感染筛查。这个问题是我国"分级诊疗"制度建设的重要内容。新型冠状病毒感染疫情的出现更加凸显了基层全科临床诊断的重要性和紧迫性。

"基层首诊"的主要任务之一是就近和早期诊治疾病,减少患者到大医院就诊的交叉感染风险、高成本和不方便。这一任务主要包括4个部分。

(1)形成患者个体动态优化排序的临床检查路径,尽可能正确完备地掌握患者病情信息,包括问诊(例如患者可以回答的各种症状和风险因素)、查体(例如体温、血压、心跳、外观、听诊、反应、气味等)、简单设备检查(例如各种常规实验室检查和心电图、B超、X射线等影像学检查)、复杂设备检查(例如抗体、CT、MRI、PET、细胞培养等)。其中本地或附近能做的检查则查之,不能做的检查也应知道其对于诊病的重要程度和已做检查所掌握信息的完备程度。

(2)基于所收集到的信息对患者所患疾病做出正确的诊断,即推断可能疾病疑似度,包括单一疾病和多重疾病、常见病和非常见病。

(3)对于能够在本地治疗的疾病,采取正确的治疗措施(例如开药、打针、医嘱和简单手术),否则转诊。

(4)撰写患者的规范化病历。

其中(1)是基础,因为若不能精准掌握患者病情信息,就难以避免漏诊误诊。其中的基层专业检查可随着国家推进第三方检测中心建设的进展而逐步解决。(2)是关键,是

"基层首诊"要解决的主要问题,不能出现较多的漏诊误诊。特别是对非常见病的诊断,因为非常见病尽管患者不多,但容易漏诊误诊。而一旦误诊漏诊,就会对患者及其家庭造成重大损失,导致因病致贫和因病返贫。

上述(1)和(2)共同为基层医生决定是否转诊提供依据,是"基层首诊"的要义所在。(1)和(2)完成不好,"分级诊疗"中的"转诊""分治"和"联动"就失去了基础。(3)是实施早期治疗,实现医疗资源下沉,方便患者,降低医疗费用,是"分级诊疗"的应有之义。(4)是记录患者病情,为进一步诊病和检查诊疗质量提供依据,也为政府决策提供可信的统计信息,必须真实、详尽和规范,但这要花费医生大量的时间和精力。

为解决上述问题,"AI+医疗"(或"医疗+AI")作为主要的技术手段受到国家高度关注。其着眼点在于通过"AI+医疗"赋能现有基层医生,提高其诊断水平。2018年4月,国务院办公厅发布《关于促进"互联网+医疗健康"发展的意见》。2020年,财政部和卫生健康委员会又推出了"医疗卫生机构能力建设(家庭医生临床服务能力建设)试点项目",用一个多亿资金开发和试点使用人工智能临床辅助决策系统,延伸优质医疗资源到基层医疗卫生机构。但迄今为止,少有令人满意的AI解决方案。

当前做"AI+医疗"的单位众多,但几乎都基于大数据机器学习,没有充分融入医学专业知识,多数仅用于医学影像识别和特定疾病(如眼底黄斑、肺结节、乳腺癌)的筛查,或流为导医之类的浅层之作,并不能解决"基层首诊"全科看病问题,或仅在其测试集上有较高的正确率,在基层应用时正确率显著下降(样本空间变了),尤其不能正确诊断非常见病(这恰好是漏诊误诊的重灾区),更无可解释性,而可解释性是辅助诊断所必需的。

大数据机器学习模型在医学影像识别和声音识别领域取得了不少成功,这是因为这些数据相对规范、边界相对封闭、不同应用场景的差异性相对较小。但对于基层最需要的全科疾病诊断来说,变量多、维度高、边界开放、差异性大、难度大。具体体现为:①高质量(记载翔实规范、诊断正确)的医学大数据(例如著名三甲医院的临床病历数据)获取困难。②数据加工困难,包括去隐私和脱密。首先要筛查质量不高的病历;其次要结构化病历,因为病历几乎都是用自然语言写成的,必须从不同表达的自然语言中辨识和提取实质相同的实体(各种临床变量,如疾病、风险因素、症状、体征、实验室检查和影像学检查等)。加工过程要么采用专业人工,但成本太高;要么采用专业的自然语言智能识别,但准确性堪忧。这部分是大数据人工智能耗资最大的部分。③用数据训练出来的模型(主要是深度神经网络)泛化能力差。因为数据集通常来自著名三甲医院,但应用场景通常是基层医院或诊所,训练和测试数据中的病情信息与基层医生的病情信息有很大不同,加之检查条件差别大,表达方式也不同(例如发热和发烧、体温正常和不发烧),即样本空间显著不同,导致诊断正确率大幅降低。④机器学习模型本身存在拟合不足或过拟合问题。⑤训练模型缺乏可解释性(黑箱问题)。⑥非常见病由于数据量相对少,在拟合过程中存在被边缘化的问题,而非常见病的正确诊断恰好是基层最需要的。⑦缺乏如何正确搜集病情的动态和个性化的临床检查路径(病历中无路径记载或差异很大)。权威机构颁布的临床指南路径通常只体现最广泛的共识,但患者情况千差万别,指南中静态的路径不能体现患者的个体和动态特性以及就诊条件的差异,因而实用性不强,难以照搬。

2011 年图灵奖得主、美国 UCLA 大学教授 Judea Pearl 在其新著 *The Book of Why* 中系统批判了基于大数据机器学习的技术路线,指出:机器学习不过是在拟合数据和概率分布曲线。变量的内在因果关系不仅没有被重视,反而被刻意忽略和简化。如果要真正解决科学问题,甚至开发具有真正意义智能的机器,因果关系是必然要迈过的一道坎。2019 年度中国"吴文俊人工智能最高成就奖"获得者、清华大学人工智能研究院院长张钱院士在 2019 年 5 月接受《经济观察报》采访时指出:"AI 奇迹短期难再现,深度学习潜力已近天花板",并提出了构建新一代人工智能的构想,目前已纳入科技部重大专项计划。谭铁牛院士在 2018 年中国科学院院士大会报告中也指出深度学习存在六大技术瓶颈:数据瓶颈、泛化瓶颈、能耗瓶颈、语义鸿沟瓶颈、可解释性瓶颈、可靠性瓶颈,并指出"大数据≠人工智能"。

当前流行的知识图谱(KG)也难以代表知识,因为 KG 是基于数据统计产生的,图中的变量关系仅为相关关系,未必是因果关系。例如我们都知道吸烟导致肺癌,但吸烟的人往往也喜欢饮酒。因此肺癌、吸烟史和饮酒史常出现在同一份病历中。按照大数据模型,很容易在 KG 中建立饮酒史和肺癌之间的相关关系。然而饮酒与肺癌并无因果关系。

以 Judea Pearl(朱迪亚·珀尔)为代表的许多学者认为,只有因果关系才能真正表达知识并解决实际问题,为此提出了因果贝叶斯网络(CBN)模型。但 CBN(也包括非因果的贝叶斯网络 BN)的条件概率表(CPT)涉及父变量的状态组合,导致条件概率参数众多,且须归一,无法人工给定。通过数据学习产生的 CBN 对数据反映变量独立性和相关性的精度要求高,且所得 CBN 并不唯一,需要用奥卡姆剃刀(最简化)和稳定性等经验原则来取舍,与领域专家的知识结构未必一致。在数学定义上,CBN 和 BN 不允许出现逻辑循环,且计算复杂度高。故迄今 CBN 或 BN 应用有限。

传统的基于规则的专家系统不能严谨处理不确定性,且规则一旦较多,就可能产生重复、冲突和循环,难以合理解决全科临床诊断问题。

医学影像识别问题已有很多文献,且不同的问题方法各异,在本书其他章节有大量介绍。本章仅重点介绍我国原创的全科临床辅助诊断系统——动态不确定因果图(DUCG)。

二、DUCG 理论

DUCG 属于新一代 AI 理论模型,采用全图型直观显示表达和与之匹配的推理算法,既表达和利用了第一代 AI 所采用的领域专家因果知识,又充分表达和计算了知识中广泛存在的不确定性(第二代 AI 的重要特征),并具有强可解释性和泛化能力(新一代 AI 的重要特征)。由于其建模不依赖大数据,因此不存在大数据机器学习中存在的上述问题。

DUCG 的核心思想是创新性地将单一的直接原因(父事件)与直接结果(子事件)之间的任何不确定因果作用机制表达为虚拟随机作用事件,这些事件的发生概率和父子间的因果关系强度表达了因果关系的不确定性,并自动满足同一变量不同状态的概率归一性。不同父事件变量对同一子事件变量之间的关系在单赋值情况下(以下简称 S-DUCG,子变量只有一个状态的原因被表达,另一个状态为其补集)是"逻辑或"关系;在多赋值情况下(以下简称 M-DUCG,无上述 S-DUCG 限制)是"权重逻辑或"关系。两者可以同时出现在同一系统的不同父子模块中,统称 DUCG。S-DUCG 严格满足现有概率论。M-DUCG 满足新建立的"权重集合论"(在集合论基础上增加事件权重而构建的一种新的数学理论,满足结合律、交换律、分配律、幂等律、迪摩根定律等,是对概率论的扩展)。对更复杂的逻辑关系,DUCG 采用逻辑门中的逻辑表达式来显示表达。最复杂的全组合逻辑门可以表达任意逻辑组合关系,与 CBN 或 BN 中的 CPT 等价。所不同的是 DUCG 允许静态逻辑循环(已经给出了具体实例、统计数据和求解方法)。因此,CBN 或 BN 可看成是 DUCG 的一个特例。但实践中,逻辑组合通常比较简单,复杂逻辑关系只是偶尔出现,目前尚未遇到必须用全组合逻辑关系表达知识的情况(换句话说,CPT 把现实中的简单问题复杂化了)。通过引入权重虚拟随机作用事件,DUCG 成功解耦了父变量的状态组合,并在 DUCG 推理中的概率计算之前引入了逻辑运算,包括基于已知证据应用 DUCG 化简规则把当前不可能存在的因果关系和变量去掉,从而对 DUCG 图进行化简,大幅降低具体问题的规模和复杂度;运用矛盾律对因果静态逻辑循环进行解环;提出了基于已知局部(父子)因果关系构建全局因果关系(包括静态或稳态逻辑循环结构)并用局部样本数据求全局联合概率分布的 DUCG 方法;基于 DUCG 的自动归一化定理,引申出了 DUCG 因果链的自我依赖性,利用这一特性进行因果关系矩阵的不完备表达和精确计算,使实际应用中的建模和参数选取及逻辑运算更加简单,并可采用模块化建模和计算机自动合成方式对大型复杂问题建模,使得模型的修改更新或进化非常容易。此外还引入了条件不确定因果关系及其算法、连续变量离散化算法、不确定证据实时建模及其算法(纠正了此前 Judea Pearl 的错误算法)等。

针对工业系统中存在的动态负反馈和静态逻辑循环难题,提出了立体 DUCG 方法,可基于原始 DUCG 和实时收到的证据,现场动态生长出反映当前实际动态因果关系的立体 DUCG(增加了时间维度),并且因果关系穿越时间片的层数不受限制(不受一阶马尔科夫独立性假设限制)、时间片间隔不固定(根据收到新证据的时长自动确定),提出了新增时间片后以前生成的立体 DUCG 的回溯重构方法、立体 DUCG 的概率递归算法以及实际应用中可能出现的带故障运行(有的故障不影响系统继续运行)情况下诊断新故障的方法。

针对临床诊断问题,DUCG 中进一步提出了"推荐检测"算法以解决证据获取中的临床路径个体优化问题(可大大提高诊断精准度和节省检查费用);提出了检测完备度的概念和算法以解决信息获取完备程度的度量和计算;提出了证据关注度的概念和算法以解决孤立证据纳入推理计算;提出了金标准证据(含确信度)、组合证据(反向逻辑门)等概念和算法;提出了风险因素在 DUCG 中的表达方式和计算方法;提出了疾病危险度、检测代价等概念和算法。这些概念和算法的引入使 DUCG 更加符合临床诊断的理论和实际。

从数学上看,DUCG 是一套基础理论可用联合概率分布的数学语言描述的、同时又引入了很多解决现实问题的概念和算法的严谨的理论体系。

从工程角度看,DUCG 的递归算法和并行算法大幅度提高了计算的时效性(绝大多数推理计算在普通计算机上 1 秒内完成);DUCG 主要的计算公式都是分子除以分母,不确定性参数取值只具有相对意义,从而可以不通过收集样本数据进行参数学习来获取参数(尽管 DUCG 的参数学习方法已经建立),而只需由领域专家根据经验和简单统计给出参数值,在参数的相对值无显著变化的情况下,推理计算结果也无显著变化。这归因于 DUCG 实现了将因果关系的结构和参数解耦(其他模型的结构和参数往往是耦合在一起的)。

三、云上 DUCG 全科临床辅助诊断系统的特点

(1)以患者为中心,围绕主诉症状构建小全科专家知识库进行全科诊断,免除患者挂错号的烦恼。已完成 41 个主诉知识库[关节痛、呼吸困难(含新型冠状病毒感染诊断)、呕血、鼻塞、鼻出血、咳嗽与咳痰(含新型冠状病毒感染诊断)、腹痛、腹泻、便血、恶心与呕吐、发热(含新型冠状病毒感染诊断)、咯血、下尿路症状(肉眼血尿、尿频、尿急、尿痛、漏尿、多尿、排尿困难)胸痛、黄疸、贫血、水肿、肥胖、消瘦、发甜、咽痛、淋巴结大、心悸、儿童发热、4 个妇科相关主诉、头晕、头痛、皮疹、吞咽困难、便秘、颈腰背痛、四肢麻木]。每个知识库含几十个到一百多个疾病的构建、内测和第三方验证,并已上线运行。

(2)具有强可解释性,不但能诊断疾病,而且给出图形和文字解释,边诊断边教学,符合辅助诊断要求,可显著减轻基层医生的学习困难。

(3)无须向病历学习,不因应用场景变化而降低诊断正确率,不涉及患者隐私。

(4)诊断正确率95%以上,且经过第三方多家三甲医院高质量病历验证(正确率测试报告由医院盖章)。

(5)不但能诊断常见病,而且能诊断非常见病。在第三方验证中,将相关主诉病历按

库中疾病分类,每类随机抽取等量病历验证,病历不足的全部纳入验证,然后统计正确率,能有效验证 DUCG 诊断非常见病的能力。

（6）几乎不需要撰写文字,只需鼠标点击输入可选的风险因素、症状、体征、实验室检查和影像学检查结果,支持模糊证据精确计算,一键诊断,一键查阅治疗指南,一键生成符合卫生健康委员会规定的电子病历,大幅减轻医生的工作量,并能保证病历质量和表述统一规范。

（7）由于 DUCG 是完全透明的模型,其修改更新依靠建库专家。即每一项新的知识或确认为错误的知识或参数可很方便地在 DUCG 云平台上通过修改模块而更新,更新的知识不会干扰其他知识,易于维护改进。

（8）占用资源少(仅需简易终端和普通云服务器)、计算效率高、能耗低(通常一次推理不到 1 秒)、适用面广(任何能上网的地方都可用,当然也能在医疗专网内用),与医院信息系统(以下简称 HIS 系统)对接并通过 HIS 与其他系统(LIS、PACS、转诊等系统)对接,不干扰医疗机构现有流程。

（9）能及时响应疾病谱的变化和新疾病的出现,包括新检查手段的出现。2020 年春节前暴发新型冠状病毒感染,DUCG 团队放弃休假,基于卫生健康委员会发布的第五版临床指南,在三位临床专家协助下,一天时间就在咳嗽与咳痰主诉库中加入了新型冠状病毒感染模块,与原有的数十个疾病模块合成为咳嗽与咳痰主诉库,进行多个疾病的鉴别诊断,新型冠状病毒感染病历验证正确率 100%,其他疾病也重新进行了验证,以确保未影响其他疾病的诊断正确率。现已及时投入使用。

第二节　新型冠状病毒感染智能影像辅助分析技术

根据国家卫生健康委员会 2020 年 2 月 4 日发布的《新型冠状病毒感染的肺炎诊疗方案(试行第五版)》,肺部 CT 影像是新型冠状病毒感染临床确诊的参考依据之一,在疫情严重期间,更是作为湖北地区临床诊断的一个"金标准"予以使用。借助先进的医学影像辅助诊断系统进行影像处理,对于加快疫情的检测诊断具有重要现实意义。

一、医学影像辅助诊断概述

医学影像是指为了医疗或医学研究,对人体或人体某部分,以非侵入方式取得内部组织影像的技术与处理过程。它包含以下两个相对独立的研究方向:医学成像系统和医学图像处理。其中的医学图像处理是指对已经获得的影像做进一步的处理,目的是使原来不够清晰的图像复原,或者是为了突出图像中的某些特征信息。专业医生正是利用这种方式完成对患者病灶区的直观展示和诊断,早期对于医学图像的处理是由专业医生利用人工标注的手段完成的,在人工处理这些医学影像的过程中,可能由于工作经验不足、工作量大等原因造成不必要的漏诊,不论对医生还是患者都会带来极其不利的影响。除了漏诊,假阳性过多同样也会造成过度医疗,不但给医生带来巨大的工作压力,而且会给患者带来恐慌心理,对后续的治疗、观察、随访造成影响。

随着计算机智能化的普及,以计算机进行医学影像的辅助诊断可以有效地减少人工处理造成的问题,同时计算机能够迅速给出辅助建议,大大减轻医生的工作量:医生只需经过短时间的培训及适应,就能依靠计算机智能化处理技术快速得出诊断意见。为了更好地完成辅助工作,提高医生的工作效率,医学影像辅助技术也经历了以下3个发展阶段。

第一是简单的影像处理阶段,该阶段由于医学成像系统相对落后,成像效果会受到遮挡、光照等问题的影响,无法直观反映出想要的成像内容,因此需要计算机辅助完成简单的图像处理使目标内容更加直观,此时典型的技术是滤波器,应用滤波器可以完成图像的平滑、锐化、归一化等操作,比如利用高通滤波和锐化骨折影像增强。滤波器能够有效地更改或增强图像。通过滤波,可以强调一些特征或者去除图像中一些不需要的部分。但是滤波器的操作较为粗糙,有助于简单目标的辅助处理,但是对于复杂目标由于滤波器只能对数值范围的像素进行统一处理,无法以目标为单位,因此辅助效果较差。

第二是传统机器学习处理阶段,该阶段随着硬件发展的突飞猛进,医学成像技术也有了长足的发展,包括MR、CT等硬件的发展。这些成像技术能够让医生得到更好的影像,这样的影像使得病灶区域的清晰成像已成为现实,而医学影像在疾病判别中也发挥着越来越重要的作用。计算机借助优质的医学影像发展出诸多影像分析技术来进行辅助诊断,包括影像分类、病灶区域目标识别、病灶区域目标分割等。同时借助复杂数学工具等技术,可以对医学影像进行重建、分析与处理,从而能够更好地完成医学影像辅助处理工作。本阶段较为典型的辅助诊断技术是以SVM为代表的机器学习算法。这类算法的目的就是通过机器搭建的模型完成对影像中目标的识别判定。由于模型中包含了目标可能的特征,因此能够快速准确地完成影像处理的辅助工作,但是这类算法在搭建模型的过程中需要引入专家系统进行特征抽取以便在此基础上优化模型,因此仍然没有减轻影像分析医生对影像特征描述的工作。同时由于模型较为依赖人工特征,因此对于辅助的结果不够精确。

第三是深度学习处理阶段,为了进一步减轻医生的工作压力,实现真正的计算机辅助诊断,深度学习的方法被引入了影像辅助处理模型的搭建中。深度学习模型能够从医学图像大数据中自动学习提取隐含的疾病诊断特征,已成为近几年医学影像辅助系统研究的热点。利用深度学习完成影像处理的典型模型是卷积神经网络模型,以卷积神经网络为基础的图像分类模型,如 VGGNet、InceptionNet、ResNet 等模型能够有效借助医学影像辅助诊断人体内是否有病灶,并对病灶的轻重程度进行量化分级,自动识别图像中的病灶区域和正常组织器。以卷积神经网络为基础的目标检测与识别模型,如 YOLO、Faster R-CNN 等模型能够辅助医生精度定位病灶区域。而以卷积神经网络为基础的图像分割模型,如 U-Net、FCN 等模型能够有效获取感兴趣的目标区域及其轮廓特征,辅助完成临床手术图像导航和图像引导肿瘤放疗。

由于医学影像本身是一门极为复杂的学科,而且很多疾病在影像上的特点非常复杂,它们出现的位置、大小、形状个体差异很大,因此计算机的辅助诊断涉及的算法或模型对异常病灶区检测、识别和分割充满了挑战。在应用深度学习进行医学影像分析时,获取大规模的学习训练样本数据集非常困难,特别是病灶样本数据集,因为其变化很大且需要临床专家标注,这都给医学影像辅助技术的发展带来了困难,但是随着影像数据的共享、医疗资源的开放,医学影像辅助技术会不断地向前发展。

二、新型冠状病毒感染病灶区域识别和检测系统

肺部 CT 影像是诊断新型冠状病毒感染的重要参考依据。根据国家卫生健康委员会的《新型冠状病毒感染的肺炎诊疗方案》,肺部 CT 影像是新型冠状病毒感染临床确诊的参考依据之一,在疫情严重期间,更是作为湖北地区临床诊断的一个"金标准"予以使用。然而,由于患者数量多、肺内病灶多、进展变化快、短时间内需要多次复查等问题,影像医生的精准诊断、量化分析面临巨大的挑战。因此,借助先进的医学影像辅助诊断系统进行影像处理,对于加快疫情的检测诊断具有重要现实意义。同时人工智能技术快速落地支撑抗击新型冠状病毒感染的实践,也为后期类似突发疫情提供了重要经验和参考。

在疫情防控期间,国内各大科研机构与医院开展密切合作,推出了许多优秀的辅助诊断系统。这些系统着力于解决肺炎筛查、新型冠状病毒感染特征分析、感染影像处理流程改进等问题,从不同方面提升了诊断效率,减轻了医生诊断的繁重负荷。目前现有的应用于新型冠状病毒感染的医学辅助诊断系统可以大致分为病灶区域的识别和检测,以及病灶区域的分割两类系统,系统发展过程如图 6-1 所示。

病灶识别类系统主要基于目标检测模型进行系统的构建。目标检测的效果就是根据医学图像找到相应病灶的位置,用圆圈或者方框进行标示,虽然无法实现病灶的精准识别,但其能够快速有效地提供疑似区域供医生参考,极大地提高了医生的工作效率。

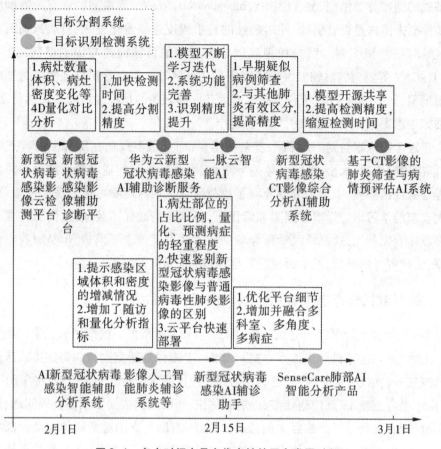

图6-1 各个时间点具有代表性的平台发展过程

（一）影像人工智能肺炎辅诊系统

影像人工智能肺炎辅诊系统由北京推想科技有限公司基于武汉同济医院的真实病例进行模型训练，与同济医院医生合作研发。该系统由快速筛查及提示功能、精准辅助诊断功能、全自动智能病情及疗效评估功能3个部分组成。通过处理患者胸部CT影像，辅助医生评估患者情况。对于疑似病例，系统会用红字给出"疑似肺炎"的提示，医生可进一步诊断，及时决定是否采取隔离或治疗措施。

2020年2月9日，该系统的第二版已完成更新升级，在第一版肺炎识别和测量的基础上，增加CT影像前后对比功能。如果患者在治疗期间进行了多次检查，系统会自动进行前后对比，精确提示感染区域体积和密度的增减情况，帮助医生及时了解病情以便给予治疗。目前系统测试数据的敏感率在95%左右，因为样本量较小，需要积累一段时间，达到并保持在95%～98%的水平。

该系统提出的对患者进行多次检查的影像进行前后对比是十分必要的，同一时间内出现的由广州柏视医疗科技有限公司研制的新型冠状病毒感染 AI 辅助系统及由数坤(北京)网络科技有限公司研制的新型冠状病毒感染影像 AI 辅助诊断系统,为了应对此次新型冠状病毒感染疫情,这两个系统同样对于影像的处理增加了随访和量化分析指标,并帮助医生完成对同一患者各时期历史影像的对比提供可视化的评估参考。由此表明影像对比能够减少漏诊和误诊。

影像人工智能肺炎辅诊系统经过测试,能够达到 300 幅胸片仅需 10 秒即可处理完成的效果,辅助诊断、量化评估新型冠状病毒感染疑似病例,大幅提高了诊断效率。

(二)新型冠状病毒感染 AI 辅诊助手

达摩院联合阿里云针对新型冠状病毒感染临床诊断研发了一套全新的 AI 诊断技术,2020 年2 月15 日新型冠状病毒感染 AI 辅诊助手上线,可在 20 秒内对疑似案例的 CT 影像进行判读,区分新型冠状病毒感染、普通病毒性肺炎及健康的影像,根据纹理特征计算疑似新型冠状病毒感染的概率,并直接算出病灶部位占比,分析结果准确率达到 96%。此外,这套技术还将计算病灶部位的占比比例,量化、预测病症的轻重程度,大幅度提升诊断效率,为患者的治疗争取宝贵时间。尤其对未接诊过新型冠状病毒感染病例或低年资医生,可提供有效的诊断鉴别提示。阿里云方面表示,通过 NLP 自然语言处理回顾性数据,使用卷积神经网络训练 CT 影像的识别网络,AI 可以快速鉴别新型冠状病毒感染影像与普通病毒性肺炎影像的区别,最终识别准确率达 96%。

该系统能够对病灶的轻重程度进行预测,可以帮助医生对诊断及时做出调整,提高患者治疗效率。系统在提高疑似病灶检测准确度的同时,进一步强调了新型冠状病毒感染与普通肺炎的影像区别。而由点内(上海)生物科技有限公司研制的肺部 AI 辅助诊断系统同样提出对新型冠状病毒感染筛查进行了专门的强化,针对早期炎症做出快速准确的检测,由此可以快速对无症状感染者和早期患者鉴别和排查,提高新型冠状病毒感染的检出率,有助于疫情的精准防控。

该系统由阿里云搭载,能够实现系统的快速部署和应用,能够有效、准确,及时地完成对病患的辅助诊断,提高工作效率,为抗击疫情提供有效支撑。

这样的平台搭载方式能够快速应对疫情的突发状况,由东软医疗系统股份有限公司与广州医科大学附属第一医院联合设立"国家呼吸系统疾病临床医学研究中心呼吸影像大数据与人工智能应用联合实验室"研制的"火眼 AI"新型冠状病毒感染智能辅助筛查系统同样考虑到了平台搭载的优势,因此将他们研制的系统搭载在东软医疗 NeuMiva 智能医学影像云平台上,能够应对各个地区的实际应用需求。

综上所述,新型冠状病毒感染病灶区域识别和检测类系统能够有效地对病灶区域进行标注识别,完成病例筛查。为了应对新型冠状病毒感染疫情的突然暴发,早期的研究者在数据资源不充分的情况下,提出了功能精简且能够快速用于病灶的识别检测平台,从而减少医生的诊断时间。随着许多专业人员对于新型冠状病毒感染的深入了解和分析,各大平台积极调整解决方案,提高了系统对新型冠状病毒感染病灶区域的检测精度,优化了平台细节,使随后出现的平台能够更加精准地完成辅助检测工作。

三、主要技术与亮点

本次疫情对于各行业的挑战是前所未见的,各行业全情投入为抗疫积极做出贡献。计算机相关领域也希望借助全新的技术来应对这次挑战。随着计算机硬件和神经网络、机器学习、大数据等技术的发展,特别是 GPU 并行计算技术的广泛应用,使得以深度学习为基础的医学影像辅助诊断技术变得更加快速、实用、有效。

应用于本次疫情的深度学习模型也经历了由简单到复杂的演变,早期模型相对简单,是为了尽可能快速地完成对病症的筛查,因此希望模型能够对疑似病患的健康状况做出简单的分类区分,而随着研究者对疫情了解的加深,这些模型也被要求能够对病灶区域进行精确的识别,从而满足精准抗"疫"的目标。同样,搭载这些模型的平台的功能也逐步完善,尽可能便捷高效地完成辅助诊断的任务。下文将对本次疫情中被提到的能够有效地应用于影像辅助诊断的具有代表性的模型进行详细的技术分析和总结。

(一)用于新型冠状病毒感染分类的深度学习模型

该类模型主要完成的任务是对新型冠状病毒感染患者的影像与健康的影像进行简单的分类,这是由于在新型冠状病毒感染发生初期人们对病灶特征的研究不充分,有效的影像数据量相对较少,因此需要利用这类模型迅速获取疑似病例。虽然简单的分类工作无法精确地获取病灶的信息,但是能够为病情的初筛提供有效的辅助信息,节省医生的工作时间。

1. 利用 ResNet 网络对新型冠状病毒感染感染患者的胸部 X 射线评估的诊断评估

微生物感染是引起肺炎的重要原因,其中包括细菌、病毒和真菌。由病毒引起的肺炎的分化,尤其是放射影像学上的新型冠状病毒感染的分化是一项非常艰巨的任务,需要在放射学领域拥有丰富的经验和强大的能力。开发基于计算机视觉的程序以检测肺部放射图像上与新型冠状病毒感染相关的放射学特征是一个非常有用的工具,可帮助专业人员对抗影响整个世界的致死病原体。Rosebrock 的研究评估了基于计算机视觉的系统对感染新型冠状病毒感染的患者肺部放射学变化的识别的有用性和诊断准确性。

在此研究中,一共评估了 278 张胸部 X 射线图像,这些图像是从蒙特利尔大学和国立卫生研究院提供的公共存储库中获得的。胸部 X 射线的数字图像分为三组:第一组包括没有放射学异常的 93 张胸部 X 射线数字图像,该组被标记为正常;第二组由 96 张具有肺炎放射学特征的胸部 X 射线数字图像组成,这些患者由于非新型冠状病毒感染感染的原因而发展为肺炎,该组被标记为肺炎;第三组包含诊断为新型冠状病毒感染感染的患者的胸部 X 射线片的 89 张数字图像,并将其标记为新型冠状病毒感染。为了评估所有 3 组胸部 X 射线的数字图像,计划采用 ResNet-50 卷积神经网络体系结构。由于数据集有限,使用了迁移学习方法,并使用 ImageNet 数据对模型进行了预训练。可用的 X 射线数据集分为两类,包括训练集(占总数据集的 80%,即 223 张图像)和测试集(占总数据集的 20%,即 55 张图像)。训练集进一步分为 192 幅图像进行训练和 31 幅图像进行验证。为了避免过度拟合,模型采用了多种增强技术以及 0.5 的 Dropout。在将所有图像送入网络之前,将所有图像调整为 224×224 像素。

使用经过预训练的 ResNet-50 体系结构来诊断肺部 X 射线图像上的新型冠状病毒感染感染病例。数据分析表明,基于计算机视觉的程序可实现 98.18% 的诊断准确度,F1 评分为 98.19%。

在卷积神经网络中,为了提高网络的性能,通常通过增加网络的宽度和深度的方法对网络进行优化。为了解决深层网络梯度下降和梯度爆炸等问题,Kaiming He 等人提出了残差网络(ResNet)。在残差网络中通过短路机制添加了残差单元用于训练更深的神经网络,残差单元如图 6-2 所示。

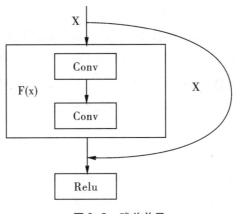

图 6-2　残差单元

ResNet-50 模型由 5 个阶段组成,每个阶段都有一个卷积和恒等块。每个卷积块有 3 个卷积层,每个单位块也有 3 个卷积层。ResNet-50 有超过 2 300 万个可训练参数。ResNet-50 模型如图 6-3 所示。

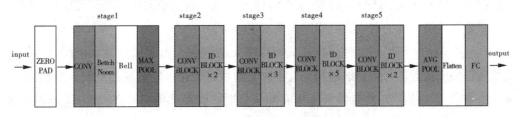

图 6-3　ResNet-50 模型

由于本次新型冠状病毒感染与其他类型肺炎在影像特征上有一定相似度,因此要求模型能够充分提取病灶特征。由于残差网络在特征提取中能够同时兼顾浅层特征和深层的优势,已成为应用于新型冠状病毒感染特征提取的首选模型之一。而后续研究也将该模型应用于新型冠状病毒感染患者的 CT 影像之中。

2. 基于 ResNet 的胸部 CT 扫描影像识别新型冠状病毒感染　基于冠状病毒特异性核酸的 RT-PCR 的检测被认为是诊断新型冠状病毒感染的标准方法。然而,基于从上呼吸道收集的样品的核酸检测的阳性率令人不满意。在对大量样本的调查中,在发病后 0～7 天,根据咽拭子样本得出的阳性率为重度病例和轻度病例的比例分别为 60.0% 和 61.3%,而重度病例和轻度病例的咽拭子阳性率降至 50.0% 和 29.6%,由于无法令人满意的核酸检测阳性率和大量无症状患者的出现,需要应用其他有效的方法来进行新冠检测。实际上,通过 CT 扫描检测感染患者具有一些显著优势。根据 AiT 等人的报告,疑似新冠患者的胸部 CT 成像阳性率为 88%,优于 RT-PCR 检测的 59%。

AiT 等人将 ResNet-50 模型应用于 CT 影像检测中。针对以下 5 种类别:新型冠状病毒感染、非新型冠状病毒感染、细菌性肺炎、肺结核及正常肺进行分类。训练集和验证集来自武汉金银潭医院,测试集来自厦门大学中山医院和厦门第五医院。在验证数据集上得到模型识别正常肺、新型冠状病毒感染、非新型冠状病毒感染、细菌性肺炎和肺结核的准确度分别为 99.4%、98.8%、98.5%、98.3% 和 98.6%。对于测试数据集,识别新型冠状病毒感染的准确性、敏感性、特异性、PPV 和 NPV 分别为 98.8%、98.2%、98.9%、94.5% 和 99.7%。这一结果有效地证明卷积神经网络模型能够辅助医生完成早期筛查诊断。

由于新型冠状病毒感染疫情暴发的突发性,使得一些地区医疗资源相对匮乏,尽管对患者的早期辅助筛查有一定的效果,但是后续对病灶大小、严重程度的分析同样需要花费专业医生的大量时间。因此,为了进一步减轻医生的工作压力,提高辅助模型的工作效率,研究者提出了相关的目标识别检测模型,帮助医生完成对病灶的简单定位和尺寸描述。

(二)用于新型冠状病毒感染病灶区域识别检测的深度学习模型

深度学习模型用于目标识别和检测的有 Faster R-CNN 模型、YOLO 模型、SSD 模型等,这些模型中一步法 YOLO 系列模型对目标的快速准确定位的优点被广泛应用。对新型冠状病毒感染影像的病灶识别能够提供有效的帮助。

1. 利用 YOLO 模型完成对新型冠状病毒感染的识别　由于病毒性肺炎患者与新型冠状病毒感染患者进行早期诊断和分离将改变预后并优化医疗资源的分配。然而,除了症状重叠和实验异常外,病毒性肺炎患者和新型冠状病毒感染患者在胸部 CT 影像中表现出很高的相似度,很难区分这两种病毒性肺炎。

　　因此,研究者希望利用深度学习模型设计一种专门为新型冠状病毒感染患者的胸部CT提供准确的早期诊断工具,从而减少误诊并遏制新冠病毒的传播。研究者们首先标注了病毒性肺炎患者和新型冠状病毒感染患者CT影像的病变,并分析了它们的胸部CT特征的差异。发现新型冠状病毒感染的病变中小于-500 HU 的病变占78.2%,同时新型冠状病毒感染患者中有96.1%的患者出现了双侧肺损伤,而33.3%的患者的所有肺叶均受到了影响,这与新型冠状病毒感染的病理生理学一致。

　　基于以上观察,研究者们构建了一个由两个深度学习模型组成的集成人工智能框架,框架结构如图6-4所示。其中的 YOLO v3 模型用于识别病变,然后通过修改后的 VGGNet 对病变进行分类。该框架对来自8个中心的15台机器的独立验证数据进行了测试,获得结果进一步表明了该框架具有良好的临床适用性。

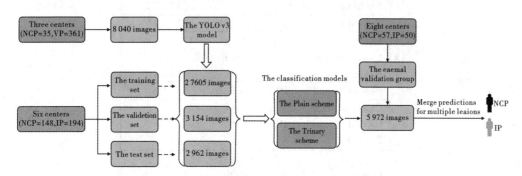

图6-4　用于新型冠状病毒感染检测的集成人工智能框架

　　该智能框架中的 YOLO 模型是一种单次检测模型,能够通过卷积神经网络直接输出目标物体的边界框和分类结果,而且能够满足实时检测的需求。YOLO v3 网络由53个卷积层组成,称为 Darknet-53。Darknet-53 在 Darknet-19 中添加残差网络的混合方式,使用连续的 1×1 卷积层和 3×3 的卷积层进行网络的搭建。其中,1×1 卷积层用于跨通道的信息整合。YOLO v3 模型如图6-5所示。

　　目标识别与检测模型能够有效地为医生提供病灶的位置信息和粗略的尺寸信息,这是由于为了能够快速完成这类模型的训练,研究者往往使用了简单的人工标注信息。但是随着人们对新型冠状病毒感染的认知度提高,医生在后续的工作中需要完成对新型冠状病毒感染的定量分析,这就要求辅助模型能够更进一步精确地标注病灶区域的轮廓,即对新型冠状病毒感染病灶区域进行精确分割。

　　2.利用 FasterR-CNN 模型完成对新型冠状病毒感染的识别　　根据世界卫生组织的报告,截至2020年5月8日,已有210个国家或地区受到新型冠状病毒的影响。逆转录聚合酶链反应(RT-PCR)是测试冠状病毒的重要方法之一,该测试是对呼吸道进行样本提取,检测结果能够在几小时到两天内产生。由于时间和成本的关系,一线工作者往往

	Type	Filters	Size	Output
	Convolutional	32	3×3	256×256
	Convolutional	64	$3 \times 3/2$	128×128
$1\times$	Convolutional	32	1×1	
	Convolutional	64	3×3	
	Residual			128×128
	Convolutional	128	$3 \times 3/2$	64×64
$2\times$	Convolutional	64	1×1	
	Convolutional	128	3×3	
	Residual			64×64
	Convolutional	256	$3 \times 3/2$	32×32
$8\times$	Convolutional	128	1×1	
	Convolutional	256	3×3	
	Residual			32×32
	Convolutional	512	$3 \times 3/2$	16×16
$8\times$	Convolutional	256	1×1	
	Convolutional	512	3×3	
	Residual			16×16
	Convolutional	1024	$3 \times 3/2$	8×8
$4\times$	Convolutional	512	1×1	
	Convolutional	1024	3×3	
	Residual			8×8
	Avgpool		Global	
	Connected		1000	
	Softamx			

图 6-5　YOLO v3 模型

会使用胸部X射线扫描来判定肺部病灶。基于武汉对于新型冠状病毒感染CT影像进行的研究表明,CT影像对新型冠状病毒感染感染率的敏感性约为98%,而RT-PCR敏感性仅为71%。此外,专家们也注意到在新型冠状病毒感染症状出现之前患者的X射线影像已开始发生变化。

　　由于深度神经网络模型已成功应用于许多问题,例如皮肤癌分类、乳腺疾病、癌症检测、脑疾病分类、胸部X射线检查中的肺炎和肺分割,可见准确和快速的图像识别模型可以有效辅助医生完成对新型冠状病毒感染的诊断。因此,相关研究人员提出了一种基于FasterR-CNN模型的用于X射线影像检测新型冠状病毒感染识别的方法。该方法充分应用了FasterR-CNN模型中提出的Region Proposal Networks结构,该结构就是在原始的X射线影像中设置大小不同的病灶候选区域,然后用分类模型去判断这些区域里是否包含真实的病灶特征。相比于其他候选区域筛选方法,该结构利用一个简单的二分类操作并与分类模型共享卷积部分就能够有效缩短模型的检测时间,同时该方法将VGG-Net作为分类模型的基础。

　　该研究组合并修改了两个不同的公开可用数据集:蒙特利尔大学博士后研究员约瑟夫·科恩博士策划的新型冠状病毒感染胸部 X 射线数据集,以及 Kaggle 的 RSNA 肺炎检测挑战数据集。同时还引入了 5 450 个自定义的图像数据集。通过这些有效数据集进行方法的训练,最终测试结果证明该方法对送检的 X 射线影像能够达到 97.36% 的分类精度、99.75% 的灵敏度和 99.28% 的精度,由此证明该方法有助于医务工作者对疑似病例进行初步评估。

　　3. 基于自适应特征选择深度森林的模型　Liang Sun 等人提出了一个基于深度森林的新型冠状病毒感染分类模型。该模型利用深度森林模型在处理小规模数据上的优势,实现基于 CT 图像的新型冠状病毒感染分类任务。该模型结构具体而言,该模型的输入为根据医生先验知识提取的特征向量,然后通过深度森林实现新型冠状病毒感染分类。为了选取与新型冠状病毒感染任务更为相关的特征对新型冠状病毒感染患者与普通肺炎患者进行分类,模型在深度森林层间引入特征选择模块,根据随机森林计算特征的重要性,选取更重要的特征用于后续的分类任务。他们的模型在新冠病毒数据集上取得了 91.79% 的准确率。

(三)用于新型冠状病毒感染病灶区域分割的深度学习模型

　　在深度学习模型中,经过研究表明 U-Net 模型能够很好地应用于医疗影像的分割任务,但是随着研究的深入,研究者发现最初的 U-Net 模型仍然存在浅层特征提取不够精细等问题。因此,为了更好地应对这次疫情,研究者们以 U-Net 模型为基础,提出了很多优秀的分割模型。

　　1. 基于 U-Net 模型的新型冠状病毒感染病灶的分割　非对比胸腔 CT 已被证明是检测、定量和随访疾病的有效工具。因此,研究人员开发了基于 AI 的自动 CT 图像分析系统,用于检测、定量和跟踪新型冠状病毒感染病灶。

　　该系统能够接收胸部 CT 影像,并标记疑似新型冠状病毒感染的诊断结果的病例。此外,对于被归类为阳性的病例,系统能够输出肺异常定位图和测量。该系统由多个组件组成,从 2 个不同的层次分析 CT 病例:子系统 A 使用现有先前开发的算法;子系统 B 对结核和焦性不一度的情况进行 3D 分析。

　　为了解决额外的疾病驱动的不一致,该团队提出了基于每个切片的数据驱动解决方案。第一步是肺作物阶段:使用 U-Net 肺分割模块提取感兴趣的肺区域,分割步骤允许移除与肺内疾病检测无关的图像部分,从而简化下一步的学习过程。在下面的步骤中,专注于检测冠状病毒相关的异常,使用 ReSnet-50-2D 深度卷积神经网络架构,该网络深度为 50 层,可以将图像分类为 1 000 个类别。该网络对来自 ImageNet 数据库的 100 多万张图像进行了预训练。最后,为了将病例标记为新型冠状病毒感染阳性,计算肺总切片中正检测切片的比率(正比)。如果正比率超过预定义的阈值,则做出阳性判断。

最终,模型在测试数据集上进行分析得到的 AUC 结果为 0.996(95% CI:0.989-1.000)。

2. 基于 U-Net++模型的新型冠状病毒感染病灶的分割　为了缓解放射科医生的工作压力,助力疫情控制,同时为了模型开发和验证,相关研究者对武汉大学人民医院的 51 名确诊新型冠状病毒感染患者和 55 名其他疾病控制患者进行了追溯性收集和处理,对 106 名入院患者的 46 096 张匿名图像进行了追溯性收集和处理。在模型的帮助下,放射科医生的阅片时间减少了 65%。深度学习模型处理的结果能够与放射科专家处理的结果相匹配,大大提高了放射科医生在临床实践中的效率。它具有缓解前线放射科医生压力、改善早期诊断、隔离和治疗的巨大潜力,从而有助于控制疫情。

该模型利用 U-Net++开发,U-Net++是一种新颖而强大的医学图像分割架构。首先训练了 U-Net++,使用 289 张随机选择的 CT 图像,提取 CT 图像中的有效区域,并在其他 600 张随机选择的 CT 图像中进行了测试。训练图像被标记在包含所有有效区域的最小矩形上。该模型在测试集中成功提取了 600 个图像的有效区域,精度为 100%。为了在 CT 扫描中检测可疑病变,使用了 691 张放射科医生标记的新型冠状病毒感染感染病变图像,以及从非新型冠状病毒感染患者中随机挑选的 300 张图像。U-Net++将原始 CT 扫描图像作为分辨率为 512×512 的输入,并将专家标记的贴图作为输出,U-Net++用以图像到图像的方式在 Keras 中训练。在置信截止值 0.50 和预测框像素超过 25 下预测可疑区域。

原始图像首先输入模型中,经过模型处理后,输出了构建可疑病变的预测框。进一步提取有效区域,以避免可能出现的误报。为了按照每个病例进行预测,将连续图像的预测结果链接起来,具有预测结果的 CT 图像被分为 4 个象限,只有当 3 个连续图像在同一象限中均有病变时,才会输出结果。

此外,根据该模型在检测新型冠状病毒感染的准确性和效率的基础上,构建了一个基于云的开放访问人工智能平台,免费为全世界的新型冠状病毒感染检测提供援助。

第三节　知识图谱助力疫情防控

当前,国内外新型冠状病毒感染疫情形势的复杂性和严峻性依然突出,知识图谱等技术将继续服务支撑我国建立和健全疫情防控机制,遵循"及时发现、快速处置、精准管控、有效救治"的原则,不断巩固和拓展疫情防控成效。本章主要对知识图谱相关技术和知识图谱相关平台进行介绍。首先,知识图谱相关技术方面,从知识图谱构建、知识图谱查询和推理计算以及知识图谱应用三方面展开阐述,其中知识图谱构建部分主要介绍命名实体识别、信息抽取以及实体链接技术;知识图谱查询和推理计算部分主要介绍图检索查询、关联分析以及知识推理技术;知识图谱应用部分主要介绍基于神经网络结合蒙特卡洛搜索方法辅助药物研发、基于关系提取方法 BERE 辅助药物研发以及基于时间序列的回归模型和神经网络模型挖掘用户搜索意图等技术。其次,知识图谱相关平台方面,先介绍 OpenKG 平台中的多方向的开放知识图谱,包括百科、物资、防控、人物、事件、临床、流行病、健康以及科研知识图谱;然后介绍我国的几个科技公司、企业创建的知识图谱应用系统。在此次新型冠状病毒感染疫情中,这些知识图谱平台为政府、医疗机构、企业、媒体、大众及科研工作提供了智能服务。知识图谱技术作为机器认知智能实现的基础之一,是人工智能的重要组成部分,是实现机器认知智能的使能器(Enabler),具有重要的研究价值。在未来人工智能领域中的应用,知识图谱会不断发展,并会受到更多机构的关注与研究。

一、知识图谱相关技术介绍

知识图谱技术是指知识图谱建立和应用的技术,是融合认知计算、知识表示与推理、信息检索与抽取、自然语言处理与语义 Web、数据挖掘与机器学习等方向的交叉研究。本节将对本次疫情中被提到的知识图谱技术按照知识图谱构建、知识图谱查询和推理计算以及知识图谱应用三方面展开描述。

(一)知识图谱构建

知识图谱构建是把数据凝练为有效知识的重要途径之一,通过将各种不同来源数据进行融合构建为一个完整的知识体系为相关应用决策提供了更加精准可靠的依据。构建时首先利用知识获取技术从最原始的数据(包括结构化、半结构化、非结构化数据)中提取知识实体,其次利用知识表示方法描述实体、关系及其之间复杂的语义关联,最后将其存入知识库的数据层和模式层完成知识图谱构建。下面主要介绍命名实体识别、信息抽取和实体链接这三种技术。

1.基于深度学习的命名实体识别　命名实体识别(NER),又称"专名识别",是指从文本语料库中自动识别出具有特定意义的实体,主要包括人名、地名、机构名、专有名词等,是知识图谱构建和知识获取的基础和关键。在生物医学文本挖掘任务中,NER 任务用于识别生物医学语料库中的各种领域专有名词。

为加快抗击疫情进程,Jian Xu 等人从 2 900 万份 PubMed 摘要中提取生物实体并发现新的生物医学实体,消除作者姓名的歧义,通过美国国立卫生研究院(NIH)出口商整合资金数据,收集 ORCID 作者的隶属关系历史和教育背景,构建了 PubMed 知识图谱(PKG)。同时从 MapAffil 中识别出细粒度的从属关系数据,通过整合可靠的多源数据,在生物实体、作者、文章、附属机构和资金之间建立联系。主要采用基于 BERT 改进的应用高性能的基于深度学习的生物实体提取方法 Bidirectional Encoder Representations from Transformers for Biomedical Text Mining(BioBERT)实现 NER 任务。

NER 任务首先使用区分大小写的 BERT 版本来初始化 BioBERT;其次使用 PubMed 文章对 BioBERT 的权重进行预训练;最后对预训练的权重进行微调。微调时使用 WordPiece 嵌入将单词划分为多个单元并将每个单元表达出来,有效地提取与不常用词相关的特征。NER 模型微调公式如下:

$$p(T_i) = \text{softmax}\,(T_i W^T + b)_k, k = 0, 1 \cdots 6 \qquad \text{式 6-1}$$

其中,k 表示 NER 任务中 7 个标记的索引,p 是将每个 k 分配给标记 i 的概率分布,$T_i \in R^H$ 是 BioBERT 对每个标记 i 计算得到的最终隐含表示。

该分类的损失函数公式如下:

$$L(\theta) = -\frac{1}{N} \sum_{i=1}^{N} \log \left[p(y_i | T_i; \theta) \right] \qquad \text{式 6-2}$$

为验证生物实体提取的性能,建立了 BERT 和最新模型作为基线,计算模型的实体级精度、召回率和 F1 分数作为评估指标。

数据集和生物医学 NER 任务的测试结果如表 6-1 所示。根据图中结果可知,在一般领域语料库上预训练 BERT 非常有效,但是 BioBERT 在识别基因/蛋白质、疾病和药物/化学品方面获得了较高的 F1 得分。

表 6-1　生物医学 NER 任务结果

Entity Type	Datasets	Metrics	State-of-the-art	BERT(Wiki+Books)	BioBERT(+PubMed+PMC)
Disease	NCBI disease[40]	P%	86.41	84.12	89.04
		R%	88.31	87.19	89.69
		F%	87.34	85.63	89.36
	2010 iZb2VA[41]	P%	87.44	84.04	87.50
		R%	86.25	84.08	85.44
		F%	86.84	84.06	86.46
	BC5CDR[42]	P%	85.61	81.97	85.86
		R%	82.61	82.48	87.27
		F%	84.08	82.41	86.56
Drug/Chemical	BC5CDR[42]	P%	94.26	90.94	93.27
		R%	92.38	91.38	93.61
		F%	93.31	91.16	93.44
	BC4CHEMD[41]	P%	91.30	91.19	92.23
		R%	87.53	88.92	90.61
		F%	89.37	90.04	91.41

续表6-1

Entity Type	Datasets	Metrics	State-of-the-art	BERT(Wiki+Books)	BioBERT(+PubMed+PMC)
Gene/Protein	BC2GM[41]	P%	81.81	81.17	85.16
		R%	81.57	82.42	83.65
		F%	81.69	81.79	84.40
	JNLPBA[45]	P%	74.43	69.57	72.68
		R%	83.22	81.20	83.21
		F%	78.58	74.94	77.59
Species	LINNAEUS[46]	P%	92.80	91.17	93.84
		R%	94.29	84.30	86.11
		F%	93.54	87.6	89.81
	Species 800[47]	P%	74.34	69.35	72.84
		R%	75.96	74.05	77.97
		F%	74.98	71.63	75.31
Average		P%	85.38	82.61	85.82
		R%	85.79	84.00	86.40
		F%	85.53	83.25	86.04

2. 基于包装器技术实现信息抽取　信息抽取(IE)的主要功能是从结构化、半结构化或非结构化的文本中抽取出特定的事实信息。通常利用机器学习(ML)、自然语言处理(NLP)等方法从上述文本中抽取出特定的信息后,保存到结构化的数据库当中,以便用户查询和使用。

在抗击疫情过程中,为实现实时监控、患者关系分析、高危人群防控等应用,蒋秉川等人利用包装器抽取技术重点对国家(省市)卫生健康委员会发布的新型冠状病毒感染确诊患者的相关信息进行数据组织,形成结构化数据,再利用直接映射(DM)方法将这些结构化数据从数据文件转化为三元组格式数据。将地理知识图谱语义网和时空信息可视分析模型相结合,提出基于地理知识图谱相关技术构建新型冠状病毒感染患者时空信息知识图谱,设计交互式协同可视分析方法,进行新型冠状病毒感染疫情态势监控和患者关系分析,为精准防疫抗疫探索了一条高效可循的思路与方法。

新型冠状病毒感染病患时空信息知识图谱的知识来源包括社交网络数据、人物关系数据、新闻数据、迁徙数据、疫情监测数据、轨迹数据、基础地理信息数据。数据来源、格式及抽取方法如表6-2所示。针对结构化数据、半结构化数据和非结构化数据,分别有不同的知识抽取方法,从表中可以看到实验主要利用包装器抽取方法进行知识抽取。包装器是一个能够将数据从 HTML 网页中抽取出来,并且将它们还原为结构化的数据的软件程序。

表6-2　新型冠状病毒感染病患时空信息知识来源

数据类别	数据来源	数据格式	抽取方法	知识类型
社交网络数据	微信、微博数据	非结构化文本	包装器抽取	人物、社交关系
关系数据	户籍、微信、微博	结构化数据、文本	D2R、包装器抽取	人物实体、人物关系
新闻数据	新闻网站	非结构化文本	包装器抽取	新闻事件
迁徙数据	铁路、民航、公路	结构化数据	包装器抽取	轨迹数据、交通工具实体
疫情监测数据	国家及省市卫生健康委员会	非结构化文本	包装器抽取	病患实体、病患关系
轨迹数据	手机定位、调查	结构化数据	包装器抽取	人物实体、位移事件
基础地理信息数据	地图、影像、地名	结构化数据	包装器抽取	地名实体、地理知识

3. 基于 Lattice LSTM 模型实现实体链接　实体链接(EL)是将文本中代表实体的指称(EM)与特定知识库(KB)中的条目(Entry)相链接,也被称为命名实体链接(NEL)、实体消歧(ED)、共指消解(CR)等,是知识图谱中知识融合研究的主要任务,其核心是构建多类型多模态上下文及知识的统一表示,并建模不同信息、不同证据之间的相互交错。

清华大学 AMiner 团队和智谱 AI 团队利用 Lattice LSTM 等模型和 Scispacy 等工具实现了基于 COKG-19 知识图谱的中英文双语文本实体链接,该实体链接工具已应用于 AMiner 知识疫图智能驾驶舱系统的事件文本数据语义分析固件中,为全球疫情风险指数分析提供了坚实的知识基础和工具。Lattice LSTM 模型是基于字符的 BiLSTM-CRF 模型的拓展,集成了词的单元格和用于控制信息流的附加门,另外输入除了字序列还有词典中该词匹配的所有字符子序列。Lattice LSTM 模型结构如图 6-6 所示,包含 4 种矢量,即输入矢量、输出隐藏矢量、单元矢量和门矢量。

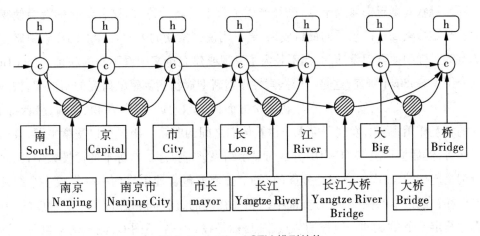

图 6-6　Lattice LSTM 模型结构

模型的基本递归 LSTM 函数公式如下：

$$\begin{bmatrix} i_j^c \\ o_j^c \\ f_j^c \\ c\!-\!_j^c \end{bmatrix} = \begin{bmatrix} \sigma \\ \sigma \\ \sigma \\ \tanh \end{bmatrix} \left(W^{CT} \begin{bmatrix} x_j^c \\ h_{j-1}^c \end{bmatrix} + b^c \right) \qquad 式6-3$$

$$c_j^c = f_j^c c_{j-1}^c + i_j^c c\!-\!_j^c$$

$$h_j^c = o_j^c \tanh(c_j^c)$$

其基本递归结构是利用字符单元向量 c_j^c 和在每 c^j 个隐藏向量 h_j^c 构成的，c_j^c 用于记录句子开始到 c_j 的循环信息流，h_j^c 用于 CRF 序列标注；i_j^c、f_j^c、o_j^c 分别表示输入门、遗忘门和输出门；W^{cT} 和 b^c 是该模型的参数；σ 表示 sigmoid 函数。

（二）知识图谱查询和推理计算

知识图谱查询与推理技术可以用于补充和产生新的知识，完成对数据的深度分析和推理，主要分为知识统计与图挖掘技术和知识推理技术：知识统计与图挖掘重点研究知识查询、指标统计与图挖掘，基于图特征算法来进行图查询检索、图特征统计、关联分析、时序分析、节点分类、不一致检测等；知识推理计算是基于图谱的逻辑推理算法，主要包括基于符号的推理和基于统计的推理。下面主要介绍图检索查询、关联分析及知识推理这 3 种技术。

1.基于社区搜索算法实现图查询检索　图查询和检索是最常见的计算，常用于查询目标节点的 n 度关联方，或者查询某子图结构，主要是以深度优先或广度优先等方式遍历网络，输出关联节点或同构实例。

新型冠状病毒感染暴发至今,已经产生了数千篇新的论文,这种信息的泛滥使得研究人员很难搜索到自己领域的最新成果,更不用说探索新的方向。标准的搜索引擎主要是为有针对性的搜索而设计的,而不是为了发现或建立论文中看不到的联系。Tom Hope 等人介绍了 SciSight 研究,这是一个探索性搜索新型冠状病毒感染研究的新框架,构建并整合了两个关键能力:第一,探索生物医学方面(如蛋白质、基因、药物、疾病、患者特征)之间的相互作用;第二,发现研究人员以及他们之间的联系。用户可以搜索主题、隶属关系或作者,然后根据全局 TF-IDF 分数对显示结果进行排序。在标准的面搜索中,面之间的查询是连接的,面内的查询是分离的,每个查询都包含搜索界面中一个或多个组件的选择。在社区搜索的框架下,对查询中的相关社区的查找问题进行了一定程度的探讨,在图中给定一个图 G 和一组查询节点,其目标是找到一个子图 G,该子图中包含查询节点且紧密连接。此外,实验目标是检索与排名的主题、作者和隶属关系高相关性组,初步使用两种简单的方法检索用户查询的相关结果:第一种方法简单地计算了每一组作者的查询面 q 和 top-K 凸面 f 之间的重叠,并通过规范化的重叠大小 $\frac{|\{q:q \in f\}|}{|f|}$ 对组进行排序;第二种方法计算了代表作者组的元节点图上的加权 PageRank 算法分数以及前面描述的元边。对两种方法的边缘处理方式分别是:一种是针对局部亲和力,另一种是针对社会邻近性。然后,通过计算这两个分数的平均值和方面重叠分数来查找子图。

2. 基于无监督图嵌入方法 ProNE 实现关联分析 关联分析是指分析图谱中两个节点间或多个节点间的关联关系、紧密程度,进而可以实现社群发现和分割,常用的方法有路径查询、距离计算,输出结果为节点及节点间边的距离和边的集合(路径)。

AMiner 团队在知识疫图新型冠状病毒感染疫情新闻学术数据的获取及分析应用上采用在频谱调制空间中传播嵌入信息,提出了一种快速和可扩展的网络嵌入算法 ProNE,其基本思想是通过对网络嵌入进行有效的初始化来提高嵌入的表示能力。事件的表示学习采用最新的无监督图嵌入方法 ProNE,将所有的事件和它们所关联的关键词作为节点,连接成一张无向图,然后对它使用 ProNE 计算出每个节点的向量表示。

受大多数真实网络的长尾分布及其结果网络稀疏性的启发,ProNE 算法首先将网络嵌入表述为稀疏矩阵分解,然后利用高阶 Cheeger 不等式对初始嵌入进行频谱传播,以获取网络的局部平滑和全局聚类信息。这种设计使得 ProNE 成为一个具有高效性优势的快速嵌入模型。除了其效率和可扩展性优势外,对于多标签节点分类任务,在所有数据集上,效果始终优于所有基线。更重要的是,第二步频谱传播是一个增强网络嵌入的通用框架,通过采用 DeepWalk、LINE、node2vec、GraRep 和 HOPE 作为输入生成的嵌入,实验结果表明,利用光谱传播策略为这些任务平均增加了 10% 的性能,为在疫情防控过程中查找关联节点做出贡献。

（三）知识图谱应用

知识图谱应用分为通用应用和垂直领域应用，其中通用应用主要包括语义搜索、智能推荐、知识问答、大数据分析与辅助决策等。在抗击疫情过程中，有很多公司以及科研院校构建了一系列基于知识图谱的应用工具，如疫情监测服务平台、药物研发、疫情态势感知与辅助研判系统、物资调度系统等相关应用，在疫情溯源和监测、疫情态势分析和研判、疫情防控和部署等方面起到了非常积极的作用，大大缩短了政府部门与防控组织的防控决策制定时间。下面介绍几种基于知识图谱的抗疫应用：基于神经网络结合蒙特卡洛搜索方法辅助药物研发；基于关系提取方法 BERE 辅助药物研发；基于时间序列的回归模型和神经网络模型挖掘用户搜索意图。

1.基于神经网络结合蒙特卡洛搜索方法辅助药物研发　　在应对新型冠状病毒感染过程中，结合人工智能的生物化学应用已经被用来了解 SARS-CoV-2 感染所涉及的关键蛋白质的结构，并为寻找潜在的治疗方法提供帮助。Joseph Bullock 等人在文章中提到了4 种不同的方法：构建生物医学知识图谱、预测蛋白质-配体结合亲和力、分子对接模拟和分析基因表达特征。构建生物医学知识图谱可以捕捉不同实体（如蛋白质和药物）之间的关系网络，以便更高层次地探索它们之间的联系。比如 Peter Richardson 等人发布在柳叶刀上的文章指出，利用知识图谱和深度学习，研究者发现 Baricitinib 这种常用于通过抑制 JAK1/2 激酶治疗关节炎的药物，可以作为新型冠状病毒感染的一种治疗方法。Segler 等人利用三路神经网络管道结合蒙特卡罗树搜索方法(3N-MCTS)挖掘结构化数据库，从而了解各种化合物是如何从简单化合物之间的分层反应形成的。

蒙特卡罗树搜索方法（MCTS）非常适用于具有大分支因子的序列决策问题，通过4 个阶段迭代执行搜索。

（1）选择：根据期望值和对该值的信心来选择下一个要分析的最重要位置。

（2）拓展：通过添加可能的前体位置对所选择的位置执行一个步骤的追溯分析。

（3）推广：选择其中一个前体位置进行评估。推广是一种蒙特卡罗模拟，在这种模拟中，随机搜索步骤在没有分支的情况下执行，直到将位置转换为构建块或达到最大深度为止。

（4）更新：如果在推广过程中找到了解决方案，则奖励+1。如果这个状态中的部分分子被解出，就会得到部分奖励。如果没有找到解决方案，奖励-1。

在最后一个阶段，通过更新位置值，更新树以包含获得的奖励。随着树的生长和多次迭代的进行，位置值变得更加精确，并最终收敛到最优解。

2.基于关系提取方法 BERE 辅助药物研发　　SARS-CoV-2 在全球的传播迫切需要寻找有效的治疗方法。Yiyue Ge 等人结合机器学习和统计分析方法，系统地整合了大量可用的冠状病毒相关数据，开发了一个数据驱动的药物重新定位框架，该框架应用机器学习和统计分析方法，系统地整合和挖掘大规模知识图、文献和转录组数据，以发现潜在的抗 SARS-CoV-2 药物候选。首先应用基于网络的知识挖掘算法来预测可能用于治疗 SARS-CoV-2 感染的候选药物的初始列表。接着利用基于网络的知识挖掘算法从大规模文献文本中挖掘出来的 6 000 多种候选药物（主要包括已批准的，研究和实验药物），进一步缩小候选药物列表，利用基于深度学习的关系提取方法 BERE 获得文本，最后进行人工检查。结果发现 CVL218 的抗病毒效果超过奥拉帕尼，是中国政府颁布的《新型冠状病毒感染诊疗方案》中新型冠状病毒感染的标准治疗方法之一。

实验目标是从已构建的知识图谱中获取隐藏的病毒相关特征信息，并准确预测潜在的候选药物。该知识图谱是通过学习每个节点的网络拓扑保持嵌入来实现的，使用了图卷积算法从邻域中收集和更新所构造的异构知识图网络中每个节点的特征信息，以充分利用网络拓扑信息。例如提到感兴趣的两个实体的句子，即冠状病毒或冠状病毒目标的名称（或别名）或药物的名称（或别名），首先是使用基于词典的名称实体识别方法（字符串匹配）收集的。

在自动关系抽取模块使用一个混合的深度神经网络对每个句子进行语义和句法编码，包括一个自我注意模块、一个双向门控递归单元（GRU）模块和一个 Gumbel 树 GRU 模块。文献中每个句子的结构首先是使用 Gumbel 树门控递归单元技术从编码的单词特征中学习，然后将学习到的序列结构及相应的编码字特征输入关系分类器中，自动提取文献中大规模文档中两个实体之间的关系。然后根据已知的化学结构、蛋白质序列和公共数据库中的关系，首先构建了包含 3 种类型节点（即药物、人体靶点和病毒靶点）的 7 个独立网络和描述其相互作用、关联或相似性的相应边。然后采用基于深度学习的方法，通过信息聚合学习和更新每个节点的特征表示，预测针对特定冠状病毒的潜在候选药物。

二、新型冠状病毒感染知识图谱相关平台介绍

知识图谱平台是一个展示某一垂直领域或融合领域内的知识，进一步提供各种智能服务和应用的系统。为了对抗新型冠状病毒，研究人员通过搜集各种相关数据、使用各种相关技术，构建新型冠状病毒感染知识图谱平台。从疫情暴发至今，经过各方面的不断努力，已经形成了很多成熟的新型冠状病毒感染知识图谱平台，其中主要可以分为两类，一是开放知识图谱，二是集成开放知识图谱的应用系统。其中一部分正在目前的疫情防控工作中发挥着巨大的作用。

下面将从开放知识图谱、知识图谱应用系统以及新型冠状病毒感染知识图谱平台在各细分领域中的应用 3 个方面展开介绍。

（一）开放知识图谱

首先，根据知识图谱标准化白皮书（2019 版）中对知识图谱的定义，知识图谱以结构

化的形式描述客观世界中概念、实体及其关系,将互联网的信息表达成更接近人类认知世界的形式,提供了一种更好的组织、管理和理解互联网海量信息的能力。其本质上是一种语义网络,其中的节点代表实体或者概念,边代表实体和概念之间的各种语义关系。

基于以上,开放知识图谱是由个人或集体创建并发布,能够被完整获取,并且所需的花费应当不超过合理的重制费用(较好的方案是提供免费的网络下载)的知识图谱平台。开放知识图谱包含完备的实体、属性、关系和知识三元组,具体呈现出症状、疾病、药物、治疗方案、防护对象、防护场所、防控措施、医用防护标准、医疗设备、检查方法、防护用品、传播渠道、事件、机构、科研等层级,为全世界的政府工作人员、医疗人员、科研人员和大众提供开放、及时、全面的新冠知识。下面介绍 9 个新型冠状病毒感染开放知识图谱。

1. 新冠百科知识图谱 新冠百科知识图谱由东南大学于 2020 年 2 月 10 日创建,并进行后续的更新。该知识图谱针对新型冠状病毒感染领域的百科 KG,是所有新冠图谱的基础。从各大百科出发挖掘数据,涵盖疫情涉及的相关知识。以病毒、细菌为主体,扩展了治疗、疾病等相关内容,通过这些概念的百科知识,形成新冠百科知识图谱。从百度百科、互动百科、中文维基百科、医学百科中进一步挖掘病毒、细菌、疾病、医学之间的关系。采用基于本体的信息抽取技术,扩充实体的属性信息。3.0 版本从英文维基百科页面出发,完成了英文图谱构建,并实现了中英文跨语言链接。该知识图谱从百度百科(实例 30 390个,三元组 106 264 个)、互动百科(实例 38 310 个,三元组 102 360 个)、中文维基百科(实例1 695 个,三元组 2 144 个)、医学百科(实例 26 852 个,三元组 31 031 个)和英文百科(实例 11 051 个,三元组 56 864 个)中提取了完备了的概念、实例和三元组。

2. 新冠防控知识图谱 新冠防控知识图谱由武汉科技大学计算机学院和东南大学计算机科学与工程学院于 2020 年 3 月 10 日创建,并进行后续的更新。该知识图谱根据目前互联网公开的针对人员、场所、交通工具防控指南或手册形成,包含防护概念的分类体系、注意事项,相关避免去的场所和不要做的事情,其中物资包含口罩等涉及一些特定商品的图谱并与防控规则关联。其中包含 95 个概念、306 个实例、5 个数值属性和 14 个对象属性。

数据来自《协和新型冠状病毒感染防护手册》《张文宏教授支招防控新型冠状病毒》(数字版)、中央赴湖北省指导组防控组编制的不同人群、不同场所以及不同交通工具健康防护指导手册等。

3. 新冠事件知识图谱 新冠事件知识图谱由河海大学计算机学院和小米人工智能实验室于 2020 年 2 月 11 日创建,并进行后续的更新。该知识图谱包含从第一例出发到封城到各地响应等重大事件脉络以及相关时间,和新冠百科、新冠科研、新冠临床、新冠防控、新冠英雄等均有关联,并对新闻中的一些内容进行相关语义标注。其中包含 4 个概念、640 个属性和 17 个对象属性。

4. 新冠健康知识图谱　　新冠健康知识图谱由清华大学、北京妙医佳健康科技集团有限公司于 2020 年 2 月 21 日创建，并进行后续的更新。该知识图谱包含与新型冠状病毒感染相关的各类疾病、药物、症状、检查、全国各地接收新型冠状病毒感染定点医院等信息。其中包含 592 个概念、7 205 个实例、89 个数值属性、16 个对象属性和 51 575 个三元组。

数据来自《新型冠状病毒感染的肺炎诊疗方案》、百度百科、北京妙医佳健康科技集团有限公司以及卫生健康委员会等。

5. 新冠文献抽取图谱　　为了帮助研究人员方便快捷地查询最新研究信息，将 NLP 方法和知识图谱结合，自动化从专业文献等非结构化数据中抽提 SARS-CoV-2 相关的知识点，整合为相关科研知识图谱。已于 2020 年 4 月 19 日发布。近几个月，随着大量研究人员对该病毒的多方位深入科学研究，研究者对于该病毒的了解程度逐渐加深。但是由于这些研究成果大多以专业文献形式发表于各种学术期刊，其中涵盖的关键知识并未被系统地梳理，不便于研究人员利用这些最新的研究发现。此知识图谱整合各知识点涵盖的重要信息，整合为与 SARS-CoV-2 有关的文献抽取科研知识图谱。

(二)知识图谱应用系统

知识图谱应用系统是内部集成了一个或多个知识图谱，通过知识图谱的应用，具备搜索、问答、推荐、辅助决策等功能的平台，为政府、医疗机构、企业、媒体、科研工作及大众提供各种智能服务，以保证生产生活顺利进行。

1. 平安智慧医疗系列智能防疫工具　　平安智慧医疗系列智能防疫工具由平安国际智慧城市科技股份有限公司开发完成。疫情期间，平安智慧医疗从应用驱动出发，基于平安集团自有的五大医疗数据库、中文医疗知识图谱以及官方发布的新型冠状病毒感染疫情相关信息，针对性地收集疫情相关的五大医疗知识库，并利用实体关系抽取等知识图谱构建技术从非结构化的医学知识中抽取核心的医学实体和关系，并对不同来源的实体进行对齐，形成最终的疫情知识图谱。

基于该疫情知识图谱，利用自然语言处理相关技术，平安智慧医疗为医生和大众居民提供两大类服务，针对医生通过"AskBob 医学智库"提供诊疗决策支持和对复杂案例的医学文献语义查找精准医学文献，针对居民提供疫情自查和疫情问答等服务。

2. 渊亭科技疫情智能作战平台　　渊亭科技疫情智能作战平台由厦门渊亭信息科技有限公司开发完成。渊亭针对疫情信息大数据，快速构建出疫情图谱，并基于构建的图谱对疫情信息进行分析研判，实现在平台完成从数据输入知识幻化、知识应用基于知识输出的全过程。为各地疫情防控部门监控和辨认可疑病毒携带者提供决策依据。

基于各部委数据、运营商数据、交通出行数据、互联网第三方数据等内外部数据，快速构建疫情图谱，发现并展示疫情信息的关联关系，结合图谱的关联分析、时空分析、流向分析等可视化分析手段,更好地支撑疫情态势研判。

基于动态关系数据,生成可视化疫情传播网络图谱,完整展现人群流向、人群规模、来源地、疫情发展趋势等之间的复杂关系,直观描述疫情演变,追溯疫情源头,预测地区潜在感染患者群,为防控部门及早做出反应措施提供决策参考。

以舆情事件及其关联信息构建事件图谱,综合分析事件发生前、中、后的全过程数据,自动形成多维度分析图表及监测报告。结合大数据和人工智能算法模型(事件预测、因果分析、事件推演),预测舆情发展趋势,为舆情应对和研判提供决策参考。

3.和美信息天网 SkyNet 新型冠状病毒感染疫情防控系统　和美信息天网 SkyNet 新型冠状病毒感染疫情防控系统由和美信息技术股份有限公司开发完成。和美信息天网 SkyNet 寓意系统像终结者系列中的天网一样强大,洞察国内新型冠状病毒感染疫情形势,利用知识图谱的技术手段对抗肆虐的新型冠状病毒感染病毒。

系统数据来源于网络发布的公共信息及合作渠道获得的数据以及模拟的用户数据。通过实体抽取、关系抽取、属性抽取、实体对齐、实体消歧等步骤构建出新型冠状病毒感染感染者有关的行程及接触相关信息,用户属性采用模拟的用户的年龄、性别、职业等维度信息,构造出新型冠状病毒感染感染者知识图谱表征的形式,通过天网 SkyNet 系统可视化展示出感染者信息及其关联的人员信息。

建立新型冠状病毒感染感染者疫情知识图谱以后,天网 SkyNet 利用本套数据对接触人群进行分析和处理。当前系统具有以下功能:超级传播者的发现及一度、二度及多层接触者关系推理、预警分析与处理等。

(三)新型冠状病毒感染知识图谱平台在各细分领域中的应用

随着知识图谱不断涌现,这些蕴含人类大量先验知识的宝库亟待被人们利用,在各行各业中发挥作用。在此次抗击疫情过程中,知识图谱凭借其直观、有效的特点,在各个细分领域中得到了充分利用,为全世界的政府工作人员、医疗人员、科研人员和大众的抗击疫情工作提供了智能服务。

1.政府　对政府而言,知识图谱平台能够帮助其在疫情期间更好地保证人民生命财产安全、完善相关措施、全面做好疫情防控工作。

例如,政府可利用知识图谱平台进行疫情情况的实时统计,向公众发布最新的数据,包括时间、地区、新增确诊病例数、新增死亡病例数、累计确诊病例数等;发布最新相关政策,包括疫情防控、复工复产、资源调度等。华中科技大学同济医学院公共卫生学院流行病学与生物统计学系研究人员研究发现一系列多方面的公共卫生干预措施在时间上与中国武汉市对新型冠状病毒感染暴发的控制得到改善有关。由此可见,知识图谱相关平台将帮助国家和地区及时制定正确公共卫生政策,控制疫情态势。

2.医疗机构　对医疗机构而言,知识图谱平台能够帮助其在疫情期间及时、有效、准确地进行救治工作。

在疫情暴发之后,上海交通大学医学院研究人员指出,我们必须使用可用的稀有数据来做出公共卫生应对或临床管理方面的决策。正在进行的研究应当逐步建立科学证据,通过科学有效的措施积极应对疫情。由此可见,知识以及知识图谱在疫情期间发挥着重要作用。例如,医疗机构可利用知识图谱平台获取症状、药物、收治地点、范围等关键信息。同时,医院可将临床上的最新消息提供给研究人员,用于现有知识图谱的扩充和完善,形成知识闭环。

3.企业 对企业而言,首先,知识图谱平台能够帮助其在疫情后期尽快地推进复工复产工作。例如,企业可利用知识图谱平台获得基本防控知识问题。其次,知识图谱也可集成于流程化信息处理平台,用于企业检查防控措施是否正确等。举例如下。

示例一:

【输入】

××广场(Y1店),已控制公众前往商场,上班工作人员无可疑症状,工作中未发现可疑症状人员,公共用品和接触部位进行了定期消毒,空调系统正常运转,滤网定期清洗,已加强开窗通风换气,洗手间内洗手液配备足够,供水设施正常工作,卫生设施进行了消毒,且卫生设施消毒及时,且必要时使用了空气消毒喷雾消毒

【输出】

××广场(Y1店)是人流密集、流动性大的公共场所

防护情况:

已正确防护

示例二:

【输入】

××广场(Y2店),已控制公众前往商场,上班工作人员发热,已加强开窗通风换气,洗手间内洗手液配备足够,供水设施正常工作,卫生设施进行了消毒,且卫生设施消毒及时

【输出】

××广场(Y2店)是人流密集、流动性大的公共场所

防护情况:

未正确防护

错误点:

确保可疑症状工作人员不带病上班

遗漏点:

公共用品和接触部位进行了定期清洗和消毒

空调系统或排气扇正常运转

空调滤网定期清洗

及时清理垃圾

卫生设施必要时使用了空气消毒喷雾消毒

示例三：

【输入】

××(Y3店),上班工作人员发热

【输出】

××(Y3店)是人流密集、流动性大的公共场所

防护情况：

未正确防护错误点：

确保可疑症状工作人员不带病上班

遗漏点：

公共用品和接触部位进行了定期清洗和消毒

空调系统或排气扇正常运转

空调滤网定期清洗

加强开窗通风换气

及时清理垃圾

洗手间内洗手液配备足够

水龙头等供水设施正常工作

卫生设施进行了消毒

卫生设施消毒及时

卫生设施必要时使用了空气消毒喷雾消毒

4.媒体　对媒体而言,首先,知识图谱平台能够为其提供真实可靠的新闻内容。例如,媒体可利用知识图谱平台查看英雄人物动态,相关知识图谱已经以新冠病毒专家为核心延展至履历、成果、事件、战役等各类概念。媒体可基于此,进行准确的宣传和报道。其次,知识图谱平台能够支持对新型冠状病毒的事件在时间上的正向和反向索引,并提供事件本身发展脉络的枚举,支持查证事件的溯源,也可对事件鉴伪存真。西班牙纳瓦拉大学研究人员研究发现有关冠状病毒的骗局主要在社交网络中传播,其中,尤其是在封闭的社交网络中传播。调查结果显示,这次大流行除了在健康和科学上制造了大量骗局外,还导致了许多政治假新闻的传播。

由此可见,媒体在疫情期间,做出正确的报道是非常重要的。如果媒体能够充分利用此类知识图谱平台,就能在舆论方面为疫情防控做出巨大的贡献。

5.大众　对大众而言,首先,知识图谱平台能够帮助其在疫情期间获取必要的防控

知识。例如,人们可利用面向新冠相关术语的语义检索等知识图谱平台获取信息,避免恐慌情绪,远离谣言。同时,知识图谱平台能够提供新冠相关文档的智能搜索和推荐等功能。其次,基于知识图谱的新型冠状病毒感染健康防护问答平台可与人类进行多轮人工智能问答,能够为人们提供可靠的防治信息。

第四节　抗击疫情下的数据隐私保护与隐私保护下的联邦学习

一、疫情大数据下的隐私保护

新型冠状病毒感染疫情正在全球肆虐,其传播速度之快,感染范围之广,防控难度之大是新中国成立以来从未有过的,在近千年的人类与病毒抗争史上也实属罕见。在新型冠状病毒感染疫情发展的同时,随着国家疫情相关数据的公开,新型冠状病毒感染疫情确诊患者的移动轨迹、所在小区及相关信息成为在疫情防控中大众所关心的热点,目前已经有不少的政府部门也陆续公开相关确诊患者信息。同时,该部分数据也为相关研究人员研究疫情传播与防控提供了重要数据参考。

在这些公开的数据中包含不少的隐私信息,如确诊或疑似病例的姓名、年龄、地址、出行史、人员接触史、健康状况等个人信息。这些隐私数据被泄露的同时,对涉疫情人员个人及其家庭甚至社会大众都会造成负面影响,这也引发公众对隐私保护的担忧。因此,国家对这些个人数据的保护十分重视。为做好疫情联防联控中的个人信息保护,积极利用包括个人信息在内的大数据支撑联防联控工作,中央网信办于2020年2月4日发布《关于做好个人信息保护利用大数据支撑联防联控工作的通知》,确保个人信息得到科学应用及有效保护。

为了深入分析确诊患者疫情相关信息,进行综合全面的病理分析和流行病学调查,将患者之间的传播链和转播网络展现出来。需要对涉疫情人员进行全面的个人信息数据收集、数据存储、数据传输和数据分析,同时保证其隐私权不受侵犯。

(一)数据收集阶段

针对涉疫情人员信息收集过程中的隐私安全问题,首先进行数据的匿名和脱敏处理,然后采用添加随机性的原理对数据收集过程提供本地化差分隐私保护。匿名和脱敏处理:用于疫情防控无须公开详细的个人信息,如真实姓名、完整证件号码、具体地址等,因此在数据处理阶段,应对所收集到的个人信息进行匿名化和脱敏处理,具体"匿名和脱敏"原则是应保证处理过的信息"无法识别特定个人且不能复原"。如在寻找确诊病例接触过的人员时,仅表明所到场所、所乘坐车次或航班,不披露任何病例个人信息,也不披露详细同乘人员名单;在披露病情时,仅列明确诊和疑似患者急诊日期、性别、年龄、报告来源、医院名称、化验结果、患者状况,删除姓名、证件等可识别至个人的标识。差分隐私保护如下。

(1)对收集到的数据进行数值化处理,在很多场景中数据是字符串格式,注入噪声的过程较为困难,通过统计、与阈值进行比较等方式将其结果转换为数值,之后再注入噪声。

(2)提供隐私预算调整权限,给予相关责任方端侧参数配置权限,可以根据防疫和隐私需求调整差分隐私的两个核心参数来更改噪声的分布和强度,从而实现不同程度的隐私保护。

(3)噪声注入,将配置好的噪声添加至原始数据,因为噪声的随机性,这部分数据即使泄露也很难关联到个人,能在很大程度上抵御包括差分攻击在内的多种隐私攻击。

(二)数据存储阶段

应对疫情相关信息,按照信息敏感程度进行分级管理,明确涉疫情人员个人隐私信息存储要求和标准。将敏感程度高的身份识别信息与一般疫情信息分开管理和存放,使用安全可靠的存储介质,并尽可能安排专人进行管理。应确保存储涉疫情人员个人信息介质安全,并采用加密等技术手段保障数据安全。此外,还应考虑采取备份等手段,降低数据丢失带来的风险。

(三)数据传输阶段

需明确数据传输目的和用途。此外,应提高各社区、街道及其他工作人员的个人信息保护意识,并严格限制接触个人信息权限,降低数据泄漏风险。公众在接收到违规传播的个人信息时,也应做到立刻删除并停止继续传播。应确保传输涉疫情人员个人信息传输介质安全可靠,如保证存储设备安全且设有密码、纸质文档采用密封袋传输以及电子邮件信道安全。

(四)数据分析阶段

涉疫情人员分析和防疫战略布局需要大量的数据作为基础。然而,受系统性能瓶颈、数据安全法规约束和患者隐私安全担忧等影响,各疾控中心和诊疗机构拥有的疫情医疗数据无法采用传统集中式方法训练机器学习模型,而单一诊疗机构拥有的数据量有限,难以训练得到优质的机器学习模型,导致诊疗机构之间缺乏有效的信息互通与协作,彼此数据封闭孤立,并以"信息孤岛"的形式存在。

为了解决上述问题与挑战。首先,利用自然语言处理等技术从各方收集的疫情相关信息中抽取确诊患者基本信息(性别、年龄、常住地、工作、接触史等)、轨迹(时间、地点、交通工具、事件)及患者关系形成结构化信息,构建包含确诊患者属性信息和结构信息的图数据。将单个确诊患者的全局医疗信息汇入一个图中,包含属性信息(患者自身的身份、诊断、治疗、身体状态等信息)和结构信息(如接触史、访问地点关联等),其中,每个确诊患者作为图中的节点,其结构信息作为图中的边。

其次,采用联邦学习作为关键技术,在构建的图数据的基础上,进行多参与方的可信联合建模。基于联邦学习、图学习和隐私保护技术(差分隐私、同态加密等)在保护患者隐私的前提下,利用神经网络深度挖掘确诊患者间的关联关系、流行趋势等影响疾病防控的关键因素,迭代优化本地子模型,使不同疾控中心和诊疗机构在不共享数据的基础上实现联邦建模和协作更新,从技术上打破数据孤岛壁垒,满足数据安全法规和患者隐私保护要求,实现多诊疗机构机器学习模型的联合优化和共同获益。

最后,通过联邦建模、协同优化,生成适应本地区实际情况的疫情大数据分析模型,对患者进行更加全面的病理分析和流行病学调查,确保密切接触者能够早发现、早报告、早隔离。同时根据确诊患者的出行轨迹分布和关联,进行不同地区的疫情风险等级预测划分,提前对潜在高风险热点地区进行相关防控预警和部署。整合各地区疫情大数据资源,为快速流行病的预防和控制、卫生策略的制定提供关键支持,实现及时全面的防疫战略布局。

二、数据隐私保护下的疫情大数据联邦学习

2019年,中国共产党十九届四中全会首次明确提出数据是一项重要的生产资料,其质量和价值通过共享、交易等流通方式得到实现和提升。近年来,在全世界范围内,信息保护意识日益增强,相关法律法规也陆续出台,其中最知名的是欧洲数据保护和隐私法规《通用数据保护条例》。然而,在基于用户数据提供服务时,不可避免地会触及个人敏感信息。在抗击新型冠状病毒感染疫情的过程中,我国推出的"健康码"在控制人员流动和接触方面起到了至关重要的作用,但在使用过程中,"健康码"采集了大量诸如身份证、行动轨迹等敏感信息,一旦泄露将引发严重后果。因此,为了保证用户隐私和数据安全,不同机构之间具有很强的数据壁垒,形成了"数据孤岛"效应,令用户数据处于围追堵截的消极保护状态,严重影响了人工智能时代下数据挖掘和使用的效率。

与传统信息安全理论所关注的保密性、完整性和可用性等静态安全不同,现代的信息安全更关注数据在动态利用过程中的安全性。联邦学习是国内外广泛研究和应用的人工智能热点技术之一,其概念最早在2016年由谷歌公司提出,用于解决手机用户在本地更新模型的问题,能够在不传输原始数据条件下,基于分布在多个设备上的个人数据构建机器学习模型,从而防止个人数据的泄露。由于联邦学习技术不需要汇聚数据进行集中计算,而是分散人工智能的计算到参与各方的数据库上进行加密的分布式计算,并

且传递的过程计算参数全部进行加密处理,保护了数据拥有者各自的隐私,从而兼顾数据的开放共享和隐私保护。从参与联邦的数据分布情况来看,联邦学习主要可分为横向联邦、纵向联邦和联邦迁移 3 个类别。①横向联邦学习适用于特征重叠较多但用户重叠较少的情况,把数据集按照横向(即用户维度)进行切分,基于特征相同而用户不完全相同的部分数据进行训练。②纵向联邦学习适用于用户重叠较多但特征重叠较少的情况,把数据集按照纵向(即特征维度)切分,基于用户相同而特征不完全相同的部分数据进行训练。③联邦迁移学习适用于用户与特征重叠都较少的情况,不对数据进行切分,引入迁移学习方法解决数据或标签不足的问题。

目前,联邦学习已经应用于金融、城市管理等领域中,微众银行利用纵向联邦将自有的发票数据和央行的征信分等属性联合构建企业信贷逾期概率模型,将原有的风控模型精度提升了约 12%。然而,在智慧医疗应用场景下,现有联邦学习方法还面临着诸多挑战。①不同医疗机构的数据质量参差不齐。联邦学习的主要贡献在于将来自不同机构的数据在不共享原始数据下实现知识的学习,但由于不同级别医院的医生水平不同(在中国,医疗机构分为三级,每级进一步分为甲、乙、丙三等),贡献的数据质量也存在差异。由于数据无法直接交换,医疗机构难以察觉数据中的错误,从而严重影响智慧医疗模型的构建。②患者数据通常具有个性化特点。疾病(例如新型冠状病毒感染)对于不同人群的症状表现是不同的,例如新型冠状病毒感染对于老年人的感染症状更加严重。由于人群分布等原因,来自不同机构的患者数据具有不同的数据分布,而联邦学习基于不同机构信息构建的全局模型难以在局部数据上实现最优的性能表现。

针对以上两个挑战,项目组分别提出了面向数据标注质量不均衡的联邦学习方法 FOCUS 以及面向患者个性化的联邦学习方法 FedHealth,保证了智慧医疗中数据流通下的隐私安全,从而促进联邦学习在智慧医疗中的应用。

(一)面向数据质量差异的联邦学习

联邦学习希望吸引更多的参与者提供数据对模型产生贡献,传统的联邦学习对于每个数据提供者都均等对待。然而,假设某个参与者提供的数据具有噪声,将影响整个联邦模型的性能。在医疗健康领域,通常情况下,医疗数据需要临床医生的"金标准"标定,但是不同医疗机构医生水平参差不齐。一旦标注出错,数据中包含错误标签,将对联邦学习模型产生负面的影响。针对这个问题,提出联邦机会计算方法(FOCUS),在联邦学习数据无法直接共享的情况下,有效检测出"脏"的参与者。

FOCUS 方法主要应用于横向联邦框架下,通过量化来自每个客户端数据集的质量,以一种机会计算方式将本地模型更新聚合到联邦模型中,从而降低质量较差的客户模型对整个联邦的影响。FOCUS 的工作流程如图 6-7 所示,当 K 个客户端将本地模型上传给服务器端,并且每个客户端接收到来自服务器端的联邦模型时:①每个客户端 i 在本地数据集上验证全局联邦模型,并将结果 LL^i 发送给服务器端。②服务器在其基准数据集上逐一评估每个客户端 i 的本地模型 M^i,并将模型性能记录为 LS^i。③当对应的 LL^i 值被服务器端接收后,计算 LL^i 和 LS^i 之间的交叉熵,以产生反映客户 i 本地标签质量的可信度度量。④最后,每个客户 i 的可信度度量作为其权重,采用加权聚合的方式更新全局的联邦模型。

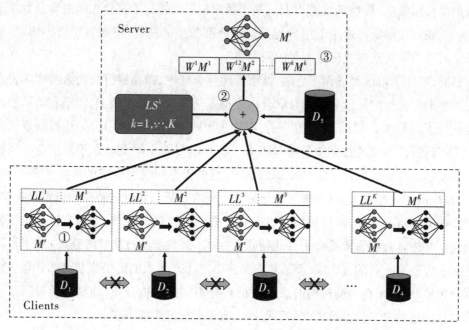

图6-7　FOCUS 工作流程

1. 客户端数据质量的衡量　由于缺乏关于客户端数据质量的先验知识,服务器端通过少量"金标准"的数据来确定数据的基准。服务器端给定一个基准数据集 D_s,如果在客户端数据集 D_k 上训练的端模型 M_k 在 D_s 上表现良好,那么客户端的数据 D_k 与基准数据集遵循相同的分布,即具有良好的数据质量。

为了准确地衡量客户的标签质量,FOCUS 进一步考虑全局的联邦模型在本地数据集上的性能表现,并定义了联邦模型和每个客户端的局部模型之间的互交叉熵损失 E^k,其计算方法如下所示:

$$E^k = LS^k + LL^k \qquad 式6-4$$

$$LS^k = -\sum_{(x,y)\in D_s} y\log P(y|x;M^k) \qquad 式6-5$$

$$LL^k = -\sum_{(x,y)\in D_k} y\log P(y|x;M^s) \qquad 式6-6$$

E^k 结合了客户 k 本地模型在基准数据集上的性能(LS^k)和全局联邦模型在客户 k 本地数据集上的性能(LL^i)。具体来说,E^k 有3种可能的情况。

（1）E^k 值较小：表示本地数据与基准数据集具有基本一致的数据分布，即客户端 A 的数据质量较好。

（2）E^k 值较大：此时意味着全局模型和局部模型都表现不佳，这说明与基准数据集相比，客户端数据集遵循不同的数据分布。因此，客户 k 的标签很可能有噪声。

（3）E^k 值适中：此时意味着两个模型中其中一个表现不好。这种情况难以直接判断客户端 k 是否包含噪声标签：若本地模型的性能较差，说明本地数据集难以支撑学习一个好的模型；若全局模型的性能较差，则意味着参与联邦模型训练的客户端中包含有噪声标签。

可以看出，每个客户端的互交叉熵 E^k 能够一定程度上反映局部的数据质量，因此，客户端 k 的可信度 C^k 可进一步定义为：

$$C^k = 1 - \frac{e^{aE^k}}{\sum_i e^{aE^i}} \qquad 式 6-7$$

其中，a 为归一化参数。

2. 机会性联邦模型更新　为了降低数据可信度低的客户端模型对整个联邦的影响，在常用的 FedAvg 方法的基础上，在模型聚合过程中对每个客户端进行可信度加权，如下式所示：

$$M_t^s = \sum_{k=1}^{K} W_{t-1}^k M_t^k \qquad 式 6-8$$

$$W_t^k = \frac{n_k c_t^k}{\sum_{i=1}^{K} n_i c_t^i} \qquad 式 6-9$$

可以看出，各客户端的聚合权重之和 $\sum_{i=1}^{K} W_{t+1}^k = 1$，因此 FOCUS 与 FedAvg 方法一样，最终能够达到收敛。总的来看，FOCUS 在学习过程中，每轮迭代需要在客户端和服务器之间进行两次通信：服务器广播全局模型、客户端提交本地模型参数。在广播期间，服务器向所有客户端发送当前的联邦模型 M^s，在聚合过程中，k 个客户端中全部或部分客户端发送基于本地局部数据更新的模型参数（LL^k, M^k）至服务器。与传统的 FedAvg 方法相比，除了模型参数外，只需要额外传输上一时刻的联邦模型在本地数据集上的性能表现参数。

（二）面向数据个性化的联邦学习

患者数据通常具有个性化特点，不同的患者可能具有不同的病状表现，来自不同机构的患者数据往往具有不同的数据分布。传统的联邦学习构建的通用联邦模型，在个性化的用户数据上难以实现最优的性能表现。迁移学习根据每个用户的数据分布特点，实现对通用模型的自适应调整，从而满足不同用户的个性化需求，是解决个性化问题的有效手段。基于联邦学习和迁移学习的特点，针对联邦学习中数据个性化问题，项目组提出了面向可穿戴健康监护的联邦迁移学习框架(FedHealth)。

FedHealth 通过联邦迁移学习旨在不损害用户隐私安全的情况下实现准确的个性化医疗健康监护。以 N 个用户(机构)和 1 个服务器为例,框架主要由 4 个过程组成。首先,服务器端基于公开数据集进行云模型的训练。然后,服务器端将云模型分发给所有用户,每个用户端可以根据本地数据做微调训练自己的用户模型。随后,用户端将模型参数通过加密上传到服务器端,通过模型聚合方法参与训练新的云模型。最后,服务器端将更新后的云模型下发给每个用户端,每个用户端可以利用云模型和公开数据以及本地数据训练个性化的模型。在这一步中,由于服务器端的数据和用户数据存在较大的分布差异,因此需要通过迁移学习使模型更适用于用户。

具体而言,FedHealth 通过融合联邦学习和迁移学习形成统一的联邦迁移框架。通过联邦学习解决了数据孤岛问题,因此,在保障用户数据的隐私性和安全性的前提下可以综合所有用户数据信息来构建一个较为通用的联邦模型。另外需要解决的重要问题是个性化问题。尽管我们可以直接使用云模型,但由于用户数据和服务器端数据样本之间存在分布差异,通用的云模型在特定用户数据上的性能表现并不一定好。服务器端的通用云模型仅仅学习所有用户的共有的粗略特征,而无法学习特定用户的细粒度特征。通过迁移学习可以克服这个挑战。在此,重点介绍联邦迁移框架中的个性化迁移。用户端在从服务器端获取云模型的参数及公开数据后,对用户模型进行迁移学习,从而学习到适用于用户本地数据的个性化模型。迁移学习过程的网络由两个卷积层、两个最大池化层、两个全连接层和一个分类层组成。在模型迁移中,通常认为卷积层旨在提取数据的低级特征,因此,将这些层与最大池化层的参数固定,即在反向传播中不更新它们的参数。对于两个全连接层,由于它们属于高层,提取的是高层抽象特征,更专注于特定的任务,因此,在模型训练期间仅更新它们的参数即可。

FedHealth 将服务器公开数据集作为源域,对全连接层提取的特征进行适配,利用对齐方法,FedHealth 在分类层之前加入一个对齐层以进一步自适应不同领域之间的分布差异。对齐层的目标函数用以对齐输入之间的二阶统计量,对齐损失如下所示:

$$\zeta_{CORAL} = \frac{1}{4d^2} \parallel C_S - C_T \parallel_F^2 \qquad \text{式6-10}$$

其中 $\parallel \cdot \parallel_F^2$ 为 Frobenius 范数,d 为嵌入特征的维数。C_S 和 C_T 是根据计算得到的源域和目标域特征的协方差矩阵。η 表示权衡参数,$\{x_i, y_i\}_{i=1}^n$,$\{x_i^u, y_i^u\}_{i=1}^{n_u}$ 分别为服务器公开数据和用户端数据样本,利用源域数据和目标域数据计算交叉熵损失。因此,用户模型的优化目标形式化为:

$$\arg\min_{\theta_u}\zeta_u = \sum_{i=1}^n \zeta[y_i, f_u(x_i)] + \sum_{i=1}^{n_u} \zeta[y_i^u, f_u(x_i^u)] + \eta\zeta_{CORAL} \qquad \text{式6-11}$$

面向可穿戴健康监护的联邦迁移学习框架 FedHealth 算法整体流程如下:

算法：FedHealth 学习过程

输入：来自不同用户的数据 $\{D_1, D_2, \cdots, D_N\}$，超参数 η

输出：个性化用户模型 f_u

（1）构建服务器端初始云模型 f_S。

（2）将云模型 f_S 分发给每个用户。

（3）用户端训练用户模型。

（4）将所有用户模型的参数通过同态加密更新上传给服务器，然后根据模型聚合方法更新服务器云模型。

（5）将更新后的云模型分发给所有用户，每个用户端进行迁移学习得到个性化的用户模型 f_u。

（6）对持续增现的用户数据重复上述过程。

第五节　基于智能感知与数据处理的疫情监测预警系统

为充分发挥信息化在个体监测、群体态势分析及多级预警体系当中的优势作用，项目组利用人工智能和大数据技术对疫情发展进行实时跟踪、重点筛查、有效预测、及时预警，为科学防治、精准施策提供数据支撑。该研究符合中共中央、国务院关于新型冠状病毒感染疫情防控工作的总体部署，符合国家卫生健康委员会《关于加强信息化支撑新型冠状病毒感染的肺炎疫情防控工作的通知》的具体要求。项目研究成果将用于及时解决对居家隔离和密切接触者监测缺乏高效手段和工具的瓶颈问题，其意义在于：①提供精准智慧工具隔离对象和密切接触者连续监测。②为乡镇、县、市提供疫情变化的多级预警预报。③实现重大疫情区域联防联控的信息共享和决策参考。④为医院救治患者提供第一手基础信息和数据。

一、智能感知

在智慧医疗助力抗击疫情的应用中，运用热成像、测温、人脸智能侦测等技术，实现区域人员检测、精确人员温度检测；通过扫码识别，将个体的体征数据及相关信息上传至 APP 系统，后台系统通过大数据分析对区域人员进行合理、安全的管理。

（一）体温感知

项目组与重庆广讯微科公司合作，联合研发了一套面向大规模人群的非接触快速人体智能测温仪，可以非接触开始检测新型冠状病毒感染高风险人群，现已经在西南地区和北京进行实际应用。

非接触人体温度检测热成像系统具有快速、方便、直观、安全等特点,集测温热成像和可见光于一体。特有双视配准机制,使可见光与热成像视场相同。热成像高精度人体测温,精度≤0.3℃,内置自动测温修正,彻底消除温度漂移,可长年稳定工作,实时测温,多目标同步自动测量,响应时间在50 ms以内,实现被检测人流经过检测区域的动态检测,杜绝漏检、漏测,智能超温报警,声光报警,快速筛查追踪体温异常者。以红外热图及高清图像处理、精确测温等技术为核心,能够实现区域人员检测、精确人员温度检测,助力各场景疫情监控及响应机制的可靠执行。

(二)数据接入

项目组与重庆广讯微科公司、成都揽月致胜公司合作,联合研发了一套面向小区的电子通行证 App 系统,实时采集小区居民的多源数据,汇集云大数据平台进行处理,动态监测人群行为体征变化,早期预警,对接重庆市疾控中心。现已经推广到重庆市、成都市多个大型小区。

住户通过手机扫码申请通行证,管理方确认住户身体健康和身份安全后,一键发放,最大限度保护一线人员,实现无接触式发放"临时通行证",同时住户也可通过小程序实时了解本户人员出入配额使用情况,积极配合防控人员做好居家隔离。

后台服务器的架构是自研的 cango 系统,系统可根据各地疫情防控政策,灵活设置不同条件频次。比如,一般住户以家庭为单位限制出人次数,针对返程人员,居家隔离14天等。

门岗扫码识别时,可依据住户配额情况,决定"放行"或"劝返";若遇到提问或健康状态异常人员,门岗可一键反馈至疫情防控中心,方便及时追踪疑似患者。若有新型冠状病毒接触史人员,需进行长时隔离观察,隔离人员可通过此系统发送生活物资需求清单给物业人员,物业根据清单情况进行采购配送。避免人员物理接触,导致恶性传播。

二、智能数据处理与决策

项目以 Hive On Spark 大数据平台为支撑,构建数据层基础、核心子系统、应用系统等多级结构的技术路线。其中数据基础层的数据主要源自新型冠状病毒感染疫情个性化监测子系统前端采集的数据(比如居民的个人信息、生命体征数据、流行病学史数据、位置信息等),大数据平台提供的搜索工具从互联网爬取的新型冠状病毒感染疫情数据(比如国家卫生健康委员会公布的确诊病例数据、疑似病例数据、治愈病例数据、死亡比例数据等)、官方公布的交通数据、人口迁移数据等。

大数据平台提供 Hive On Spark 和 SparkSQL 用户接口,用户可以通过用户接口提交新型冠状病毒感染疫情检索请求,疫情大数据分析平台会智能化将检索请求转换成分布式任务,在海量的数据中高效获取结果,并且返回给用户。同时提供了编程接口,用于其他团队的二次开发。

结构上 Hive On Spark 和 SparkSQL 都是一个翻译层,把一个 SQL 翻译成分布式可执行的 Spark 程序;数据库引擎都是 Spark。

(一)算法建模与封装

1. 数据预处理研究　针对获取到的包括生命体征、流行病学史、位置信息等关键指标数据,考虑到所获取的数据类型和指标较多,且数据存在一定程度上的缺失、重复等问题,此外部分数据可能存在着一定程度上冗余,因此采取基于特征工程的数据预处理,主要包括了去除唯一属性,如 ID 属性这些不能刻画样本本身分布规律的属性;处理缺失值,包括了删除确实过多的特征、均值插补、建模预测、极大似然估计等方法;特征编码,针对类似性别属性等特征进行二元化 0、1 处理,独热编码等;数据标准化、正则化处理,消除量级影响;降维处理,降低学习任务难度,减轻维数灾难问题。项目进行过程中,可能不止上述预处理过程,根据实际情况再行选择。

比如封装式特征选择分类集成模型,将实现特征优化,获得最优特征子集,有助于降低分类和回归误差。模型输入为待选特征集和分类类别,该模型采用 wrapper 模式,采用 ERR 作为特征选择评价准则,SVM 为分类器原型,CAGA 为搜索算法。

2. 智能算法研究　在获得已经经过预处理的数据之后,以建立起有效的个体监测和群体态势分析体系,实时监测个人状况和疫情态势变化。主要包括两个层次,一是个体监测分析,采取基于决策树、SVM、深度神经网络等机器学习算法,准确对监测用户进行状态分级,包括未感染、疑似、高危三种状态,实现准确分类;二是对于已采取监测的个体数据,在不同区域分级的情况下,如小区、街道、区县、省市采取合适的聚类算法,提取合适特征进行聚类分析,如 K 均值聚类、高斯混合模型等,首先给出一个初始分组方法,以后通过反复迭代的方法改变分组,使得每一次改进之后的态势评估准确性都较前一次好,最终获得疫情态势的动态热点图。

项目组提出了一种基于深度子空间切换集成学习的多源数据融合识别方法,该方法基于优选的特征,进行深度子空间集成学习,再结合贝叶斯加权融合机制,从而提升模式识别或分类的准确性。

(二)大数据平台架构

新型冠状病毒大数据处理平台基于 Spark 进行构建,Spark 定位于内存计算框架:分布式计算 RDD、实时计算 Spark Stream、结构化查询 SaprkSQL、数据挖掘 Spark. ML。其中,分布式计算为我们提供了高效的大数据处理能力,实时计算可以满足新型冠状病毒迅速变化的分析需求,结构化查询为我们提供了高性能的优化查询接口,数据挖掘为病毒发展预测等需求提供了有力的参考结论。

针对目前新型冠状病毒发展变化迅速的特点,新型冠状病毒大数据处理平台基于

Spark Streaming 进行高效的实时数据处理。Spark 流是对于 Spark 核心 API 的拓展,从而支持对于实时数据流的可拓展,高吞吐量和容错性流处理。数据可以由多个源取得,如 Kafka、Flume、Twitter、ZeroMQ、Kinesis 或者 TCP 接口,同时可以使用由如 map、reduce、join 和 window 这样的高层接口描述的复杂算法进行处理。最终,处理过的数据可以被推送到文件系统、数据库和 HDFS。

MLlib 是 Spark 对常用的机器学习算法的实现库,同时包括相关的测试和数据生成器。Spark 的设计初衷就是为了支持一些迭代的 Job,这正好符合很多机器学习算法的特点。MLlib 目前支持 4 种常见的机器学习问题:分类、回归、聚类和协同过滤。

（袁　方　任海玲）

第七章

人工智能与大数据在传染病预测中的应用

第一节 概 述

一、传染病管理现状

对传染病的防控管理主要有 3 个环节:控制传染源、切断传播途径、保护易感人群。其中,以保护易感人群为最优策略。但是基于数据获取和研究方法等多方面的限制,目前我国乃至全球对传染病的管理主要围绕"病发"后治疗"传染源"、切断"传播途径"的事后管理,如艾滋病(AIDS)、严重急性呼吸综合征(曾称为传染性非典型肺炎,SARS)、禽流感、登革热、莱姆病和埃博拉病毒(Ebola)等,全球针对这些不断暴发和新发传染病的应对措施,都属于典型的事后管理模式。截至目前,很少有成功针对易感人群的传染病预防。

二、传染病预警预测模型研究现状

通常对传染病的研究主要有 4 种方法:描述性研究、分析性研究、实验性研究和理论性研究。描述性研究指按时间、地点及人群的各种特征(如年龄、性别、职业等)进行观察,确切和详细记载传染病相关状态的分布特征;分析性研究一般选择一个特定人群,对提出的病因或流行因素进一步进行验证;实验性研究指研究者在一定程度上掌握实验条件,有针对性地主动给予研究对象某种干预措施,便于掌握事物的变化规律;理论性研究与前面的研究方法完全不同,但以前面的研究结论为基础开展相关研究。在理论性研究中一个重要的方法是利用传染病各种调查获取数据,建立相关数学模型并利用计算机进行仿真模拟。理论性研究的核心是通过构建传染病传播和发病模型,将传染病产生和流行的背景环境因素(如流动人口、防治策略、患者发现和治疗水平等)联系起来,进而再利用空间信息技术及数学方法挖掘和研究其潜在的医学和生物学意义。其优势是可实现在实验室条件下重现传染病流行过程,并通过反复比较、探讨,最后判断各因素对传染病的贡献大小,为宏观调控和微观防治提供科学依据。

传染病发病预测模型通常包括时间序列模型、灰色模型、动力学模型、神经网络等模型。时间序列模型基于监测时间序列的数据,由于监测数据相对完善和易获取,这方面的研究也是最多的。时间序列模型的基本思想是将时间序列视为一组依赖于时间的随机变量,这组随机变量所具有的自相关性表征了预测对象发展的延续性,用数学模型将这种自相关性描述出来,就可以从时间序列的过去值及现在值预测其未来的值。

灰色模型是针对"小样本""贫信息"的模型。该模型是邓聚龙于1982年创立的发病率预测模型。该模型不要求数据具有规律性分布,且计算量小,可用于长短期预测。灰色模型基于年度发病率数据进行预测,准确度较高。较为常用的灰色模型有GM(1,1)模型、GM(1,N)模型、GM(2,1)模型、DGM(1,1)模型等,模型的应用范围和预测准确性逐步提高。

虽然早在1760年,D. Bernoulli就利用数学方法研究过天花的传播,1911年Ross利用微分方程模型研究疟疾在蚊子与人群之间的动态传播行为(该项研究使他第二次获得诺贝尔奖),但作为传染病动力学奠基性的工作是Kemiark和Mekendrick在1926年构造的著名SIR仓室模型和1932年提出的区分疾病流行与否的阈值理论。Kermark和Mekendrick将总人口分为易感者(S)、染病者(I)和恢复者(R)3类,即经典的SIR传染病模型。SIR模型对传染病的传播规律和流行趋势进行了研究,提出传染病消灭的阈值理论:若种群中易感者的数量高于阈值,传染病将继续维持;若种群中易感者的数量低于阈值,传染病将趋向绝灭。

从模型的数学结构来看,绝大多数传染病传播模型、是常微分方程组。从传染病的传播机制来看,这些模型涉及接触传染、垂直传染、媒介传染等不同传染方式,以及是否考虑因病死亡、因病或预防接种而获得暂时免疫或终身免疫、患者的隔离等因素。有关连续传染病动力学方面的研究进展可详见2001年Hethcote(赫斯科特)在Scholars Journal of Applied Medical Sciences上发表的综述文章,以及Anderson(安德森)和Mary(马利亚)的专著。

以常微分方程为核心的模型主要是均匀混合传染病动力学模型,其特点是将人群看作均匀混合的,即所有个体之间的相互接触是等可能的。

模型方程为:

$$\frac{dS}{dt} = \Lambda - \beta c S \frac{1}{N} - \mu S \qquad \text{式 7-1}$$

$$\frac{dE}{dt} = \beta c S \frac{1}{N} - (\mu + k + r_1)E + \beta' c R \frac{1}{N} \qquad \text{式 7-2}$$

$$\frac{dI}{dt} = kE - (\mu + d + r_2)I \qquad \text{式 7-3}$$

$$\frac{dR}{dt} = r_1E + r_2I - \beta'cR\frac{1}{N} - \mu R \qquad \text{式7-4}$$

$$N = S + E + I + R$$

其中，S 是易感者数量；E 是潜伏感染者数量；I 是染病者数量是恢复者数；$\wedge$ 是补充率；β 和 β' 是 S 被感染的概率；c 是接触率；k 是 L 的发病率；r_1 和 r_2 分别是 L 类和 I 类的治疗率；d 是致死率；μ 是自然死亡率。

传统均匀混合确定性动力学模型完全忽略了人群的局部接触方式，人与人接触的过程不可能是一个均匀碰撞的过程，不同的人在单位时间内接触的人数是完全不同的。人和人之间的接触形成一个社会接触网，如果把人及其相互之间的接触认为是网络，群体水平的传染病流行实际上就是疾病在社会接触网上的传播过程。

网络是由节点与连接两个节点之间的一些边组成，其中节点代表真实系统中不同的目标(个体或区域)，边表示目标之间的关系。假设将人群按照单位时间内的接触次数进行分组，用 N_k 表示单位时间内有 k 次接触的人群总数，S_k 和 I_k 分别表示中易感者和染病者数量，度分布为 $P_k = N_k/N$，不考虑出生与死亡，在度不相关的网络中，类似均匀混合传染病动力学模型，可建立 SIS 网络传染病动力学模型如下：

$$\frac{dS}{dt} = \mu I - \lambda \sum kS_k \frac{\sum kI_k}{\sum kN_k} \qquad \text{式7-5}$$

$$\frac{dI}{dt} = \lambda \sum kS_k \frac{\sum kI_k}{\sum kN_k} - \mu I \qquad \text{式7-6}$$

由模型可见，对于度不相关情形，传染项主要考虑易感者节点或染病者节点连接总边数占整个网络总边数的比例。因此，网络动力学模型更接近真实传播。

随着国际旅游业的发展及大量流动人口的出现，一些传染病被从发病率高的地区来的游客和移民传播到世界各地，如结核病在美国和欧洲等一些发达国家出现回升，给围绕常微分方程的传统模型研究带来挑战。这些挑战主要是因为流动人口形成的社会网络随机性更大，而且流动人口相关数据获取更加困难。因此，目前对该网络动力学模型最主要的动态分析是"系统稳定性"，即寻求在人口任意演变或流动情况下，传染病消失或保持稳定的条件。

对复杂网络模型的稳定性进行研究，目前主要有两种方法：公共 Lyapunov 函数法和代数方法。作为代数方法的代表，Stanford 等在 1979 年提出基于子系统矩阵特征值和奇异值的稳定性判据，尽管所得代数判据简洁且可验证，但均为充分性判据或必要性判据，不能完全证明系统稳定性。相反，1990 年开始发展的公共 Lyapunov 函数法，因具有普适性和非保守性，成为研究混合系统稳定性的主流方法。所谓公共 Lyapunov 函数是指所有子系统共同的 Lyapunov 函数，但进一步研究发现，利用公共 Lyapunov 函数法研究混合动态系统稳定性的实质困难在于相关判据在算法意义上是不可验证的,表明公共 Lyapunov 函数法也无法用于判断复杂网络模型的稳定性,鉴于混合动态系统渐近稳定的充要条件是其子系统矩阵在所有范数下诱导的极小公共矩阵测度为负。

近十年,网络传染病动力学模型研究取得一定进展,但目前模型研究存在 3 个问题。①模型假设总人口保持不变。②模型主要由统计物理学家提出,研究缺乏动力学理论的深入分析和证明,如系统稳定性、分支和最终疾病负担的数学表达。③针对具体传染病建立的网络传染病模型不多,更缺少结合具体疾病数据对模型参数的估计与优化。

近 30 年,国际上传染病动力学的研究进展迅速,大量的数学模型用于分析各种各样的传染病问题。这些数学模型大多适用于各种传染病的一般规律的研究,也有部分是针对诸如 SARS、麻疹、疟疾、肺结核、流行性感冒(以下简称流感)、天花、淋病、艾滋病(AIDS)等具体的传染病模型。随着老传染病复燃和新发传染病暴发,我国一些学者开始对传染病理论模型的研究意义有了一定的认识,并积极开展相关的研究。尤其是 2003 年 SARS 暴发以来,国家建立传染病专报网络,加强对传染病模型的研究,尤其针对乙型肝炎、艾滋病和结核病三大传染病设立了专题研究项目。其中比较有代表性的有西安交通大学马知恩团队系统研究的传染病模型,靳祯、周义仓和贾忠伟等针对流感、艾滋病和结核病等开展的研究。

三、健康医疗大数据积累和互联网+信息技术的发展

传染病防控与社会发展、生态环境和人类行为方式密切相关,也可以说是一个社会发展阶段的晴雨表。实现对传染病预测,降低传染病负担,是每一代疾病防控人的奋斗目标。但要实现对传染病的准确预测,需要将传染病还原到其产生和发展的背景下。这意味着必须收集一切与之相关的数据信息,包括疾病本身的医疗数据,也包括疾病产生的自然和社会数据。尤其对我国这样一个处于快速发展阶段的国家,丰富完整的社会发展和自然变化数据,对预测传染病传播和暴发尤其关键和重要。

(一)医疗健康大数据

我国自 2009 年正式启动新一轮医改方案以来,以临床应用和电子病历建设为主要内容的医院信息化建设取得重要进展,基层医疗卫生管理信息系统应用推广的步伐加快,信息标准和安全体系建设日益健全,部分地方建立了省级信息平台和地市、县级区域信息平台,区域内卫生信息共享以及跨区域业务协同逐步深化,全国各地在医疗卫生各领域建立了众多以电子健康档案和电子病历数据库为基础的医疗应用系统。医疗数据的类型和规模正以前所未有的速度增长,医疗卫生领域已进入网络大数据时代。

(二)相关数据

自 1949 年以来我国每个城市都建立了大量水文、环境、土地与地震监测机构和监测

点,积累了海量的实时监测数据,涵盖了环境、气象、灾害、土地流失、植被覆盖等大量与传染病直接相关的自然条件数据。

可穿戴技术的快速发展和普及,为更准确获取人们本身的健康状态提供了便利和可能。例如,对运动量、睡眠质量、健身爱好、饮食习惯等生理、行为甚至生化数据的获取速度、规模,将是前所未有的,对传染病预警预测的影响也将无法估量。

四、健康医疗大数据为传染病预测提供机遇

传染病预测通常依赖于传染病发病和传播模型,其原型是疾病的发病或者传播机制。预测模型的参数来自现场调查、监测或专家经验。传染病模型没有广泛推广应用的重要原因之一,是因为模型参数获取困难(有时几乎不可能)或模型参数来自部分现场数据,不能反映传染病与外界世界的真实关系,导致模型对实际传染病问题预警预测不准确,限制模型的推广应用。

"谷歌"是将网络大数据应用于实际传染病防控的先驱,2009 年成功预测流感的"谷歌预测模型"掀起大数据预测热潮。Caucheme Z 利用在线社交网络信息,成功预测美国宾夕法尼亚州的一次 H1N1 流感暴发;Pennacchiotti(彭纳基奥蒂)用推特(Twitter)的社交信息,划分出流行患者群的危险等级;中国科学院研究人员利用腾讯微博数据对国内流感流行趋势进行评估。这些网络大数据应用于公共卫生和健康管理的积极探索促进了相应大数据技术发展和成熟,如不同尺度数据的融合与相关信息关联继承、同一用户在多网站注册信息的有效辨识算法等。但是正当全球学者满腔热情期待将网络大数据应用于实际传染病公共卫生防控和管理时,"谷歌预测模型"从"预测神话"沦为被质疑大数据作用的典型案例。

反思"谷歌预测模型"失败的根本原因,"谷歌预测模型"的输入输出只依赖于网络数据,预测结果缺乏实际流感数据的实时评估和校正,预测误差被不断叠加扩大。"谷歌预测模型"的失败说明,传染病公共卫生防控需要网络大数据支持,同时也需要网络大数据在捕捉发现一个有意义的关联后,及时与实际公共卫生数据进行相互印证,确定其专业意义。只有这样,才能发挥网络数据博大、及时的特点,补充实际公共卫生数据的不完整信息,实现对疾病传播规律和流行趋势的准确预警预测。

显然,表征多源异构医疗健康大数据的数学模型,结构更加复杂,计算难度和复杂度呈指数级增加。目前的普通计算服务器尚不能快速有效解决海量多维大数据的高性能计算需求,对复杂的模型要花一两个星期才能计算出结果,急性传染病实时预警很难接受。

为引领全国大数据科学领域基础研究,根据国家和广东发展战略需求,国家自然科学基金委员会与广东省人民政府以国家超级计算广州中心"天河二号"超级计算机为平

台,联合推出大数据科学研究中心项目,其中包括开发在普通计算机上实现目前只能在"天河二号"超级计算机平台上实现的高性能计算。

随着国务院发布《促进大数据发展行动纲要》率先推动政府数据公开,以及捕捉数据技术的发展,也许传染病精准预测的梦想,在我们这一代有望实现。

第二节　医院人工智能传染病预警系统的设计与应用

一、医院人工智能传染病预警系统设计

(一)系统逻辑结构

医院人工智能传染病预警系统包括数据采集系统、传染病分析系统、传染病预警系统以及用户统一认证中心4个子系统。

1. 数据采集系统　负责对内实时采集医院门诊日志,制定统一的数据标准,对外提供标准数据接口和标准数据模板,充分考虑扩展性,一旦推广应用,各医院只需按照标准的数据接口接入或下载标准数据模板填报,系统即可实时采集各家医院的信息。系统采集的主要数据信息有:患者个人基本信息、门诊日志(发热门诊)、病历记录、治疗记录、影像数据、检验数据及其他相关数据。

2. 传染病分析系统　负责对采集数据进行处理、传染病特征分析、患者发病特征分析、挖掘潜在的患者和潜在高危人群、分析结果实时及多维度展示。系统打破传统的规则模型,运用大数据、人工智能等先进信息技术建立"大数据条件分析模型",对数据进行清洗、加工和统计分析,实时挖掘潜在新发传染病患者和潜在高危人群、潜在可能出现的传染病及潜在其他疾病危险,向相关职能科室和医学专家进行展示。

3. 传染病预警系统　用于设置预警参数、实时预警及传染病态势感知。积累历史传染病防控经验,结合相关症状从时间、空间在传染病预警系统设置预警参数阈值,当某种发病症状达到阈值,系统进行主动预警,并自动向相关职能部门发送预警通知。从传染病发病特征、时间分布、地理区域分布等维度分析展示传染病态势,为新发传染病的防控提供第一手数据支撑。

4. 用户统一认证中心　负责统一进行认证应用配置、机构和(或)科室维护、用户-角色-权限分配以及登录认证。

(二)主要技术路线

医院人工智能传染病预警系统采用浏览器与服务器(B/S)架构,系统部署后通过浏览器进行使用,包括表现层、服务层、技术层、数据层4个技术分层。

1. 统一数据采集方式 采集患者基本信息、门诊日志(发热门诊)、病历记录、治疗记录、影像数据及检验检查数据。针对数据采集存在数据量大、标准不一致、实时性要求高等问题,制定一套统一的数据标准、数据接口,搭建医院人工智能预警系统 PAAS 平台,各医疗机构按照接口标准接入即可实现数据的实时采集。

2. 数据分析及挖掘方式 系统对采集的数据进行清洗、加工及结构化存储,采用自然语言处理(NLP)技术对发病特征、治疗记录、病历信息等进行语义分析,提取病史、症状特征、诊断、检查结果及治疗等关键词,用词向量将非线性回归到线性分类,运用确定有穷永动机(DFA)算法、支持向量机(SVM)等机器学习算法训练模型,挖掘潜在新发传染病患者和潜在的高危人群,并定期自动更新模型训练样本、调整模型参数,自动进行模型训练自动学习。

3. 新发传染病预警提示 系统通过商业智能(BI)可视化从发病症状、治疗情况、区域分布、单位分布、职业分布、年龄分布、性别分布等多个维度呈现传染病态势、发病症状态势和治疗态势;系统可设置预警阈值,使用短信、邮件的方式自动发送预警通知,及时通知相关职能部门,提高医疗机构对新发传染病的识别能力。

4. 加强医院数据安全 以虚拟化技术为核心,利用计算虚拟化、存储虚拟化、网络虚拟化等模块,将方法计算、存储、网络等虚拟资源融合到一台标准 X86 服务器中,形成基础架构单元,搭建超融合私有云,并利用云安全组件搭建信息安全防御体系,包括堡垒机、安全套接层(SSL)、虚拟专用网(VPN)及防火墙等。

二、医院人工智能传染病预警系统优势

应用医院人工智能传染病预警系统可充分发挥医院信息化技术优势,提高区域内新发传染病防控工作效率和质量,实现信息快速沟通,整合各医疗机构率先形成横向到边、纵向到底的新发传染病在线预警网络,实现疫情防控期间的统一调度、方案共享、救治指导、疫情预警等方面的快速响应。

1. 疫情信息可视化集中呈现 为地方政府制定决策和部署工作提供数据支撑;同时,地方政府可根据疫情实时发展态势,实现"大数据疫情防控指挥统筹兼顾、局部疫情优先调度"的功能。

2. 实现应对新发传染病的统一调度 提供最快捷、准确的信息传输通道,实现疫情信息实时快速精准地上传下达,确保从中央到地方的决策部署第一时间传达到基层,有效遏制新发传染病疫情传播。

3. 完善突发公共卫生事件应急体系 弥补现有传染病报告卡仅对已知疾病诊断编码的判断结果,对于新型疾病的确认时间周期长,上报逐级审核汇总再上报,人为干扰因素太多,无法实现应对突发大规模传染病流行的缺陷。

4.保障敏感数据安全 为政府部门、医疗机构、疾病预防控制中心等疫情防控单位提供数据安全技术支撑,保障数据规范使用,防范网络安全突发事件,为疫情防控工作提供可靠支撑。

第三节 基于大数据的医院真实场景传染病预警系统

随着卫生健康服务体系特别是医疗机构信息化建设的不断完善,大数据、人工智能等新技术对提升疫情监测预警能力,健全重大疫情、公共卫生应急管理体系大有裨益。据此,本研究在分析现状和问题的基础上,基于医院全量数据中心,利用大数据、人工智能等手段,建立了遵循 ICD 编码规范的医院真实场景下传染病监控及预警系统,对传染病进行常态化监测、疫情预警处置、趋势预测研判等,将医院传染病监测与预判的岗哨关口前移,大大提升对传染病疫情的控制能力。

一、系统架构设计

医院传染病实时监控及预警系统在设计时需满足"3 个统一",即统一数据标准、统一监测技术、统一集成管理。本系统的设计以医院数据中心为基础,结合疾病预防控制中心(CDC)数据、气象数据等,利用自然语言处理技术及机器学习技术构建传染病监控及预警引擎,通过患者诊前预问诊、诊中临床辅助决策支持、诊后疾控管理监测全模块联动,实现以样本个案信息管理为主线的动态追踪与查询,通过多源数据的整合和综合分析,实现对已知传染病趋势的分析预测、未知传染病的主动监测预警和上报流程管理等功能,为快速反应和决策提供信息支持。

二、数据采集与预处理

医院数据中心采用 Hadoop 大数据技术架构,集成 HDFS 分布式文件系统、HBase 列式数据库、Hive 数据仓库、Mahout 机器学习等,可方便地进行数据存储和分析计算。传染病学习数据在深入挖掘医院 10 年来积累的 22 万份传染病历史病历数据和医联体医院提供的 197 份传染病病历数据基础上,应用大数据技术对临床数据进行清洗和归集,集中存储和统一管理,为传染病预警模型训练应用提供了必备的数据基础。由于部分传染病与气候因素联系密切,医院传染病实时监控及预警系统除了从数据中心中获取数据,为使预测模型具备考虑气候因素对传染病流行趋势影响的能力,本研究还从国家气象数据部门网站收集获取了每日温度、湿度、风力等气候数据。

虽然传染病实时监测及预警系统数据来源广泛,但是存在数据格式不一致、有缺失值等问题。所以在模型训练之前需对数据进行预处理。在处理中,首先对患者的诊断名称进行归一化,以40种法定传染病和其他传染病对病历数据进行筛选,进而统计生成各个传染病每日确诊数量的时间序列数据,并将多个渠道的数据进行合并。此外,在应用研究中发现收集到的气候数据中存在部分日期温度数据缺失的情况,考虑气候数据在短时间内较小概率产生大幅变动,所以采用对前后一段日期温度数据进行平均的方法填补。

三、已知传染病主动监测预警

诊前患者预问诊是在患者预约挂号后先将患者基本信息、病史与疾病诊断相关信息,在就诊前提供给医生,提高医患双方的沟通效率,为医生正确和快速诊断及治疗疾病提供有效参考。在传染病监控及预警方面,通过预问诊采集患者来源地,与疾控中心疫情通报信息进行匹配,对患者是否来源于疫情发生地进行预判,提醒接诊医生注意风险防护,降低医生被感染风险,并提醒医院感染控制部门做好应对措施。

诊中医生临床决策支持系统(CDSS)作为嵌入医生工作站的智能决策支持系统,利用大数据和人工智能技术,实现疑似传染病预警提醒、确诊传染病上报提醒及跟踪等部分。在疑似传染病预警提醒方面,根据《法定传染病诊断标准》,结合传染病专家知识库,对诊疗数据进行传染病疾病相关特征提取、标记,设立规则库,涵盖症状、病史、检验检查结果回报分析等,一旦感知到传染病触发条件,系统针对疑似传染病、临床确诊等55类辅助决策,推送消息到医生电脑前端进行提醒。

对于趋势预测,针对已有确诊病历数据分析,运用人工智能技术,结合人群社交流动信息以及对应的气候条件变化等多维度特征因素训练人工智能模型,从而达到对传染病的发展趋势在"天"这个时间尺度上进行实时预测,并可根据提供特征的完整程度自动更新迭代模型,对传染病的扩散、流行以及暴发等提供有力评估手段。

四、传染病上报提醒与跟踪

传染病实时监控及预警系统将上报审核关口前移,将疾控直报专网上报的校验逻辑全面前移到医生传染病报告填写阶段。根据《法定传染病诊断标准》,整理不同疾病的疑似诊断、临床诊断、确认诊断标准,分解出特定特征集,利用人工智能技术,对医生进行诊断下达以及检验结果进行实时监控,发现疑似传染病的诊断或者非正常检验指标立即预警,提醒其将传染病信息上报,按传染病类型不同,设定相应的上报倒计时提醒,确保及时上报。对于确需上报者,通过自然语言处理技术对上报内容实现自动回写,减少医生的录入量,同时校验数据完整性,医生确认提交后上报至院级疾控管理部门。同时,实时监控上报审核流程及状态。针对无须上报的情况,设置一键交互回复理由,提供忽略选择功能,避免漏报和重复上报,与传染病诊断相关的忽略原因包括陈旧性病灶、无须上报的病原携带者、不符合相关传染病诊断标准等。该方案有效地解决了主动上报方式中存在的漏报、错报和迟报问题。

五、未知传染病大数据感知

为尽早发现新发未知传染病的"苗头",实现公共卫生突发事件的关口前移,将大数据挖掘技术运用于未知传染病监测当中,利用自然语言处理技术,实时获取患者病历描述中的症状信息,通过大数据聚合分析,实现特殊表现人群数量变化的实时监测。系统支持主动维护设定监测特征集,通过固定阈值法(单病历预警法)和移动百分位数法进行预警,特征集细粒度可到某一症状或某一检验结果值。例如,对于设定时间长度内、同一区域内,发现聚集性发热、腹泻患者,或者某一时间段相关患者数量同比迅速增加时,预警系统即发出预警信号。通过大数据,我们就能有效防止出现新型传染病在早期因为病例在数量、地点和时间上的"大集中、小分散"造成的视觉盲区,有效避免出现单个医生只能看到新发传染病疫情"冰山一角"的情况,从而及早发现疫情。

第四节　重大疫情智能决策与指挥系统研究

一、相关理论与技术研究

(一)决策理论

决策理论形成于 20 世纪 30～40 年代,以赫伯特·西蒙为代表人物,是关于决策概念、原理、学说等的总称。决策理论是在系统理论的基础之上,吸收了行为科学、计算机科学、运筹学等研究成果,最终发展成一门有关决策过程、准则、类型及方法的较为完整的理论体系,应用于解决管理决策问题。

该理论在系统中的体现如下。

(1)决策理论对重大疫情应急响应与应急处置活动进行理论概括,并充分考虑疫情应急管理的社会人文环境与疫情动态发展形势,使决策理论围绕疫情决策这个中心来发展。

(2)决策理论给决策指挥者提供疫情分析的系统方法,帮助制定重大疫情应急处置的关键决策。决策指挥人员通过移动端、无人机、各类传感器可以掌握疫情现场反馈信息,充分了解疫情发展动态,以及各类应急资源的救援实施情况,消除疫情信息和资源保障的不确定性,进而做出关键性决策。当然,关键性决策制定的科学性依赖于信息资源获取的及时性和准确性,因此,实时更新疫情动态数据,全域汇报疫情处置态势是提高决策能力的关键。

(3)重大疫情决策支持系统需要全面采集融合疫情数据,充分运用各种科学知识和技术手段,建立高效疫情信息传输通道,实现疫情科学决策。基于决策理论,利用智能化算法来实时优化疫情决策支持方案,使决策指挥者的理性决策对于疫情防控指挥具有针对性与有效性,帮助快速解决疫情问题。

(二)应急管理理论

应急管理理论是应对重大公共卫生事件危险防范管理提出的,帮助政府相关部门从根源寻找重大突发公共卫生事件的起因,并分析其造成影响因素与社会危害性。从根源出发,采取应急行动处置,进行危机管理,降低风险和损失,应急管理理论对于重大疫情的应急管理具有理论借鉴价值。

应急管理是一个动态过程,包括应急准备、监测预警、应急响应、事后评估4部分。一方面,加强专家团队、医疗物资、公共设施等应急资源管理,以及卫生防疫体系、应急预案等知识管理,同时也要加强卫生管理数据库平台建设,为应急决策指挥提供数据支持;另一方面,提高风险防范意识,进行突发公共卫生事件的培训演练,提高应急队伍的应急处置能力和水平,做好应急准备工作。同时,进行相关数据信息的监测预警,提供全面的信息服务。当预警信息超过阈值时,发送预警信号,立即召集专家团队进行核实评估,启动相应的应急预案,下达处置任务,实现协同处置。公共卫生事件处理完毕后,将相关信息反馈给决策指挥者,进行事态评估,终止事件响应,进行归档,存入案例库,生成突发公共卫生事件总结报告。

应急管理理论为决策指挥者应急处置活动提供了一种系统理论方法,帮助决策指挥者实现疫情管理的科学决策、快速响应、现场反馈、及时调整。在疫情决策指挥方案论证过程中,指挥部门应当咨询听取专家意见,结合案例知识,对重点隔离地区、隔离病例、定点机构、医疗资源处置等应急管理活动进行科学决策指挥。启动预案后快速响应,调集医疗队伍,确定医疗定点机构,集中医疗资源,快速进行医疗救治。对感染疫区和中高风险地区进行实时动态监测,掌握现场处置情况,评估现场资源缺口情况和医疗救治能力。借助智能算法、大数据、云计算,通过移动终端及时反馈上级,分析现场应急管理的缺点与不足,及时进行方案动态调整,补足资源缺口,实现资源合理分化布局与紧急医疗救治。

(三)可视化技术

在重大疫情应急指挥过程中,需要实时全面掌握疫情相关数据信息、应急指挥的组织信息、协同处置机构信息、应急资源指挥调度信息、现场实时视频图像信息、现场处置进展汇报信息等各类信息。可视化技术通过智能语音接入、视频会议接入、数据业务接入、5G图传、视频监控、融合通信等方式,能够将这些信息进行整合和优化展示,为应急指挥中心和决策指挥者提供直观全面的观察视角,实现重大疫情应急指挥扁平化与高效化。可视化技术对应急指挥中心和决策指挥者掌握疫情处置态势、协同调度指挥具有重要意义,同时也是提高仿真模拟演练效果的一种关键技术手段。

可视化技术可实现应急通信、应急专家、应急救援队伍、应急机构、应急医疗物资与设备、隔离酒店、核酸检测点、定点医院等应急基础数据的可视化,在一张图上实时查询、分类、统计分析、展示、叠加等。同时,也可将视频监测预警数据、确诊病例移动轨迹信息、疫情中高风险地域信息等,以热力图的形式可视化展示,帮助值守人员和决策指挥者实时全面了解、掌握疫情信息资源,辅助决策指挥者科学、有效、快速做出应急决策与应急处置方案。最大程度地消除、减少重大疫情带来的危害,保障人民群众的生命财产安全,维护经济社会和谐稳定。

(四)知识库

知识是人类社会进步和智慧的体现,知识库是基于知识的系统,具有智能化的特点。知识库来源于两个不同领域,分别是知识工程领域和数据库领域,人工智能和数据库技术的深度融合,促进了知识库系统的产生和发展。知识库是知识工程中全面结构化、组织化、操作简单、便于利用的知识集群,采用计算机存储中的知识片集合,比如理论知识、数据、专家经验等,帮助解决某些领域的前沿问题,满足现实发展需要。

知识库是基于知识的专家系统,通过专家系统、逻辑推理的参与,为疫情科学决策指挥提供知识管理和知识服务。应急管理知识库包括疫情各项监控指标及指标体系、疫情评判规则与标准、监测数据误差限值、专家知识经验、演习演练经验、卫生法律法规等。应急管理知识库的构建有利于推动重大疫情监测预警、辅助决策、协同指挥。

新冠肺炎疫情发生后,指挥部门要在时间与资源有限的情况下,根据疫情发生的特征、感染范围以及危害程度,对重大疫情进行快速应急响应和协同处置,降低疫情损失与危害。决策指挥者的经验决策缺乏理性判断,一旦决策失误,会造成重大损失。应急管理知识库通过对相关案例及预案进行匹配分析,为政府及决策指挥人员对重大疫情的应急处置带来理论借鉴经验,有助于做出正确应急方案,最大程度减轻人民群众的生命财产损失和对社会经济的不良影响。

(五)人工智能

人工智能,是一门研究、开发用于模拟和拓展人的智能的理论、方法、技术及应用系统的技术科学。人工智能的发展史和计算机科学技术的发展史紧密相连,是计算机的一个分支,其主要应用领域包括机器人领域、智能控制、图像识别领域、语音识别领域和专家系统等。人工智能的四大分支包括模式识别、机器学习、数据挖掘、智能算法等。人工智能在防疫中解决了很多难点,在疫情防控指挥中发挥重大作用。

习近平总书记强调,要充分发挥人工智能在新冠病毒肺炎疫情防控指挥中作用,实现疫情大数据分析、病毒溯源、紧急医疗救治、资源指挥调度等功能。在疫情防控指挥中,人工智能让政府从单一管理转变成多元部门协同指挥,快速应急响应,实行联动处置。通过无线扫描技术,能够及时迅速采集疫情数据信息,将发热人群、疑似和确诊病例、确诊人员轨迹分析、密接人员轨迹跟踪以及隔离酒店、定点医院、应急资源库存、距离、分布情况等信息,一一全面呈现在疫情地图上,为决策指挥者提供可视化分析结果。进而实现疫情可视化、可量化和可预测,科学全面的数据帮助决策指挥者在短时间内科学决策,使疫情防控工作的决策指挥部署与应急响应处置更加科学精准,提高了政府精细研判能力。

人工智能核心技术主要包括自然语言处理、知识图谱、图像识别、计算机视觉、虚拟现实、机器人等。针对不同场景需求,人工智能发挥不同技术特点的关键作用。

(1)基于自然语言处理、知识图谱、图像识别技术,人工智能实现疫情地图、疫情动态趋势分析、资源匹配分析,为决策指挥者制定应急方案提供辅助支持。

(2)疫情防控期间,智能机器人在资源调度与物资配送方面发挥重大作用,使用无人机和智能机器人配送医疗防护物资、药品、核酸试剂、消毒用品、生活物资等,不仅减少人员直接接触,降低感染风险,而且全面提高资源调度的效率,为疫情现场医疗救援提供物资保障,实现应急物资和人员的合理优化配置。

(六)大数据

重大疫情应急处置,是一项复杂、系统性的公共卫生应急管理工程,正是由于大数据在疫情防控指挥中的广泛使用,我国才能在短短两三个月迅速控制疫情,取得疫情防控的阶段胜利。大数据具有如下4个主要特征。

1. 快速性　大数据能够迅速分析疫情数据,将数据分析结果可视化,提升重大疫情态势评估、决策分析能力。

2. 价值性　大数据能够从海量数据中提取有价值的信息,供决策指挥者参考。

3. 多样性　大数据表现形式有多种,具有结构性和非结构性数据存在,又有视频、语音、图像、文本等形态数据存在,为决策提供多样化数据服务。

4. 规模性　大数据能够全面、系统地实现疫情追踪、资源调配、现场反馈、政府管理等综合性功能,提升应急处置管理能力。

重大疫情智能决策与指挥强调的是准确高效,在重大疫情应急处置中,时间非常紧迫和重要,决策指挥者很难在较短时间内做出正确决策。只有掌握大量全面的疫情信息,指挥决策者才能做出科学的应急方案,有针对性地开展应急处置行动。大数据能够快速全面地将疫情涉及的各类数据进行收集、归类、分析与整理,总结疫情规律、特征、相关动态趋势,使决策指挥者能够更全面准确地了解重大疫情的发生经过、疫情处置现状、疫情对社会、公众的影响及疫情未来发展趋势,从而为应急指挥管理部门提供辅助决策支持。

与此同时,在应急决策指挥过程中,大数据的实时性也能大大提高应急指挥部门的应变能力。通过大数据统一布局,了解应急资源的分布情况,及时调整指挥战略,使应急资源的布局和调度更加精准有效,实现资源优化配置。还可以通过大数据分析平台,建立起一种交互性的现场反馈机制,使决策指挥者能够及时了解疫情现场情况与处置效果,及时发现应急指挥中存在的问题和不足,对应急指挥方案进行针对性的调整,从而提高疫情决策指挥的应急处置能力与质量,减少疫情损失。

(七)物联网

物联网,即物物相连的互联网,是在互联网基础上延伸和扩展的网络,物联网集智能识别、定位、追踪、分析、处置和管理等一体化功能,通过射频识别(RFID)、红外感应器、全球定位系统等信息传感设备,将任何人、机、物连接起来,突破时间和空间的限制,实现信息互通、交换与共享。在重大疫情智能决策与指挥过程中,应急物联网可以全面地将重大疫情进行智能识别、定位、追踪、分析、处置的独立过程,和决策指挥者连接起来,实现信息互联互通。其中,无线射频识别和全球定位系统发挥着重要作用。

物联网在本系统中的应用如下。

(1)无线射频技术(RFID)是一种非接触式的自动识别技术,通过射频信号识别感染人群,并获取疑似病例、确诊病例、死亡人数数据,该技术被应用到突发公共卫生事件的应急管理工作中,通过物联网技术实时获取和收集应急相关监测数据,实现了应急相关数据的精细化管理。

(2)通过GPS定位和传感设备,能够实时快速获取重大疫情的监测预警数据、现场处置情况和处置效果,并通过移动端网络接入的形式,将疫情数据信息、应急资源分布,与决策领导者有效连接,实现对各类应急资源信息的智能化识别、管理和指挥调度功能。

二、系统分析

(一)需求分析

1. 现状和存在问题 我国现有指挥系统建设存在系统老化、中心大屏老旧、效率低;系统独立、部门间配合联动性差、缺乏统一协调指挥;数据标准不统一、知识库和数据库结构不健全;人员定位不准确、应急反应能力弱、资源调度不及时等问题。

(1)系统老化,效率低:当前公共卫生应急决策指挥系统缺乏统一高效的应急指挥中心,相关音频、视频及显示系统等设备老化严重,会商及应急指挥场地数量少、容纳人数少、功能单一、支撑能力低,无法满足目前突发公共卫生事件应急决策指挥的需求,导致应急反应能力弱,物资调动不及时,应急处置效率低。

（2）各系统相互独立，缺乏协同指挥：各地应急指挥系统缺乏统一先进的集成平台，自动化程度不高。各系统相互独立、部门联动性差、缺乏统一协同指挥。一旦发生重大突发疫情事件，则无能为力。

（3）数据标准不统一：各部门信息化指挥系统独立建设、独立运行、数据存储不统一、知识库和数据库结构不完善、综合研判依赖的数据不准确，导致应急处置策略不一致。

（4）人员定位不准确：目前公共卫生应急指挥系统缺乏统一的现代化信息系统支持，现有技术不成熟，地图定位不准确，无法准确获取确诊病例人群与高风险隔离地区的相关定位信息，应急队伍、应急医疗团队等不能及时准确获取现场信息，更无法开展相应的医疗救援活动。

（5）资源调度不及时，应急能力差：资源调度系统不健全，不能准确地了解资源的布局情况，导致不能实时调集应急医疗队伍和调度医疗资源，应急能力弱，现场处置能力差。一旦出现重大疫情等突发事件，无法控制疫情的蔓延。

2. 用户需求分析　基于文献研究和实地调研结果，按照系统服务的用户划分，系统主要面向决策指挥者、防控管理人员、社会公众、系统管理员等用户群体。

（1）决策指挥者：系统设计主要是帮助决策指挥者科学高效决策，做出正确的防控规划部署。系统应当依托多元化数据采集与分析技术，全面汇集整合疫情相关信息，并以地图、统计报表、图件、多媒体等形式直观反映。使决策指挥者快速及时掌握重大疫情感染区域、确诊病例、死亡人数、疫情发展动态趋势、医疗资源分布情况等综合信息，满足决策指挥者的信息需求，为决策支持和应急指挥提供科学依据与数据服务，帮助决策指挥者正确决策，实现资源的统一调动指挥与协同处置。

（2）防控管理人员：防控管理人员每天都需要收集与处理疫情相关数据与信息。在系统设计时，应当满足值守人员的需求，实现日常效率办公、数据管理、疫情分析等功能。系统应当帮助值守人员快速地调出疫情地图，方便疫情感染区域与高风险地区信息的查询、浏览、分析、与轨迹跟踪，以及了解资源的分布情况，以便实时准确向上级领导者报告重大疫情的处置现状。

（3）社会公众：在公众信息发布方面，系统应当满足公众信息需求，发布各地区发热门诊地址、疾控机构电话、预防知识等医疗信息，实时通报疫情动态数据与控制情况，方便居民了解区域内各地疫情状况及相应防控措施。同时，也要做好正确的舆情引导，进行疫情防护宣传知识教育，增设专家意见咨询栏目，提高居民防控意识，为疫情防控工作构建了良好的舆论环境。

（4）系统管理员：系统管理人员主要负责用户管理、权限管理以及疫情数据维护等相关工作，以保障系统稳定安全运行。重大疫情智能决策与指挥系统涉及大量敏感有用的数据资源。在系统设计阶段，应加强数据维护与备份，以防止重要疫情数据和个人隐私泄露,造成重大损失。

3. **数据需求分析** 结合重大疫情的特点和应急处置的现状与应用需求,从疫情信息的获取、管理与利用的角度来规划应急数据需求,重大疫情智能决策与指挥系统建设的数据需求可分为应急基础数据、疫情动态监测数据、应急资源数据和知识经验数据。

(1)应急基础数据:基础与背景类数据库是统筹建设的基础信息资源,反映重大疫情发生地的自然与社会背景状况,主要包括空间数据,如地形地貌、交通、居民点、城市地图等;社会经济统计数据、如人口数据、行政区划、传染病与突发公共卫生本底数据等;危险因素数据,如病原微生物、自然疫源地等。该类数据主要用于对重大疫情传染病的危害程度、影响范围以及发展趋势的评估,为疫情处置与防控措施制定提供数据服务。

(2)疫情动态监测数据:疫情动态监测数据包括疫情的起因,如引发重大疫情的环境、气候、人为等信息;重大疫情发生的时间、地域、感染范围、感染人数、死亡人数、危害程度、重点隔离区、动态发展趋势等信息;疫情防控的各项应急处置,如指挥部门和组建应急队伍的相关信息,应急专家会议的有关信息和文件,医疗物资和医疗人员的调配情况等;最后是关于应急处置的现状与现场反馈。此类数据有利于帮助制定重大疫情应对方案,提供辅助决策支持。

(3)应急资源数据:应急资源类数据是指面对重大疫情突发事件时,可用于应急处置的各类资源情况,主要包括应急通讯录、应急机构、应急专家、应急队伍、应急医疗设备、应急医疗物资、应急运输条件等。该类数据应当快速随时更新,保证数据的及时、有效、准确,这样才能满足重大疫情应急处置的需要,保证疫情处置措施的及时性与科学有效性。

(4)知识经验数据:知识经验数据是指辅助重大疫情决策与指挥的各种专业知识、方法措施、历史文档、专业模型、方案预案、政策法规、演习演练经验等,为重大疫情应急处置工作提供理论支持和知识经验参考,实现科学决策与指挥。

4. **功能需求分析**

(1)决策支持功能:决策支持是疫情决策与指挥系统服务功能的最高层次应用,是整个应急指挥系统的中枢。决策支持平台的主要功能是基于流行病学模型及基础地理数据,召集专家团队进行会商评估,对疫情大数据进行分析,深入了解疫情态势、疫区流入人群与密接人群,对内源扩散地区和人群进行重点监控与管理,为疫情防控提供辅助决策支持。并启动相应的应急预案,通过系统提供的数字化预案及智能决策支持功能,由专家和决策者提出应急处置方案,下达处置任务,开展流行病学调查、病例追踪管理以及物资指挥调度。同时提供系统各库的协同规划、综合调度、人机交互、资源共享的功能。最终,实现医疗资源匹配、应急方案的综合效益最大化,为应急指挥提供决策支持。

(2)资源调度功能:应急资源是应急救援必不可少的一部分,通过资源调度系统,收集应急资源信息,并以统计报表、各类图形等方式展示,实现对应急资源全方位、自动化的动态管理、分析评价与科学预测,进而对应急资源进行一个合理的规划布局。一旦发生重大疫情,能及时迅速指挥调度各类应急资源。根据资源分析模型,当疫情发生时,能够自动识别疫情发生地,掌握疫情位置周边与该事件相关的应急通信、应急医疗机构、应急专家、应急队伍、应急物资等应急资源的分布情况,保障就近资源的调用,强化重大疫情在应急指挥方面的资源保障,从而有效提高指挥部门资源管理能力。

(3)移动指挥功能:依托移动智能终端和移动互联网技术,高清便携式移动指挥平台功能全面、携带方便,集成视频语音会议、单兵、无人机、数字集群呼叫、智能语音录入文本等特征,能够实现监测预警、无线音视频指挥调度、仿真模拟、分析研判、现场反馈等一体化功能。移动指挥有手机客户端、无人机终端、单兵手持终端、移动车载终端等4种主要模式。通过移动终端,支持疫区定位、疫情分布查询、疫情态势分析、应急指挥调度管理,以满足疫情科学决策与协同处置指挥的应用需求。

(4)GIS管理功能:GIS系统是绘制地图和进行空间分析的技术,通过数据化分析为决策支持奠定基础。通过GIS系统,能有效采集疫情相关数据信息,对疫情发生地实时准确定位,了解疫情一个空间分布情况,掌握周围地区疫情的资源分布情况。针对定点医院与隔离区分布、流动人群轨迹,进行疫情发展趋势分析,并最终以散点图、热力图等可视化的方式展现,帮助决策者直观了解疫情信息。

(5)系统管理功能:系统管理对于系统稳定与安全运行具有重大作用,要加强用户管理与权限管理,加大对疫情数据维护与监管,确保数据安全与使用。

5. 非功能需求分析

(1)易用性与实用性:系统建设的目的是满足用户需求,一切要从当前重大疫情实际需求出发,开展相应业务调研活动,最大程度地满足当前的业务需求。功能设计要符合实际,重在应用,同时又要兼顾未来发展的需求,保障系统顺畅使用,易于拓展。

(2)可靠性:重大疫情智能决策与指挥系统建设需要确保数据的准确。在决策与指挥系统建设中,需要做到数据的标准统一、口径一致、来源可靠、基于数据开展的各项业务可以稳定运行,不出差错。

(3)安全性与稳定性:重大疫情智能决策与指挥系统汇集了大量关键、敏感有用的数据信息,涉及患者隐私,一旦外泄会造成严重后果。所以,要加强系统管理,提供网络安全保障。同时,系统建设需具备良好的稳定性,当出现外侵风险时,可保护数据安全,避免不良后果。

(4)可维护和扩展性:对于一个大型重大疫情智能决策与指挥系统,不仅要做到科学管理,还要对系统可能出现的各种问题以及各类数据库做到良好维护,保证系统正常运行。同时,还需系统要有良好的扩展性和升级前景,能够根据实际需要,随时进行系统的功能扩展。

(二)业务流程分析

1. 决策支持流程　决策支持流程包括以下内容。

(1)登录进入主界面,接收重大疫情初步报告后,运用各子系统模型库中相应模型,结合流行病学模型及基础地理数据,召开专家大会,对全国重大疫情应急事件进行会商决策,对疫情大数据分析和研判。

(2)然后参照知识库中的专家知识经验和医疗救援知识、专家库、专题数据库、GIS库等形成疫情传播动态趋势分析报告,并根据分析报告,结合数字化应急预案,快速发动应急指令。

(3)启动预案之后,进行联动指挥、协同处置,提供医疗、物资、与人员队伍保障,并对疫情现场跟踪和及时反馈。根据现场动态与处置情况,进行会商评估,分析总结现场应急处置存在的问题和不足。然后进行动态仿真模拟,对应急方案进行动态调整,及时纠偏,输出智能方案,提供疫情辅助决策支持。

2. 资源调度流程　资源调度流程包括以下内容。

(1)对资源进行系统维护,了解各区域的公共卫生应急资源的库存、分布、距离情况,根据各疫区紧缺资源的统计情况,做出合理的资源调度规划。

(2)查询和统计疫情区域周边的资源分布情况,完善应急资源的申请、审批、调度功能,进行近距离调拨,提高资源指挥调度的效率和应急处置的能力。

(3)发动调度指令,启动应急响应,全面调动各类应急资源。实现应急机构调度、应急专家调度、医务人员调度、物资调度等数据汇总功能,实时了解应急资源的一个供给情况与疫情应急处置情况。然后根据疫情实际发展需要,来适时调整资源调度战略,优化资源合理配置与布局。

3. 移动指挥流程　移动指挥流程包括以下内容。

(1)单兵呼叫:进入主界面,开始查询和接受现场传送的任务和指令,开展相应的工作。首先通过北斗、GIS对疫区进行定位查询,查看终端疫情实时详细信息,对疫情现场进行实时监控。并通过单兵、无人机等便携方式,进行智能语音视频对讲,快速将现场信息上报给上级。

(2)现场音视频采集与传送:点击图像点播,可以清晰全面地看到现场一个医疗救治、应急处置状态。也可以通过左上角的播放窗口,设置分屏查看多路画面,直览现场,快速采集现场工作人员回传的实时图像信息。并通过智能语音的方式录入文本,传送给上级到指挥中心,辅助决策。

(3)疫情历史记录查询:如若想了解疫情整个时间轴或某一段时间的具体详细信息,可以通过点击历史查询,检索疫情视频,进行疫情录像回放,也可以将疫情相关的音视频备注存储归档。

(4)协同处置:通过用户管理,新建用户,设置用户名和密码,邀请相关工作人员和决策领导者,创建会议,集群通话。根据现场调查和现场处置,集群调度,协同联动处置,最终将现场处置状况反馈给上级。

4.地理信息管理流程 GIS管理流程包括以下内容。

(1)地图管理:用户登录GIS主界面之后,系统自动传入疫情发生地信息。通过地图管理,可以实时准确获取疫情具体定位信息,实现地图的放大缩小、全图直观、注释标注、编辑等,快速定位,也可以选择图像,进行区域范围内图层控制。

(2)数据查询与维护:在获取相关地理信息数据之后,需要对相关数据信息进行统一管理,实现数据查询与数据维护。数据查询主要是查询疫情空间数据,对采集数据进行分析,将各省市感染人数、病例分布情况、医疗资源分布等关键数据一一标注,直观展示疫情总体空间分布情况。数据维护主要是实现多源数据的录入、对接和管理维护。

(3)空间分析与制图:将数据获取阶段收集的病例分布情况、隔离医院和隔离酒店、疫区医疗运输条件等地理信息数据,与感染人数、死亡人数、核酸试剂、药品、口罩、防护用品等疫情数据结合进行空间分析,可获得多种疫情地图,支持疫情发展进一步分析。

(4)疫情动态趋势分析:经过一系列数据分析,最终,根据用户需求,疫情数据将以区域热力图、散点图、密度图、迁徙图等方式显示与输出在大屏上,帮助决策指挥人员很直观地看到一个疫情的动态趋势、感染人群的轨迹行踪以及重点感染隔离区域的分布情况。

(三)数据流程分析

重大疫情智能决策与指挥系统从本质上来看,就是以决策与指挥为关键要素,从而提高疫情决策指挥效率和应急处置管理能力。

(1)结合地理信息数据库,掌握疫区疑似病例、确诊病例、死亡人数、医疗资源分布情况,以及疫情轨迹行踪等,对中高风险地区以热力图的形式标红,进行风险预警与隔离处置。

(2)结合预案库、知识库、专家库等,对疫情综合分析,为疫情正确决策提供辅助支持,推动智能方案的实施。

(3)结合资源库,对资源进行维护、查询,掌握资源的距离、分布、库存信息,及时就近组建专家队伍、征用医疗机构、调集医疗人员、调补医疗物资和生活物资。

(4)结合疫情动态数据库,全面有效掌握疫情动态数据和现场处置情况,然后通过单兵呼叫,一键上报疫情现场调查和处置信息。

三、系统设计

(一)设计目标

重大疫情智能决策与指挥系统设计,主要是利用人工智能、大数据、5G、物联网等技术,发挥决策支持系统、资源调度系统、移动指挥系统、GIS系统等子系统功能,面对重大突发疫情时,能够做到平战结合、联防联控。系统旨在为决策指挥者提供疫情数据分析与决策支持,实现对重大疫情的智能应急管理,多部门、多专业、多资源的统一协调及整合,智能指挥实施部署,能有效、及时、快捷地调动各类资源,快速进行医疗救治和疫情防控,减轻疫情发作对人民群众的伤害。

具体设计目标包括以下内容。

(1)在疫情数据采集和数据处理方面,通过北斗、GIS定位、系统填报、数据接口、网络爬虫等有效方式,全面实现对疾控中心、核酸检测机构、医疗服务机构、海关、隔离点等机构的相关数据获取与分析。针对疫情重点指标,专家可以通过召开多方会议,帮助更好地协商应急预案处理。

(2)在决策支持方面,依托多元化数据采集技术,全面汇集整合疫情相关信息数据信息,微观深入了解疫情态势、疫区流入人群与密接人群,对内源扩散地区和人群进行重点监控与管理,为疫情防控提供辅助决策支持。

(3)在资源调度方面,系统利用GIS地图、视频语音平台、数字通讯系统、数据库系统等设施,实时展现区域疫情动态监测和疫情防控部署全貌,帮助决策指挥者迅速有效地掌握资源分布情况,应急联动,及时调度相关部门和医疗卫生资源,实现物资的精细化调度配置。

(二)系统架构设计

基于系统需求分析、业务流程和数据流程分析,重大疫情智能决策与指挥系统总体架构分为5层,分别是基础层、数据层、业务支撑层、应用层、用户表现层,以及标准规范体系和安全保障体系等两大体系。

1. 基础层 基础设施层主要包括网络以及硬软件系统。其中,软件支撑包括数据库、应用中间层、GIS平台等。硬件支撑包括服务器、储存设备、网络设备、视频会议、单兵设备、移动终端等。这些是系统最基本的运行基础,为上层数据层提供底层硬软件资源环境支撑。

2. 数据层 数据层为重大疫情决策指挥提供数据服务,包括用于疫情信息可视化的一系列空间数据资源,如地理信息数据库、疫情动态数据库、卫生资源数据库、决策支持数据库、疫情管理专业库、案例库、知识库、模型库等。

3. 业务支撑层 业务支撑层的设计直接影响系统的稳定性、安全性及可靠性,包括

GIS 平台、统计分析平台、数据交换平台、视频语音平台、流程引擎、报表平台、动态表单平台、应用管理平台等,为系统高效、可靠地运行提供技术支持与保障。

4.应用层 应用层由决策支持子系统、资源调度子系统、移动指挥子系统、地理信息子系统等构成,具体功能包括疫情地图管理、疫情数据采集与分析、视频会商决策、动态仿真模拟、资源调度指挥、单兵呼叫、移动指挥、协同处置、现场反馈等,提供疫情数据服务与决策支持,实现对重大疫情快速反应与协同处置。

5.用户表现层 最顶层为用户表现层,为用户提供信息交互的工具。决策指挥人员、值班人员可以通过门户网站、移动终端接入、电话传真、单兵呼叫、PDA/5G、卫星手机电话等方式,实时获取疫情动态数据与控制情况,满足疫情信息需求,以便做出正确决策与相应防控指挥措施。

6.安全保障体系 安全保障对于系统的正常运行发挥着至关重要的作用。应当从技术、网络、管理等多方面出发,建立统一安全保障体系,确保系统的数据安全、通信安全、应用安全以及运行安全,从而保障系统高效可靠、安全运行。

7.标准规范体系 系统设计与建设应当遵循"统一规范、统一接口、统一代码"的原则,统一重大疫情智能决策与指挥系统的建设标准,不仅能确保自身系统正常有效地运行,与其他业务系统实现协同共享。同时,有利于提高系统建设的通用性,降低建设成本。

(三)系统功能设计

基于重大疫情智能决策与指挥系统的需求分析,主要包括决策支持子系统、资源调度子系统、移动指挥子系统、地理信息子系统、系统管理子系统。

1.决策支持子系统 包括以下内容。

(1)疫情大数据分析:分析疫区分布、重点区域与感染人群分布及医疗资源与医疗救治匹配情况,将疫情多方面数据信息可视化展示,辅助决策。

(2)知识库管理:对应急知识、法律法规、应急预案、应急案例、专家知识、演习演练经验、现场医疗救援知识等分类管理。

(3)会商决策:专家通过视频会商决策,对疫情处置是否协同、应急响应是否及时进行商讨评估。

(4)动态仿真模拟:采用智能仿真模拟算法对不同措施下的防控效果进行模拟,对现行预案进行动态调整,及时纠偏,为疫情决策提供专业辅助支持。

2.资源调度子系统 包括以下内容。

(1)应急通信调度:实现应急指挥部、隔离场所、医疗机构之间通信联系,确保信息畅通,快速实施医疗救援与处置工作。

(2)应急机构调度:调度医院、急救中心、疾病预防控制中心等应急机构。

(3)应急专家调度:通过专家通信录实现专家调度,发挥应急专家的应急指导与专业咨询服务的作用,为疫情防控奠定专业化基础。

(4)应急人员调度:调度医生、护士等医护人员,开展相应的医疗救治工作。

(5)应急物资和生活用品调度:包括防护服、口罩、药品、核酸试剂、疫苗等医疗用品,以及生活必需品调度,为疫情防控提供物资保障。

3. 移动指挥子系统 包括以下内容。

(1)现场音视频采集与传送:采集音视频、图像、文本等信息,并汇报上级。

(2)单兵呼叫:智能视频语音对讲,一键上报疫情现场调查和处置信息。

(3)疫情历史记录查询:查询疫情的一个发展时间轴和空间动态,加以备注存储,以便疫情整体发展趋势分析评估。

(4)协同联动处置:召开会议,集群呼叫,与指挥中心联动,实现协同处置,提高疫情处置的效率和质量。

4. 地理信息子系统 包括以下内容。

(1)地图管理:呈现各地疑似病例、确诊病例、死亡病例、医疗救援力量和卫生资源分布情况。

(2)疫情数据查询与维护:查询病例分布和资源分布情况,为疫情数据分析奠定基础。

(3)疫情空间分析:汇总分析总床位、空余床位、救护车辆等医疗资源,以及确诊病例轨迹显示、任务跟踪、应急处置效果追踪等信息。

(4)疫情动态趋势分析:根据空间分析结果,汇制病例地图、传播地图、防控能力地图,分析疫情动态趋势,为指挥部门提供可视化分析,辅助决策。

5. 系统管理子系统 包括以下内容。

(1)用户管理:提供用户登录管理,基本信息维护等。

(2)权限管理:为决策指挥者、防控管理人员、系统管理员等使用者提供权限分配功能。

(3)系统数据维护:对疫情数据定期备份,确保数据安全,当计算机的硬软件发生故障时,利用备份进行数据库恢复,能够避免不必要麻烦。

(四)数据库设计

1. E-R 模型设计 数据库设计是整个系统设计中的核心步骤之一。通过前期系统需求分析,利用 E-R 模型图,对数据库进行 E-R 模型设计,E 是 Entity(实体)、R 是 Relation(联系),反映实体之间的静态模型。其中椭圆形代表实体,菱形代表联系。

2. 数据库表设计 该阶段主要目的在于将 E-R 模型设计转变为数据库表设计。根据系统实体关系图,进行关系模型的数据库表设计,将 E-R 图转换为关系模式。系统涵盖疫情信息数据、应急预案、应急通信、应急机构、应急专家、应急队伍、应急物资、医疗物资、任务及系统管理员等实体。以下展示出各实体所涉及的具体表结构信息和存储的数据信息,具体表结构如下。

(1)疫情信息数据表:疫情信息数据表包括编号、事件名称、事件类别、事件级别、初步诊断、报告地区、感染人数、死亡人数、首例发病时间、起始时间、事件报告人、联系方式等,如表7-1所示。

表7-1 疫情信息数据

字段代码	字段名称	字段类型(长度)	是否为空	主键	备注
num	编号	varchar(32)	N	Y	主键最好用唯一编码 UUID,自增 int 也行
event_name	事件名称	varchar(32)	N	N	
event_cate	事件类别	varchar(32)	N	N	如果有单独的类别表做关联,和类别表主键类型保持一致即可
event_level	事件级别	int	N	N	然后级别存文本就换成 varchar,或者用 int
diag	初步诊断	varchar(32)	N	N	
rept_area	报告地区	varchar(32)	N	N	
infected_num	感染人数	int	N	N	
died_num	死亡人数	int	N	N	
first_case_time	首例发病时间	datetime	N	N	
start_date	起始时间	datetime	N	N	
event_reporter	事件报告人	varchar(32)	N	N	
tel_num	联系方式	varchar(32)	N	N	

(2)应急预案表:应急预案表包括预案编号、响应编号、事件类型、预案名称、响应级别、发布单位、发布时间、执行时间、文件路径、显示顺序、服务机构编码、删除标志等,如表7-2所示。

表 7-2　应急预案信息

字段代码	字段名称	字段类型（长度）	是否为空	主键	备注
plan_num	预案编号	varchar(32)	N	Y	主键最好用唯一编码UUID，自增 int 也行
resp_num	响应编号	varchar(32)	N	N	看关联的相应表的编号类型
event_type	事件类型	varchar(32)	N	N	如果有单独的类别表做关联，和类别表主键类型保持一致即可
plan_name	预案名称	varchar(32)	N	N	
resp_level	响应级别	int	N	N	然后级别存文本就换成varchar，或者用 int
issue_unit	发布单位	varchar(32)	N	N	
issue_date	发布时间	datetime	N	N	
exec_date	执行时间	datetime	N	N	
file_path	文件路径	text	N	N	多个文件用逗号隔开，如果没有多个文件可用 varchar
disp_order	显示顺序	int	N	N	
org_code	服务机构编码	varchar(32)	N	N	看关联的相应表的编号类型
delete_flag	删除标志	int	N	N	

（3）应急通信表：应急通信表包括联系人编号、联系人姓名、性别代码、工作单位名称、行政/业务管理职务、办公电话号码、联系人手机、电子邮件地址、传真电话、家庭电话号码、区域地址等，如表 7-3 所示。

表 7-3　应急通信信息

字段代码	字段名称	字段类型（长度）	是否为空	主键	备注
contact_num	联系人编号	varchar(32)	N	Y	
contact_name	联系人姓名	varchar(32)	N	N	
gender_code	性别代码	int	N	N	
office_name	工作单位名称	varchar(32)	N	N	
duty	行政/业务管理职务	varchar(32)	N	N	

续表7-3

字段代码	字段名称	字段类型（长度）	是否为空	主键	备注
office_tel_num	办公电话号码	varchar(32)	N	N	
tel_num	联系人手机	varchar(32)	N	N	
email_addr	电子邮件地址	varchar(32)	N	N	
fax_num	传真电话	varchar(32)	N	N	
house_tel_num	家庭电话号码	varchar(32)	N	N	
addr_prov	地址一省（自治、直辖市）	varchar(32)	N	N	
addr_munic	地址一市（地区、州）	varchar(32)	N	N	

（4）应急机构信息表：应急机构表包括类别、机构编号、机构名称、负责人、负责人职务、联系人、电话号码、手机、电子邮件地址、单位隶属关系代码、地址等，如表7-4所示。

表7-4 应急机构信息

字段代码	字段名称	字段类型（长度）	是否为空	主键	备注
cate	类别	varchar(32)	N	N	
org_num	机构编号	varchar(32)	N	Y	
org_name	机构名称	varchar(32)	N	N	
respo_person	负责人	varchar(32)	N	N	
respo_post	负责人职务	varchar(32)	N	N	
contacts	联系人	varchar(32)	N	N	
tel_num	电话号码	varchar(32)	N	N	
phone_num	手机	varchar(32)	N	N	
email_address	电子邮件地址	varchar(32)	N	N	
unit_code	单位隶属关系代码	varchar(32)	N	N	
addr_prov	地址-省（自治区、直辖市）	varchar(32)	N	N	

（5）应急专家信息表：应急专家信息表包括编号、姓名、性别代码、出生日期、民族、政治面貌代码、身份证件号码、学历代码、学位代码、所学专业代码、专业技术职务类别代码、职称级别代码、地址、行政区域代码、电话号码、传真号码、电子邮件地址、工作单位名称、专业领域、专业特长、工作经历、语言能力、培训能力等，如表7-5所示。

表7-5 应急专家信息

字段代码	字段名称	字段类型（长度）	是否为空	主键	备注
num	编号	varchar(32)	N	Y	
name	姓名	varchar(32)	N	N	
gender_code	性别代码	int	N	N	
birth_date	出生日期	datetime	N	N	
nation	民族	varchar(32)	N	N	
poli_status	政治面貌代码	varchar(32)	N	N	
ID_num	身份证件号码	varchar(32)	N	N	
edu_code	学历代码	varchar(32)	N	N	
deg_code	学位代码	varchar(32)	N	N	
major_code	所学专业代码	varchar(32)	N	N	
prof_cate_code	专业技术职务类别代码	varchar(32)	N	N	
title_level_code	职称级别代码	varchar(32)	N	N	
addr_prov	地址-省（自治区、直辖市）	varchar(32)	N	N	
region_code	行政区域代码	varchar(32)	N	N	
tele_num	电话号码	varchar(32)	N	N	
fax_num	传真号码	varchar(32)	N	N	
email_addr	电子邮件地址	varchar(32)	N	N	
office_name	工作单位名称	varchar(32)	N	N	
prof_field	专业领域	varchar(32)	N	N	
prof_speci	专业特长	varchar(32)	N	N	
work_experi	工作经历	varchar(32)	N	N	
lang_abil	语言能力	varchar(32)	N	N	
train_abli	培训能力	varchar(32)	N	N	

（6）应急队伍信息表：应急队伍信息表包括应急队伍编号、名称、级别、类别、组建日期、职责、地址、行政区域代码、人员数、队长姓名、队长电话号码等，如表7-6所示。

表7-6　应急队伍信息

字段代码	字段名称	字段类型（长度）	是否为空	主键	备注
emer_num	应急队伍编号	varchar(32)	N	Y	
emer_name	应急队伍名称	varchar(32)	N	N	
team_level	队伍级别	int	N	N	
team_cate	队伍类别	varchar(32)	N	N	
create_date	组建日期	datetime	N	N	
duty	职责	varchar(32)	N	N	
addr_num	地址-门牌号码	varchar(32)	N	N	
addr_prov	地址-省（自治区、直辖市）	varchar(32)	N	N	
region_code	行政区域代码	varchar(32)	N	N	
person_num	人员数	int	N	N	
leader_name	队长姓名	varchar(32)	N	N	
leader_tel_num	队长电话号码	varchar(32)	N	N	

（7）应急物资信息表：应急物资信息表包括物资编号、物资名称、库存总数量、可用数量、物资管理员联系方式、物资类别、物资所属单位组织机构代码、物资生产家名称、物资型号、负责人姓名、填报人姓名、填报日期、机构名称、地址等，如表7-7所示。

表7-7　应急物资信息

字段代码	字段名称	字段类型（长度）	是否为空	主键	备注
item_num	物资编号	varchar(32)	N	Y	
item_name	物资名称	varchar(32)	N	N	
stock_total	库存总数量	varchar(32)	N	N	
avail_num	可用数量	int	N	N	
contact_method	物资管理员联系方式	varchar(32)	N	N	
item_cate	物资类别	int	N	N	
item_org_code	物资所属单位组织机构代码	varchar(32)	N	N	
item_prod_name	物资生产厂家名称	varchar(32)	N	N	
item_model	物资型号	varchar(32)	N	N	
charge_name	负责人姓名	varchar(32)	N	N	
fill_name	填报人姓名	varchar(32)	N	N	

续表7-7

字段代码	字段名称	字段类型（长度）	是否为空	主键	备注
fill_date	填报日期	datetime	N	N	
org_name	机构名称	varchar(32)	N	N	
addr_prov	地址-省（自治区、直辖市）	varchar(32)	N	N	
addr_munic	地址-市（地区、州）	varchar(32)	N	N	

（8）应急医疗物资信息表：应急医疗物资信息表包括单位编号、等级、特色、名称、病床数、医生数、护士数、急救车辆数量、库存血浆、核酸试剂、更新时间、备注等，如表7-8所示。

表7-8　应急医疗物资信息

字段代码	字段名称	字段类型（长度）	是否为空	主键	备注
unit_num	单位编号	varchar(32)	N	Y	
grade	等级	int	N	N	
feature	特色	varchar(32)	N	N	
name	名称	varchar(32)	N	N	
sickbed_num	病床数	int	N	N	
doct_num	医生数	int	N	N	
nurse_num	护士数	int	N	N	
emer_car_num	急救车辆数量	int	N	N	
plasma_stored	库存血浆	double	N	N	
acid_reag	核酸试剂	int	N	N	
update_date	更新时间	datetime	N	N	
remarks	备注	varchar(32)	N	N	

（9）任务信息表：任务信息表包括上级任务、任务编号、任务大类、任务名称、任务类别、任务等级、关联事件、事件发生时间、任务发布人、发布单位、任务状态、任务内容等，如表7-9所示。

表7-9　任务信息

字段代码	字段名称	字段类型(长度)	是否为空	主键	备注
super_task	上级任务	varchar(32)	N	N	
task_num	任务编号	varchar(32)	N	Y	
task_cate	任务大类	varchar(32)	N	N	
task_name	任务名称	varchar(32)	N	N	
task_type	任务类型	varchar(32)	N	N	
task_level	任务等级	varchar(32)	N	N	
asso_event	关联事件	varchar(32)	N	N	
start_time	事件发生时间	datetime	N	N	
issue_person	任务发布人	varchar(32)	N	N	
issue_unit	发布单位	varchar(32)	N	N	
task_status	任务状态	int	N	N	
task_cont	任务内容	varchar(32)	N	N	内容过多换成 text

（10）系统管理员信息表：系统管理员信息表包括 ID、姓名、密码、账户状态、性别、电话、邮箱、身份证号、机构名称、机构代码等，如表7-10 所示。

表7-10　系统管理员信息

字段代码	字段名称	字段类型(长度)	是否为空	主键	备注
id	ID	varchar(32)	N	Y	
name	姓名	varchar(32)	N	N	
password	密码	varchar(32)	N	N	
user_status	账号状态	int	N	N	
gender	性别	int	N	N	
tel	电话	varchar(32)	N	N	
email	邮箱	varchar(32)	N	N	
id_card	身份证号	varchar(32)	N	N	
org_name	机构名称	varchar(32)	N	N	
org_code	机构代码	varchar(32)	N	N	

第八章 人工智能在医疗健康应用案例

第一节　VTE 风险评估与监测管理系统

本应用案例以中国人民解放军总医院血管外科信息数据来源为例,略有删改。

疾病种类:静脉血栓栓塞症。

案例简介:VTE 预警系统基于医疗大数据,面向三类用户提供辅助决策方案。系统从医疗数据入手,专注于医疗数据的挖掘与分析、医学术语的分析与处理,依托 AI 技术,基于医学自然语言处理的智能化预测及辅助诊疗系统,改善了以往手工填写风险评估量表的模式,通过提取与静脉血栓风险相关的指标变量,建立风险评估模型,借助自然语言处理技术从既往病史、检查报告、病理报告、临床诊断、手术记录识别出指标信息,通过归一化处理、逻辑推理等操作,实现自动量表评分,大幅提升效率和效果。VTE 预警系统面向医务人员提供智能化辅助决策,根据患者病症指标、医学知识图谱等数据提供预防措施或者治疗建议;面向管理者提供科学合理的医疗质控平台、优化院内医疗资源分配,提升单病种质量管理;面向科研人员提供一体化互动平台,提升精准医学研究能力。

(一)案例背景

国内外数据显示,静脉血栓栓塞症(VTE)是第三大致死性血管性疾病,40% ~ 60%患者存在着 VTE 的风险,全球每年每 16 s 就有 1 人发生 VTE,而每 37 s 就有 1 人因 VTE死亡,每年全球超过 8.43 万患者死于 VTE 或相关并发症,呈现发病率高、误诊漏诊率高、死亡率高三大特点,成为医务人员和医院管理者面临的严峻考验。目前,国内关于 VTE防治仍处于探索阶段,尚未形成统一的诊疗路径。由于缺少 VTE 风险评估机制、缺少 PE(肺栓塞)处理的应急预案,VTE 主动预防和规范处理比率低,住院患者致死性 PE 发生率高,甚至引发纠纷。

自 2014 年我国开展 VTE 风险控制行动以来,大部分医院都已启动相应的 VTE 防治机制。但从防治效果来看,各级医院在住院患者 VTE 风险评估预警、预防诊疗和质量监控等方面仍存在诸多问题。因此,为增强住院患者临床 VTE 防治能力、诊疗质量,解放军总医院卫勤部与企业联合设计研发了 VTE 风险评估与预警监控系统(简称 VTE 预警系统)。

(二)案例亮点

VTE 预警系统是一种采用人工智能技术实现疾病预测干预的系统,利用自然语言识别、数据挖掘和机器学习等人工智能技术,应用文本挖掘、语义分析技术深度分析 HIS 中的医疗文书、诊断、手术、检查检验、医嘱等相关高危致病信息,将非结构化文本形式的病历数据变成可用于统计、查询和分析的结构化数据。系统可以实现以下功能。

(1)系统利用智能化、自动化 VTE 预警风险评估技术开展全样本筛查,有效预测在院病历的 VTE 风险等级,准确地筛查出高危病历。

(2)根据风险级别、出血风险、病历特征等信息生成个性化的预防措施及针对性的治疗方案,从而实现 VTE 的早评估、早预防、早诊断和早治疗。

(3)基于临床路径方法建立标准化干预诊疗路径,实现患者评估、预防、诊断、治疗等全过程各个节点的全面质控。

(4)智能生成质控专题报告,进一步丰富完善了医院病种质量全面管理体系。

VTE 预警系统应用前景广阔,市场需求潜力巨大。其改变了传统病种质量管理模式,实现信息化全程监管。基于循证医学模式,探索研究标准化 VTE 诊疗路径。在治疗过程中,由于未能及时掌握患者的某些信息,仅按照评分结果使用某些抗凝药物,将增加患者的出血风险,尤其对合并使用抗凝、抗血小板或溶栓等药物,接受手术、腰穿和硬膜外麻醉等有创诊疗操作,合并活动性出血、既往颅内出血史或大出血史、未控制的高血压或可能导致严重出血的颅内疾病等基础疾病,或高龄、凝血功能障碍、血小板异常等患者。在患者病情涉及多学科时,由于对跨学科情况不够了解,更增加了医疗风险,VTE 也是其中的风险之一,稍有疏忽,便会出现不可弥补的错误,这也是涉及多学科患者难入院的原因之一。另外,不同患者、不同分级、不同专科,对应预防诊疗方案各不相同。市场上尚缺乏能够实现从 VTE 评估、预防、诊治和质控全过程闭环的智能化分析软件产品解决方案。

本案例中涉及的人工智能系统在研究开发与部署使用过程中,有多位计算机专家和医学专家共同参与,并在实施前抽取医院近 3 年的电子病历数据,对其清洗、标准化和分析验证,不断完善自然语言处理和机器学习的准确度,构建 VTE 预防知识图谱和治疗知识图谱。

(三)应用成效

该项目经过 3 年 VTE 质量监管,建立了 VTE 防治高危科室/人群字典库、制定了院内防治方案、组建了防治团队、规范了防治流程,成为健康促进基金会 VTE 防治示范基地。并通过两年的信息化管控:2018 年度 VTE 风险评估率 100.00%(同比增加 64.12%)、干预率 87.23%(同比增加 23.27%)、患病率 1.05%(同比降低 0.32%)、漏诊率 10.12%(同比降低 10.25%)、死亡率 3.06%(同比降低 0.08%)。并基于院内工作基础,领衔编制《中国医院质量安全管理-住院患者 VTE 防治》团体标准分册,先后组织了 15 场全国范围近百人的宣贯培训会。

(四)专家点评

中国人民解放军总医院医疗统计科曹秀堂教授:"VTE 系统利用智能分词、机器学习等人工智能技术,实现对住院病例全时、全员、全域、全程的评估监测。通过信息化技术有效识别临床数据中的敏感信息,自动填充评估量表,减轻了医护人员的评估工作。丰富的 VTE 指标准确地反映住院病历的诊疗质量,为质控人员提供 VTE 防治的态势感知与监控。VTE 系统是一个人工智能方向的落地案例,能够为医院管理和临床辅助带来切实的便利,能助力医院流程监控和质量提升。"

第二节 结直肠肿瘤诊疗辅助决策应用

本案例以上海交通大学医学院附属瑞金医院胃肠外科信息数据来源为例,略有删改。

疾病种类:结直肠癌。

案例简介:结直肠肿瘤诊疗辅助决策系统,已经在上海交通大学医学院附属瑞金医院落地应用。本系统属于产品应用项目,应用科室涉及胃肠外科,应用的疾病种类包括结肠癌和直肠癌,应用过程中胃肠外科的结直肠癌多学科讨论(MDT)团队和医院计算机中心 IT 团队共同参与了本项目。系统涉及自然语言处理、机器学习、知识推理、知识图谱等相关人工智能技术。该系统在应用中,结直肠癌 MDT 团队利用人工智能辅助决策系统开展了诊疗决策一致性对照研究,结果表明人工智能辅助决策系统在实践中发挥了重要的参考作用。对于疑难病例,系统给予了充分的循证医学依据供临床医生参考,系统推荐的诊疗方案可以作为病例的独立第二参考意见。

(一)案例背景

近年来全球结直肠癌发病率一直居恶性肿瘤前列。每年,全球结直肠癌死亡病例约 694 000 例,并呈逐年上升趋势。近 30 年来,结直肠癌在我国发病率和死亡率也呈逐年上升趋势。在上海,2016 年全年登记报告的新发恶性肿瘤病例 6.6 万例,发病率 465/10 万。肿瘤是上海居民的第二位死因(第一位死因为心脑血管疾病),其中结直肠癌位列恶性肿瘤中的第二位。因此,结直肠肿瘤的防治已受到社会的广泛重视。目前结直肠癌的治疗仍以手术为主,尽管结合了放化疗、介入治疗、分子靶向治疗等综合治疗手段,其疗效仍不能令人满意,确诊后五年生存率仍低于60%。由此可见,综合治疗在结直肠癌的治疗中的重要性日益凸显。

同时,随着医疗技术领域的迅速发展,医疗信息数据量呈现几何数级的爆发式增长。大量的患者信息、文献、论著、指南、专家共识层出不穷。这一现象带来的益处,主要体现在通过大数据的综合分析,获得了更加充分的结直肠癌综合治疗新理论和新方案的循证医学证据;然而,随之带来的问题是如何将如此大量的数据进行汇总、分类、整理、归纳、更新,更重要的是如何从这些数据中筛选优质数据,剔除劣质数据。随之造成的临床问题,比较突出的即为在结直肠癌综合治疗领域,治疗方案众多,疗效不一,缺乏规范化与统一化的综合治疗策略。

人工智能技术与临床医学的结合正在成为医疗行业的发展趋势,通过认知计算技术快速推进医疗大数据的深度挖掘、标准化应用和认知诊疗写作。基于这样的背景,大量人工智能产品应运而生,面向临床、病理、诊断的辅助产品层出不穷,由此引发的医疗大数据产业也正在快速地勃发当中,如何更好地利用信息技术为临床医学、精准医学以及智能诊断带来价值,这是当前整个医疗行业正在共同努力和思考的问题。

(二)案例亮点

在内容上,医院首次将该系统引入结直肠肿瘤的辅助诊疗决策,研究其对提升肿瘤治疗的依从性、患者就医的满意度和黏度、患者生存期等方面的相关性。

在形式上,该系统是人工智能在国内首次用于肿瘤治疗领域,且将其融入MDT讨论形式中,辅助医生决策。在MDT讨论中,对该系统给出治疗方案的不足,会进行相关说明和依据,反馈给公司,将该系统进一步改进和本地化。在MDT讨论中将该系统作为辅助医生决策的独立第二意见,最终的临床诊疗方案仍由MDT医生团队给出,既帮助医生团队进行辅助决策,获得循证医学证据,也使该系统的使用在医生团队的监管之下,防范医疗风险。

在技术上,该系统采用全球领先的认知计算系统辅助肿瘤医生进行临床决策,同时根据医生的反馈,该系统还能及时校正结果,不断自我学习,能够给出最准确、最具时效性的诊疗方案。最终通过结合瑞金胃肠道肿瘤MDT团队的经验,总结归纳出瑞金标准,成为瑞金医院独具特色的信息化模块。

(三)应用成效

医院胃肠外科自2017年3月开始,在胃肠道肿瘤MDT中引入系统辅助诊疗决策。

(1)第一阶段开展了人工智能辅助决策系统在结直肠癌中临床决策一致性的回顾性、多中心、双盲、自身对照研究,共有6家医院,615例结直肠癌患者参加。患者入选标准:经影像学及组织病理学确诊的原发性结直肠腺癌患者;有明确的临床及病理分期;可提供肿瘤相关的病史、治疗史、实验室检验及影像学、病理学、分子生物学检查等资料;复发转移患者,需至少包括首次复发转移部分及时间;患者年龄范围为≥18 岁且≤89 岁。

结论:结肠癌决策一致率85.9%,直肠癌决策一致率87.3%。

(2)第二阶段开展了人工智能辅助决策系统与瑞金医院胃肠 MDT 团队决策一致性前瞻性、单中心、双盲、自身对照研究,249 例结直肠癌患者参加。患者入选标准:经影像学及组织病理学确诊的原发性结直肠腺癌患者;需要进行 MDT 讨论进行治疗决策的患者;有明确的临床及病理分期;可提供肿瘤相关的病史、治疗史、实验室检验及影像学、病理学、分子生物学检查等资料;复发转移患者,需至少包括首次复发转移部分及时间;患者年龄范围为≥18 岁且≤89 岁。

结论:结肠癌决策一致率91.4%,直肠癌决策一致率90.5%。

系统的实施应用得到了外科、肿瘤科、放射科等临床医生的一致好评,在实践中发挥了重要的参考作用。疑难病例系统给予了充分的循证医学依据供临床医生参考,系统推荐的诊疗方案可以作为病例的独立第二参考意见。

(四)专家点评

上海交通大学医学院附属瑞金医院副院长胡伟国:"该系统可以通过了解患者状况,制订诊疗方案,为医生推荐全面清晰的个性化治疗方案。在肿瘤等重大疾病的多学科诊疗中,可以帮助优化多学科会诊效果,部分缓解优质医疗专家资源紧张困境。同时系统也是一个很好的 Second Opinion 来源,为患者推荐一个独立的诊疗方案第二选择项。"

第三节　乌鲁木齐市首个智能导诊机器人在新疆人民医院上线

本案例以新疆维吾尔自治区人民医院门诊部信息数据来源为例,略有删改。

疾病种类:无。

案例简介:"晓医"机器人利用先进的语音识别、自然语言理解、语音合成、人脸检测、医学 AI 能力等最新技术,以"患者需求引导功能"模式,集成导诊分诊、院内导航、健康宣教等功能于一体,实现了自主式人机自由交互,能够便捷、准确地响应患者的问题,给予患者及时的帮助,极大地减轻了门诊导诊导医护士的工作量。目前在新疆维吾尔自治区人民医院,智能机器人已支持院内 7 栋大楼的 267 科室相关的位置导航、上班时间查询,支持 1 213 种疾病或症状的就诊科室查询,支持 373 个检查检验查询,以及 217 个院内服务问题查询。机器人日服务人次可达千次,目前我院每天的导诊咨询量近 2 000 人次,得到了院方、患者的一致好评。

（一）案例背景

近年来,随着生活水平的提高,患者对优质医疗资源的需求日益增长,医院就医人流量增加,问询需求量随之放大,平均一家医院需要30多名导诊护士来完成导诊导医等问询工作。院方不仅需要招雇大量具备专业知识的人员来负责导诊导医等问询工作,还要投入大量的精力财力进行人员培训,同时也会增加人力考核与管理成本。

对于导诊护士来说,导诊导医的工作单一、烦琐、重复性强,"××科室在几楼"需要重复回答数百次,容易让导诊护士产生厌烦情绪,情绪上的波动极易引起患者投诉,导致导诊护士工作幸福感不高。

近年来,医疗行业坚持"以患者为中心"的原则,关注患者的真实需求。患者到院就医,对自己不舒服看哪个科室、找哪个专家能够治疗病痛的答案有着强烈需求。因此对于患者来说希望及时准确地获取分诊结果、科室与专家信息,简单思考即可就医,有效节约时间,提高就诊效率,尽早地恢复健康。

随着人工智能技术的快速发展,语音识别与自然语言理解技术的成熟应用,机器人逐渐出现在患者的生活视角中,将机器人应用到医院就医场景中,为患者提供导诊、信息查询等服务,符合智慧医院建设的需求,同时能够舒缓患者就医情绪,增加患者服务渠道,改善患者就医体验,形成对导诊台的有力支持,缓解导诊导医人员的工作压力。

（二）案例亮点

1. 语音识别技术　语音作为最自然便捷的交流方式,一直是人机通信和交互最重要的研究领域之一。语音识别技术是实现人机交互尤为关键的技术,其所要解决的问题是如何让计算机能够"听懂"人类的语音,将语音信息转化为文本信息。自动语音识别技术经过几十年的发展已经取得了显著的成效。

智能机器人采用语音识别技术,使患者能够通过语音的方式和智能机器人进行交互,同时机器人以语音来反馈患者的问题答案。语音技术的应用使得智能机器人的用户体验得到了很大的提升。

2. 人脸检测技术　人脸检测技术是人工智能技术应用的场景之一,通过对大量人脸照片的标注学习,使机器人能辨识出一张照片中是否有人脸。集成人脸检测技术,当患者站在智能机器人前时,智能机器人检测到人脸从而知道自己需要提供服务,然后主动进行问候,来开启和患者的互动交流。

3. 自然语言理解　自然语音理解技术就好像是机器人的大脑,语音识别技术是机器人的耳朵,机器人听到患者的声音,转化文本并通过自然语言理解技术的处理,使机器人能够理解患者就诊需求,并对信息进行深度理解,根据预先构建的知识图谱,通过知识库的检索与计算,实时给予患者相应的反馈信息。

4. 精准声音采集声源定位　智能机器人采用"6+0"麦克风阵列,可在正前方5 m内采集声音,360°无死角采集声音。同时采用了声源定位技术,机器人能够根据声源的位置主动进行旋转,主动判断声源方位。

(三)应用成效

"晓医"机器人已实现对医院7栋楼宇260个地址语音导航、373条功能信息语音导航、217条常见医疗问题询问、355名专家介绍、251个部门和科室介绍、1 213条分诊信息询问。今后有望实现就诊卡注册、发卡,当天挂号、预约挂号、第三方平台自助缴费以及细化科室查询、专家查询、报告查询、满意度调查等功能。

目前,医院每天的导诊咨询量近2 000人次,工作量非常大。医院借助"晓医"机器人的人工智能技术,实现了机器人领域与医疗领域的深度融合。"晓医"机器人宛如一个移动的"导医服务站",它的出现,令患者原来紧张、焦虑的就医感受变得轻松愉悦。

(四)专家点评

新疆维吾尔自治区人民医院门诊部主任杨雯表示:"'晓医'机器人使用人工智能技术,结合我院丰富的医学知识库,实现了机器人领域与医疗领域的深度融合。对于护士来说,有了能够24小时帮助他们工作的好伙伴,大大减轻了导诊人员的重复性咨询工作;对于患者来说,机器人能以亲切的态度一直为患者服务,既舒缓了患者的紧张情绪,也实现了对患者的合理分流,改善了病患的就医体验,符合患者就医的实际需求,大大提高了医疗服务质量。"

第四节　智能病史采集系统在门急诊临床场景的应用

本案例以厦门大学附属中山医院儿科及消化、呼吸、内分泌等专科信息数据来源为例,略有删改。

疾病种类:儿科、消化、呼吸、内分泌等专科的常见病与多发病等。

案例简介:智能病史采集系统,属于产品应用项目,于2018年10月在厦门大学附属中山医院(以下简称"厦门中山医院")开始落地应用。面向门诊诊疗场景提供智能问诊、病史采集、病历自动生成、病程可视化等服务,覆盖儿科疾病和成人消化、呼吸、内分泌等专科的常见病与多发病。产品主要应用了人工智能领域的自然语言处理、机器学习、知识图谱等核心技术。系统深度嵌入医院的门诊电子病历系统,在患者就诊时,系统已自动传输提前采集并生成的智能病史至医生电子病历系统,医生可直接查看和修改。通过门急诊智能病史采集系统的应用,大大减少了患者的就诊等待时间和医生在电子病历书写上的工作量,从而使医生有更多的时间来思考针对患者疾病的诊疗建议,提升了医疗服务质量。

（一）案例背景

考虑到信息化对于效率提升和科研数据积累方面的意义，厦门中山医院从几年前就开始大力推进医院信息化的建设，当前已通过电子病历、互联互通等医院信息化评审。在门诊层面，电子病历的覆盖率基本达到 100%，这也对临床医生提出了较大的考验，需要每天在处理海量患者、高质量完成疾病诊疗的同时，还要详细进行病历撰写、医嘱开具等文书工作，其中有许多可以提升效率，让医生精力更多迁移到临床场景的切入点。

病史采集的出现，就是从患者和医生双方的角度去优化就医流程。病史采集的核心是诊前问诊，目的就是在正式就诊前采集患者的患病信息。这样做一方面能够有效利用患者的诊前时间，另一方面能够降低医生了解患者病情的成本，减少医生在电子病历书写上的工作量，从而使医生有更多的时间来思考针对患者疾病的诊疗建议，让医生更加专注于诊断和治疗，提升了医疗服务质量和患者就医体验。

（二）案例亮点

系统核心 AI 技术包括自然语言理解、诊断追问模型、医学知识图谱、自然语言生成。

首先通过自然语言理解能力，拆解临床电子病历，识别成实体语义、实体属性及从属关系，构建医学模板（schema construction）和 QA 问答模型（query-answer extraction model）。基于解析后的电子病历汇总信息，结合临床医生的经验和疾病鉴别诊断体系中标准的诊断思路，利用随机森林（random forest）算法进行每个非叶子节点上的特征判断，其中包含多个决策树的分类器，实现引导式追问的效果。

系统结合经典临床教科书、临床实践指南等当前最佳的循证医学证据，构建专科-疾病-症状的知识图谱，建立不同医学主体术语之间的相互联系，从而完成疾病信息的全局化认知，实现针对某一症状计算机自动化的病情信息采集。

依据目标科室的门诊电子病历数据，用作算法训练和分析；临床医生通过医院的数据集和算法分析结果对各科室输出符合科室问诊特点的医学逻辑定义。

当采集到足够的病情信息后，可以不加以组合地直接呈现给医生。系统参考临床医生的病历书写经验，并按照国家卫生健康委规定的《病历书写与管理规范》将结构化的不同语素连接成句子，组成临床医生认可的门诊电子病历。实际应用起来会让临床医生以为系统后台有一位实时在线的临床医生或临床背景的医学生，因为按这种方法写出来的病历和自己撰写的基本没有差异。

总结下来，在 AI 技术亮点层面有两大特点如下。

1. 模拟医生问诊思维 通过一问一答的方式将问诊内容在手机端以微信小程序的形式呈现，直接面向患者提供有 AI 内核驱动的智慧服务。自动生成的电子病历符合不同专科临床医生的书写习惯，可以直接用于门诊中。

2. 具有较强的算法可解释性 通过知识图谱、专家系统等方式学习提炼，模拟临床医生的问诊和病历撰写能力,让临床医生判断起来没有明显问诊思路的纰漏,并且对比真实场景下生成的电子病历,也具有较高的可用性,不逊于传统的门诊电子病历。

(三)应用成效

系统嵌入临床诊疗链路,针对在线挂号和院内自助机挂号等患者端使用场景,以及医生门诊工作站的医生端使用场景,都做了深度的系统融合、嵌入。在不影响诊疗主流程的基础上,提升诊疗服务效率,将 AI 智慧化应用通过前置机、H5 页面、后台 API 等工程技术手段,实现了原就诊流程的智慧化升级。

1. 患者端　分为以下几个流程。

(1)模板消息推送——患者通过微信预约挂号后,即收到填写预问诊内容的消息,点击消息后,后台自动完成身份信息的匹配和核对,引导患者开始预问诊。

(2)在完成挂号,来到诊区候诊时,在院内自助机上插入实体就诊卡,识别患者身份后点击屏幕"预问诊"按钮,即生成带有用户身份信息的专属小程序码,通过微信扫描后,就可以进入预问诊流程,同时完成身份信息的匹配认证。

2. 医生端　在医生接诊填写完预问诊内容的患者时,打开电子病历后,后台匹配患者的身份信息,会自动跳转至预问诊医生端页面,让医生查看提炼好的病历信息;实现高效、高质量的病历撰写。

医生在查看系统采集的病史时,可在界面右侧选择或自助输入对系统生成病历的意见,以及对产品设计、操作或使用的建议和想法,后台收集到信息后会进一步对产品进行迭代与优化;除此之外,还通过面对面访谈和桌面调查等形式,采集使用过智能病史采集软件的临床医生的主观评价。

从落地应用截至 2019 年 9 月,患者端微信小程序"小依预问诊"产品累计页面浏览量超过 6 000 次,累计使用的患者人数接近 3 000 人,累计为临床医生生成门诊病历1 100 多次;相当于为每位临床专家都配备了一位问诊助手,累计为临床医生节约了3 400 多分钟的撰写病历时间。

(四)专家点评

厦门中山医院信息科主任:"自动生成的电子病历符合不同专科临床医生的书写习惯,可以直接用于门诊临床实践中。"总结下来,有几大应用价值如下。

(1)提高就诊效率,帮助医生筛选定位核心病症。

(2)减少重复的文书工作,增加医生在疾病诊疗方面的工作获得感。

(3)缓解患者候诊等待时的焦虑,提高就医满意度。

(4)构建个人健康档案,为疾病的个性化、电子化管理奠定基础;在门诊电子病历的规范化和标准化层面,提升病案质量。

儿科医生:"系统能模拟我们临床医生的问诊和写病历能力,对比面对面的问诊过程,似乎手机的另一端是一位实时回复的医生,可以感受到路径相对清晰的问诊思路;对比我们自己撰写的病历或引用模板,系统通过采集到的信息可以生成个性化的符合临床术语习惯的病历,节省了我们很多时间,尤其适用于流行病高发期间和夜间门诊。"

第五节　儿科临床智能辅助诊疗系统

本案例以厦门大学附属第一医院儿科信息数据来源为例,略有改动。

疾病种类:儿内科疾病。

案例简介:通过学习大量门急诊病历,开发了病历结构化、辅助诊断、辅助检查推荐、辅助处方等一系列深度学习模型,取得了国际领先的符合率,有效地将三甲医院医生的具体实践加以总结。通过将智能模型与电子病历 EMR 结合以及与其他信息系统的打通,形成了"儿科临床智能辅助诊疗系统"。在厦门市卫生健康委员会的主导下,将"儿科临床智能辅助诊疗系统"通过厦门市基层卫生平台运用到基层社区医院医生的整个诊疗过程中,辅助基层社区医院的医生全面观察患者的症状和体征、完成高质量的病历书写,并在此基础上为基层医院的医生提供检验检查、疾病诊断、用药和剂量等提示,有效地将三甲医院医生的经验通过具体每一个诊疗案例传递给基层的社区医生,迅速提高社区医生的诊疗能力。在为基层社区医生赋能的基础上,"儿科临床智能辅助诊疗系统"还通过模型智能识别危重症状以及判断危重病的风险,提示基层社区医生通过厦门市卫生健康委员会主导的双向转诊平台对于危重患者进行转诊。平台直接对接厦门大学附属第一医院等三甲医院的分诊系统,保证社区医院的潜在风险患者能够得到及时的医治。

(一)案例背景

我国医疗资源总量不足、优质资源匮乏,分布也不够合理,要想解决这个问题,最现实的办法就是采取分级诊疗的制度。2015 年分级诊疗推行以来,仍有很多人得病还是直接选择大医院,大医院挂号难的问题没有得到根本性的改变。当前分级诊疗推行困难的最重要的原因是基层医疗能力普遍不足,造成了患者对于基层医疗机构的不信任。如何行之有效地提高基层医疗机构的诊疗水平,并引导患者前去就诊是解决问题的关键。

(二)案例亮点

本项目通过人工智能学习三甲医院医生的诊疗实践来指导社区医生,为分级诊疗的落地提出了一种新的思路。

一是本项目通过深度学习等最新的人工智能技术,将三甲医院医生的诊疗实践通过智能模型加以提炼和总结,通过产品化的形态全程指导社区医生的诊疗过程,提高基层医生的诊疗水平。

二是通过智能转诊提示,可以有效地帮助社区医生及时发现危重症状和危重病风险,帮助社区医生及时采取转诊,规避可能的医疗纠纷。通过双向转诊平台对接三甲医院的急诊分诊系统,引导患者首先到社区医院就诊,从实践上引导患者有效地实现分级诊疗。

三是通过系统提供病历辅助书写,帮助医生仔细观察,提高病历质量和完备性,从根本上解决困扰医学人工智能的数据质量问题,从而进一步提高模型的准确率和符合率。

(三)应用成效

"儿科临床智能辅助诊疗系统"以门诊电子病历插件的方式来辅助社区医生的诊疗全流程,如图 8-1 所示。

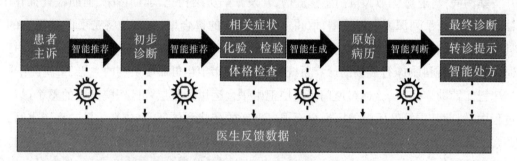

图 8-1　应用成效

当医生确认最终诊断后,系统会帮助医生完成一份完整的电子病历,包括主诉、现病史、体格检查、检验检查结果。基于这份完整的电子病历和医生给出的最终诊断,系统会根据辅助用药模型给出处方推荐供医生参考。

在上述诊疗过程中的任何环节,当系统监测到患者有严重的症状或者危重病风险时,会提示社区医生进行转诊,并辅助社区医生填写转诊单。系统通过社区和三甲医院之间的双向转诊平台将患者转诊到对接的三甲医院的分诊系统并给予较高的优先级,保证危重患者能够得到及时的医治。

此项目于 2019 年初开始在厦门市思明区的两家社区医院开始试点。开始试点时上线了辅助病历书写和辅助诊断模块,社区医生在 20% 的诊疗案例里使用了该系统,社区医院医生可以使用辅助诊断功能对其诊断进行复核。后增加的辅助用药功能也为社区医生的临床用药提供了帮助。

同时在厦门市卫生健康委员会的支持下,将系统与双向转诊平台对接,对于基层医生实现了智能转诊提示,并对接了三甲医院的急诊分诊系统,保证转诊患者能够及时获得诊疗。经过多次的实践、反馈和迭代后,计划将此系统向厦门市所有 39 个社区开放。对于社区医生诊疗水平的迅速提高及分级诊疗的落地起到重要的作用。

(四) 专家点评

复旦大学附属中山医院厦门医院信息科王学理主任:"引导患者小病去社区、大病去三甲医院,一直是推进分级诊疗过程中的一个难题。通过深度学习等最新的人工智能技术,将三甲医院医生的诊疗实践通过智能模型加以提炼和总结,以软件产品化的形态全程指导社区医生的诊疗过程,帮助基层医生发现诊疗中的问题,有针对性地向三甲医院医生学习,迅速地提高基层医生的诊疗水平,为分级诊疗效果的夯实提出了一种新的思路。"

上海交通大学附属瑞金医院计算机中心赵艳主任:"厦门大学附属第一医院利用人工智能深度学习技术凝练自身诊疗实践,并辐射社区,帮助基层医生发现诊疗中的问题,有针对性地向三甲医院医生学习,迅速地且持续性地提高基层医生的诊疗水平。符合人工智能在医疗领域应用的基本要求,是目前国内医疗领域的优秀应用案例。"

第六节　消化道早癌影像人工智能辅助识别

本案例以南京鼓楼医院消化内科信息数据来源为例,略有改动。

疾病种类:食管癌、反流性食管炎。

(一) 案例背景

食管癌是世界上最常见的恶性疾病之一,是导致死亡的第六大癌症之一;食管鳞状细胞癌(ESCC)是我国食管癌中最主要的恶性类型,约占我国食管癌患者全部病例的90%。由于早期症状少,特异性生物诊断标志物有限,大多数患者在晚期被诊断,此时不再适合可治愈的切除,使得 ESCC 的 5 年生存率在我国仅为 15% 左右。然而如果早期发现 ESCC 并在内镜下切除,5 年生存率可高达85%。因此有必要制订有效的早期筛查策略,以降低这种恶性肿瘤的死亡率。

此外,为了得到较为可靠的临床诊断,医生需要结合患者的全部病历信息,但这些信息分散在不同部门、不同科室的子系统中。当遇到较复杂的病例时,医生需要和其他专家共同讨论,最终得出诊断结论。

消化内科在医院信息化建设中,积累了丰富的数据,希望利用现有的数据,开发一套集辅助诊断和联合会诊的系统,提高食管早癌检出率。

结合实际临床需求,医院调研了大量文献,依托信息中心积累的大量临床数据,借鉴相关领域的成功经验,构建了基于人工智能的 MDT 系统,应用于早期食管癌筛查,从而推进医院的智能化建设。

(二)案例亮点

在食管癌影像辅助识别模型构建过程中,收集了 2016 年 1 月 1 日—2018 年 5 月 30 日在南京鼓楼医院和泰州人民医院就诊的 2 714 份阳性 EGD 图像数据和 3 000 份阴性 EGD 图像数据。此外,采集 2018 年 5 月 30 日以后的 875 份 EGD 图像作为独立测试集,以准确率、灵敏度和特异度为性能评价指标,评估模型的诊断性能。EGD 图片的类别标签由相应的病理检查结果确定,病灶区域由两位资深内镜专家和一位病理专家协同确定。

在算法模型构建过程中,医院根据实际情况,做了以下工作来提高模型的诊断准确率和泛化性能。数据层面上,对原始训练集图像做翻转、镜像、随机裁剪等数据增广操作,增大数据集规模和多样性,提高模型泛化性能。模型层面,基于深度卷积神经网络(CNN)技术,借鉴经典 CNN 网络架构,如 GoogleNet、ResNet 等,设计了一种结合 Inception 模块和 Shortcut 模块的网络结构,在提高模型的特征提取能力的同时,降低了模型计算复杂度。由于有些食管早癌的图像的病灶较小,直接对整个 EGD 图像进行分类,难以捕捉到不明显的病灶区域,所以采用围绕真实病灶区域,以滑动窗口的方式,获取含病灶的图片块,进行模型的训练,提高模型对于早癌的识别准确率。这种以滑动窗口的形式进行模型训练和测试,使得模型具有一定的病灶定位的功能。被预测成为早癌的多个图片块的重叠区域,则为可疑病灶区域,系统会提醒医生多加留意,降低漏诊风险。此外,在只标注图像类别标签而没有标注病灶区域的情况下,使用弱监督学习的策略,模型在给出类别定性诊断的同时,也可以给出可疑病灶的粗略估计。

由于模型是基于深度学习技术分支中的卷积神经网络,其医学可解释性较差,导致医生无法对模型的输出结果进行溯因,且容易出现过拟合。针对上述问题,在模型的可解释性方面,使用神经网络激活热力图的可视化方法(如 CAM、GradCAM 等),突出展示神经网络在医学影像辅助决策过程中所关注的关键区域,这些区域往往是病灶所在位置;提升泛化性能方面,增加样本的多样性,采集来自不同患者、不同设备、不同医院的数据,此外在模型训练中加入正则化方法,防止过拟合。

在系统使用过程中,医生的诊断结果数据会反馈给系统,供智能辅助诊断模型渐进式迭代更新,提升模型的准确性和可靠性。

(三)应用成效

MDT 系统应用成效显著,自 2018 年 10 月上线使用,后台数据显示科室每日打开次数 200 余次,合理提醒次数 100 余次,临床满意度很高。

点击量主要表现在:推荐诊断、病灶识别及其他合理性提醒。食管癌影像辅助识别系统上线后,早期食管癌的患者检出率在原有基础上提高 50%。通过正异常判断、异常分类细分,将早期食管癌的患者检出例数、病灶准确识别率、假阴性漏检率大幅改善,从而实现了早期食管癌的早发现、早诊断,为食管癌患者争取了更多有效的治疗时间。

MDT食管癌影像辅助识别系统对临床工作的价值体现在3个环节。

1.诊前——快速定位疾病,提升临床诊断准确率 系统提供对于医学影像的自动分析和诊断辅助,降低影像科医生的工作量;借助机器判断,降低人工分析的误判率,提升患者医疗质量和安全;通过提升诊断准确率,并推荐对应的进一步检查(例如放大内镜NBI进行鉴别检查),来确诊可疑的疾病,及早确诊,及早治疗,提升诊疗效果,提升患者满意度,降低患者多次就医的成本。

2.诊中——推荐指南标准诊疗方案 系统包含众多的真实案例数据,通过相似影像病历推荐和治疗方案推荐,以及具有循证医学支持力度分级的各指南、文献、路径支持,提升诊疗规范性,并在消化道内镜检查过程中实时提醒和推荐,辅助诊疗、动态提醒。

3.诊后——多学科平台解决疑难病例精准诊断与治疗 构建早期食管癌诊断知识库,为院内应用和医院联盟等医联体,以及未来医院参与的其他区域医疗合作机构提供诊断辅助决策支持,提升消化内科影像优质资源的下沉。

通过平台整体功能和医联体运营协作管理平台,对疑难病例在基层医院诊断后,需进行联合会诊或转诊时,通过整个医联体服务平台支撑,方便医联体覆盖区域内的广大患者,根据自身病情状况,获得科学有效的分级诊疗服务,根据需要获得优质专家医生的诊疗服务,在享受充分便利的同时,减少就医成本。患者通过移动互联网终端即可享受便捷的在线预约、问诊、分级诊疗、院后随访、健康评估等服务。尤其对偏远地区患者,更是可以有效解决看病难问题,社会经济效益明显。通过远程会诊平台,可以整合医联体内优质专家医生资源,利用现代互联网协作技术对危重疑难病症进行联合诊治,提高整体医疗服务水平。同时,结合医生互联网协作平台,使医联体内的专家医生可以随时随地进行科研交流、病患讨论等各种沟通协作,促进形成紧密协作的"医生圈"。通过医生协作效率提升,提高患者服务能力和效率。

本系统的所有数据均存储在院内,并且根据实际需求设置不同的访问权限。在算法模型构建及使用过程中,患者的隐私信息进行了脱敏处理。在与医院现有系统进行数据交互时,采用含有令牌验证的接口调用方式,保证了数据的安全性。系统整合患者全方位临床信息,并结合内镜影像,对可疑病灶进行提醒,辅助医生作临床诊断,提高医生的诊断效率和准确率。

(四)专家点评

郭医生:"MDT食管癌影像辅助识别系统可以实时进行可疑病灶提醒,尤其是不明显的病灶,提高早癌检出率,降低医疗风险。遇到难以决断的病例,可以直接通过MDT系统发起会诊,集思广益,最终得出可靠的临床诊断。"

南京鼓楼医院消化内科主任邹晓平:"医院信息化和智能化过程,本身是一个流程优化与再造的过程。MDT食管癌影像辅助识别系统整合医院信息资源,运用大数据和人工智能技术,结合临床实际需求,提高早期食管癌癌的检出率和诊断效率。该系统的搭建为推进建设智慧医院提供经验借鉴。在接下来的工作中,消化内科将根据医院的发展和自身临床需求,在信息系统的条件下,积极探索用新的方式、新的流程来做事情,辅助与推进医院为群众提供更安全、更有效、更方便、更合理的医疗卫生服务。"

第七节　阴道镜宫颈病变辅助诊断系统

本案例以温州市人民医院妇科信息数据来源为例,略有删改。

疾病种类:宫颈上皮内瘤变(LSIL/HSIL)等。

案例简介:宫颈癌作为妇科常见肿瘤,早期发现可以极高地提高治愈率。阴道镜检查在宫颈癌筛查中是一项重要检查,临床应用广泛。温州市人民医院联合相关研究中心和企业,以人工智能技术着力于提升阴道镜图像的识别准确率,辅助妇科医生提高阴道镜检查的宫颈病变检出率。目前研发应用阴道镜宫颈病变辅助诊断系统,基于图像识别及深度学习技术,集成了数万份阴道镜下碘染色图和醋酸染色图标注图像。该系统可以辅助医生识别宫颈病变 LSIL 和 HSIL,辅助医生在阴道镜检查中进行活检采样。阴道镜辅助诊断系统目前在温州市人民医院建成应用示范项目,作为温州市妇科智能医疗的试点,自运行以来,在阴道镜的宫颈癌筛查方面给医生提供了有力帮助。

(一)案例背景

近年来,得益于数据驱动的人工智能范式的快速发展,人工智能技术开始大规模进入多种产业的实用领域。与此同时,医疗领域对人工智能的需求,为智能医疗的发展提供了重要的驱动力和广阔发展空间。以宫颈病变诊断为例,作为"两癌筛查"的一部分,筛查需求巨大,对发现 HPV 感染的病例一般需要转入阴道镜诊断,但能进行快速、准确诊断的医生数量不足;另外诊断行为多发生于基层,而基层医院具有合格能力的医务人员更为稀缺,即使采样样本是通过上送诊断,但取样的过程依然发生在科室中。所以,一个准确高效的智能诊断辅助系统,在诊断辅助、流程规范化、提高医疗服务能力输出、基础培训方面都有巨大潜力。

温州市人民医院以人工智能技术提升阴道镜图像的识别准确率,辅助妇科医生提高阴道镜检查的宫颈病变检出率。目前研发应用阴道镜宫颈病变辅助诊断系统,基于图像识别及深度学习技术,集成了数万份阴道镜下的碘染色图和醋酸染色图标注图像。该系统可以辅助医生识别宫颈病变 LSIL 和 HISL,辅助医生在阴道镜检查中进行活检采样。阴道镜辅助诊断系统通过具有丰富经验的妇产科专家提供的样本学习阴道镜图像的特征及"判断和分析"能力在提高基层诊断水平的同时,其输出可为操作人员提供类似专家的诊断样本,有利于使用者在实践中学习训练,自我培训提高水平。阴道镜辅助诊断系统的开发部署,将在很大程度上有助于缓解专业阴道镜医生不足的问题。

阴道镜辅助诊断系统目前在温州市人民医院建成应用示范项目,作为温州市妇科智能医疗的试点,运行近一年以来,在阴道镜的宫颈癌筛查方面给医生提供了有力帮助。

(二)案例亮点

宫颈病变的筛查、诊断主要遵循"细胞学-阴道镜-组织学"三阶梯诊断程序。其中阴道镜检查结果作为对初筛结果阳性的诊断依据,其检查质量好坏,直接影响到宫颈癌筛查的最终结果。阴道镜检是一种视觉技术,有赖于检查者严格的训练和丰富的经验。因而阴道镜的医师培训和经验非常重要。例如一个经过系统培训,具有丰富临床经验的阴道镜医师,镜下细微的异常,都会引起他/她的高度关注,直到找到那处早期、微小的病灶。而对于没有经过系统培训,并且临床经验较少的阴道镜医师,则可能忽视这处病灶。阴道镜辅助诊断系统可以复制专家能力,给经验缺乏的医生提供诊断辅助,提高诊断率。

同时由于阴道镜检查的时间短,留给检查医生的判断时间窗口小,通过阴道镜智能辅助诊断系统快速进行病变区辅助检测,可以提高医生活检取样的准确性,提高检查效率。

1. 创新点　创新点包括以下3个方面。

(1)全方位多模态融合智能疾病诊断与潜在关系挖掘:与宫颈病变检查相关的数据包括了患者主诉、病史、实验室检验结果、影像学检查结果等。以深度神经网络为核心,将结构化文本、非文本数据规范化并结合进来,用更综合、更完整的数据做出疾病智能诊断。

(2)多任务模型:同一深度神经网络模型完成诊断、病灶检测等任务,提高了效率。同时整个系统和阴道镜诊断的全流程结合,从背景数据输入、不同染色状况的分别识别、初步风险等级分析(是否有必要进行采样),到最后的采样部位建议,每个环节都能发挥作用。

(3)和科室的阴道镜系统的低难度融合避免了对系统深度改造的同时又能完成预定的任务。

2. 数据类型　HPV 检测结果数据、TCT 检测结果数据(这两项都是多分类的结构化数据)、阴道镜醋酸染色图像、阴道镜碘染色图像、阴道镜绿光图像。

3. 难点　数据融合的多模态数据模型的开发,做了非常多的尝试和试验;提高诊断准确率的过程,通过不断补充样本、提供多种标注、网络模型改进共同实现;为和科室现有系统融合做的各种研发努力和人际交互设计。

4. 性能验证　通过在临床试用中,智能系统和专家独立诊断结果的对比来评判。

(三)应用成效

1. 隐私保护和数据安全　对于通过公网访问的智能引擎系统,服务系统设计上的隔离机制——通过前置服务器,消除隐私数据,保证只有和个人信息无关联的非敏感数据才能离开医院。

2. 医疗风险 系统遵守辅助诊断的原则,对任何结论和诊断报告的任何内容,都可以进行人工修改后提交,在修改选项上又遵循专科的经验,使用符合规范的模板,尽量减少误操作导致的错误结果。

3. 系统融合 阴道镜 AI 所在的妇科科室,系统一般不会接入医院信息系统,导致数据往往沉积在本地,统一访问困难,具有典型的信息孤岛情况。此外,若要通过标准接口和阴道镜硬件融合,可能涉及第三方参与系统改造,费用庞大且速度缓慢。因此,医院直接跟踪操作系统上影像存储增减的情况,自动获取拍摄的照片,同时用 AI 系统本身识别不同类型的影像进行自动分类,避免了对系统深度改造的同时又减少了人工操作,有利于高效率推广。

目前阴道镜宫颈病变辅助诊断系统,以云端智能医生形式进行部署,可以和阴道镜拍摄工作站实现数据联通,在妇科医生进行阴道镜检查时可实时获取辅诊提示。系统架构上通过前置机中转,进行数据脱敏及网络隔离,实现院内院外网络隔离。GPU 计算服务器在云端部署,院内只要进行轻松部署即可,医院投入少,部署方便。

温州人民医院妇产科目前年阴道镜检查 2 000 多例,阴道镜 AI 调用次数超过 10 000 次,根据临床使用医生的反馈,在高级别病变区域的识别上,命中率达 85%。目前已经落地温州人民医院、温州市中医院 2 家三级医院、6 家温州区县医院及 1 家社区服务中心。

(四)专家点评

医院宫腔镜室主任何海珍:"一是使用效果:阴道镜 AI 系统具备多模态宫颈、阴道病变识别功能,阴道镜二分类(判断有病/无病)敏感度 0.935,特异性 0.959。同时具备宫颈转化区的识别功能,建立多模态数据的宫颈活检定位,智能给出活检区域,该技术已经推广至基层医院及卫生院,快速提高了基层医院医生识别、判断及处理宫颈、阴道疾病的能力。二是使用方便程度:阴道镜 AI 系统界面可与阴道镜工作站界面同时出现,界面与阴道镜简洁小巧。而且可与阴道镜工作站嵌入式连接,10 s 即可输出 AI 辅诊提示,使用非常方便快捷。"

浙江大学医学院教授、博士生导师吴健:"系统具有较高的完成度,覆盖了宫颈镜检的各类数据,并提供病变区域的多种可视化工具,在阴道镜检查中为医护人员提供切实指导。系统在实践中,在疾病程度判断、疾病位置判别的表现已经接近了妇科专家的水准,具有实践推广价值。希望在后续的发展中,能够重点发展对 HPV 感染造成的宫颈病变外的其他妇科疾病同步检测的能力,并进一步提升现有疾病的检测识别准确率。"

(袁　方　任海玲)

参考文献

[1]中国发展研究基金会.人工智能在医疗健康领域的应用[M].北京:中国发展出版社, 2021.

[2]李清娟.人工智能与产业变革[M].上海:上海财经大学出版社,2020.

[3]班晓娟,罗涛,张勤.智慧医疗助力抗击疫情 中国人工智能学会系列研究报告[M].北京:中国科学技术出版社,2021.

[4]黄文华,林海滨.智慧医疗[M].广州:广东科技出版社,2020.

[5]金新政,谭警宇,舒占坤.智慧医疗[M].北京:科学出版社,2021.

[6]王健宗,李泽远,何安珣.深入浅出联邦学习:原理与实践[M].北京:机械工业出版社,2021.

[7]陆泉,陈静,刘婷.基于大数据挖掘的医疗健康公共服务[M].武汉:武汉大学出版社,2020.

[8]张路霞,段会龙,曾强.健康医疗大数据的管理与应用[M].上海市:上海交通大学出版社,2020.

[9]谭志明.健康医疗大数据与人工智能[M].广州:华南理工大学出版社,2019.

[10]吴玉林.智慧医疗实践[M].北京:人民邮电出版社,2020.

[11]郭源生.智慧医疗共性技术与模式创新[M].北京:电子工业出版社,2020.

[12]罗利,张伟.大数据驱动的智慧医疗健康全社会资源管理[M].北京:科学出版社,2019.

[13]ARMANDOVIEIRA,BERNARDETERIBEIRO.深度学习商业应用开发指南:从对话机器人到医疗图像处理[M].张向东,江超,译.北京:北京航空航天大学出版社,2019.

[14]史今驰.大数据时代的医疗革命[M].天津:天津科学技术出版社,2019.

[15]岳根霞.医疗大数据分析与数据挖掘处理研究[M].北京:中国原子能出版社,2020.

[16]徐曼.智能医疗[M].北京:科学技术文献出版社,2021.